高职高专制药技术类专业"十二五"系列规划教材

# 中药制剂分析技术

主 编　朱 艳　张 叶
副主编　华燕青　　刘庆阳

U0240454

重庆大学出版社

## 内容提要

本书详细介绍了中药制剂分析技术的内容与方法,内容涉及中药制剂分析技术基本要求和程序、鉴别技术、检查技术、含量测定技术,中药制剂质量标准的制订,以及中药制剂中各类化学成分和各类制剂的分析,简要介绍了生物样品内中药化学成分的测定方法,并附有中药制剂分析技术实验指导及大量习题。书中的相关标准与方法遵照《中华人民共和国药典》2015 年版规定编写,力求达到国家相关部门对中药检验工、中药质检工中级工人的专业技能标准的要求。

本书可作为高等职业技术院校药剂专业和中药专业中药制剂分析课程教材,也可作为相关人员的培训教材。

**图书在版编目(CIP)数据**

中药制剂分析技术/朱艳,张叶主编.—重庆:
重庆大学出版社,2016.11(2021.1 重印)
高职高专制药技术类专业"十二五"系列规划教材
ISBN 978-7-5624-9557-4

Ⅰ.①中…　Ⅱ.①朱…②张…　Ⅲ.①中药制剂学—
药物分析—高等职业教育—教材　Ⅳ.①R283

中国版本图书馆 CIP 数据核字(2015)第 280107 号

高职高专制药技术类专业"十二五"系列规划教材

### 中药制剂分析技术

主　编　朱　艳　张　叶
副主编　华燕青　刘庆阳
策划编辑:梁　涛

责任编辑:陈　力　　版式设计:梁　涛
责任校对:秦巴达　　责任印制:赵　晟

\*

重庆大学出版社出版发行
出版人:饶帮华
社址:重庆市沙坪坝区大学城西路 21 号
邮编:401331
电话:(023) 88617190　88617185(中小学)
传真:(023) 88617186　88617166
网址:http://www.cqup.com.cn
邮箱:fxk@ cqup.com.cn (营销中心)
全国新华书店经销
重庆升光电力印务有限公司印刷

\*

开本:787mm×1092mm　1/16　印张:17　字数:428 千
2016 年 11 月第 1 版　　2021 年 1 月第 3 次印刷
印数:4 001—6 000
ISBN 978-7-5624-9557-4　定价:43.00 元

# 高职高专制药技术类专业"十二五"系列规划教材

## 编委会

（排名不分先后，以姓氏拼音为序）

| | | | | |
|---|---|---|---|---|
| 陈胜发 | 房泽海 | 符秀娟 | 郭成栓 | 郝乾坤 |
| 黑育荣 | 洪伟鸣 | 胡莉娟 | 李存法 | 李荣誉 |
| 李小平 | 林创业 | 龙凤来 | 聂小忠 | 潘志恒 |
| 任晓燕 | 宋丽华 | 孙 波 | 孙 昊 | 王惠霞 |
| 王小平 | 王玉姝 | 王云云 | 徐 洁 | 徐 锐 |
| 杨军衡 | 杨俊杰 | 杨万波 | 姚东云 | 叶兆伟 |
| 于秋玲 | 袁秀平 | 翟惠佐 | 张 静 | 张 叶 |
| 赵珍东 | 朱 艳 | | | |

**高职高专制药技术类专业"十二五"系列规划教材**

参加编写单位

（排名不分先后，以单位拼音为序）

| | |
|---|---|
| 安徽中医药大学 | 江苏农牧科技职业学院 |
| 安徽中医药高等专科学校 | 江西生物科技职业技术学院 |
| 毕节职业技术学院 | 江西中医药高等专科学校 |
| 重庆广播电视大学 | 乐山职业技术学院 |
| 广东岭南职业技术学院 | 辽宁经济职业技术学院 |
| 广东食品药品职业学院 | 三门峡职业技术学院 |
| 海南医学院 | 陕西能源职业技术学院 |
| 海南职业技术学院 | 深圳职业技术学院 |
| 河北化工医药职业技术学院 | 苏州农业职业技术学院 |
| 河南牧业经济学院 | 天津渤海职业技术学院 |
| 河南医学高等专科学校 | 天津生物工程职业技术学院 |
| 河南医药技师学院 | 天津现代职业技术学院 |
| 黑龙江民族职业学院 | 潍坊职业学院 |
| 黑龙江生物科技职业学院 | 武汉生物工程学院 |
| 呼和浩特职业学院 | 信阳农林学院 |
| 湖北生物科技职业学院 | 杨凌职业技术学院 |
| 湖南环境生物职业技术学院 | 淄博职业学院 |
| 淮南联合大学 | |

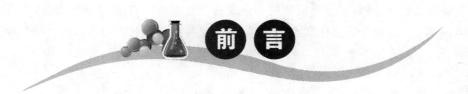

前　言

　　本书是根据全国高职高专药品类中药制药技术专业教学计划及中药制剂检测技术课程教学大纲编写而成,主要供三年制中药制药技术专业学生使用,也可供药品质量检测技术、中药学等专业教学使用,还可作为制药企业、医院药房和药品检验机构职工培训用书。

　　编写一部"有特色、高水平"的教材是我们的初衷。为此将教育部《关于全面提高高等职业教育教学质量的若干意见》(教高【2006】16号)精神作为教材编写工作的指导思想,力求体现高职高专教材"工学结合"的特点和高素质技能型人才培养目标,从而确保优质教材进课堂,提高教学水平和质量。本书具有如下特点:

　　1. 构建了以药检工作过程为导向、以药检技术为主干的新型教材体系,科学地遴选、整合、序化教材内容。教材内容以2015年版《中华人民共和国药典》收载的技术和品种为主,新技术、新方法为辅。此外还适当介绍了一些有关制药企业质量管理方面的知识。

　　2. 理论知识贯彻"必需、够用为度"原则,不追求学科知识的系统性和完整性,尽量结合工作过程对某些检测原理作一般定性描述,以取代艰涩的理论阐释和推导过程。

　　3. 增大知识应用和操作技能内容比重。每一检测技术均着重介绍实验步骤、操作要点和注意事项等,并列举典型的应用实例,设置相应的实训项目。较好地体现了药品检验工作的实践性、技术性和规范性。

　　4. 除正文外,本书各章还设置有各种辅助模块,例如项目描述、知识目标、技能目标、课堂活动、知识链接等。其目的在于指导学生掌握正确的学习方法,开阔视野,增强学习兴趣和自觉性,从而提高学习效率。

　　5. 本书将主干教材与实训指导、学习指导和习题集等一体化,这不仅可以减轻学生经济负担,更重要的是能够有效地践行高职高专理论联系实际、学以致用的教学宗旨。

　　全书内容包括8个项目,分别介绍了药品检验依据和药品检验程序、中药制剂的鉴别技术、中药制剂的常规检查技术、中药制剂的杂质检查技术、中药制剂的含量测定技术、中药制剂中的各类化学成分分析、生物样品分析及中药制剂质量标准制订。全书共收载实训项目10个,其中定性鉴别1个、常规检查4个、杂质检查1个、含量测定4个。各院校可根据课程大纲和实际情况选用。

　　本书编写分工如下:朱艳负责项目1、项目2、项目7的编写及全书的统稿工作;张叶、朱艳负责项目4中任务4.1至任务4.6和项目6的编写;赵守彰、朱艳负责项目4中任务4.7、任务4.8、实训4.1及项目小结的编写;刘庆阳、朱艳负责项目4中任务4.9、任务4.10及目标检测4的编写;华燕青负责项目5的编写;王海燕、朱艳负责项目3和项目8的编写;朱艳负责附录部分的编写。

本书中凡《中国药典》是指《中华人民共和国药典》(2015 年版)。

本书在编写过程中,得到了各参编院校和企业的大力支持和帮助,参考了 2015 年版《中国药典》、2010 年版《中国药品检验标准操作规范》及其他相关中药制剂分析技术方面的文献,借鉴了某些制药企业、药品检验机构以及院校的管理资料和分析数据,在此一并表示衷心的感谢。

由于编写时间仓促,编者业务水平有限,疏漏之处在所难免,希望广大师生在使用过程中提出宝贵意见,以便修订和完善。

《中药制剂分析技术》编写组

2016 年 5 月

# 目 录 CONTENTS

# 项目 1 绪 论

📖【项目描述】

　　中药制剂分析技术是我国药品标准规定的,用于中药制剂质量的各种分析方法和技术,是中药科学领域中一个重要的组成部分。通过本章的学习学生应明确中药制剂、中药制剂分析、药品质量的概念,药品标准,尤其是《中国药典》的特点、应用,中药制剂检验的依据和程序,制药企业药品标准和药品检验标准操作规程(SOP)等内容。培养学生树立"质量第一,依法检验"的职业道德及"实事求是、科学严谨"的工作作风,为后续课程的学习奠定一定基础。

📖【知识目标】

➤ 掌握中药制剂、中药制剂检验技术的定义、药品质量的定义,中成药药品标准的主要内容以及药品检验工作的一般程序,药品标准的定义和类型,《中国药典》凡例、正文和附录。

➤ 熟悉本课程学习任务与意义,中药制剂检验的特点,制药企业药品标准和药品检验标准操作规程(SOP)。

➤ 了解中药制剂检验的发展概况,制药企业药品质量管理工作。

📖【技能目标】

➤ 熟练掌握查阅《中国药典》技能。

➤ 能够正确理解、执行药品标准。

　　中药制剂分析技术是指我国药品标准规定的,用于中药制剂质量的各种分析方法和技术,是中药科学领域中一个重要的组成部分,也是中药专业设置的一门专业课程。其中中药制剂质量也就是药品质量,是指药品的物理、化学、生物学、药理学等指标符合药品标准的程度,包括各监测指标与药品标准的符合性,疗效的确切性,使用安全性及储存期稳定性等。所应用的分析方法和技术包括以中药制剂的基本属性及所含化学成分为指标进行定性定量分析。

　　中药制剂是在中医药理论指导下,以中药为原料,按规定的处方和方法加工成一定剂型和规格,用于防病、治病的药品。其中,经国家有关部门审批,由医疗机构生产并仅供内部使用的制剂称为医院制剂;经国家有关部门审批,由制药企业生产,可在市场流通,直接出售给患者或由医生给患者处方应用的制剂称为中成药。

　　本课程主要讲授中药制剂的各种理化检验方法和技术,也就是以中药制剂的基本属性及所含化学物质为指标,应用各种理化检测方法和技术,对中药制剂的质量进行定性定量分析。因此学习本课程需具备必要的分析化学、中药化学、中药制剂技术等基础知识和技能。

# 任务 1.1　概　述

## 1.1.1　中药制剂分析的任务

　　运用现代分析手段和方法(包括物理学、化学、生物学和微生物学等),对中药制剂的各个环节(原料、半成品及成品)进行质量分析,如原料药材是否合格,在制剂中是否可以检出,有效成分含量是否符合规定,有毒成分是否超过限量等,从而全面保证中药制剂质量。

　　为了保证用药的安全、合理和有效,在中药制剂的研究、生产、保管、供应及临床使用过程中,都应进行严格的分析检验。

## 1.1.2　中药制剂分析的意义

　　中药制剂质量的优劣,不仅直接影响预防和治疗疾病的效果,而且密切关系到人民的健康与生命安全。为了保证用药的安全、合理和有效,在中药制剂的研究、生产、保管、供应及临床使用过程中,都应进行严格的分析检验,以全面控制中药制剂的质量。

　　中药制剂分析的对象主要是制剂中起主要作用的有效成分、毒性成分或其他影响疗效、质量的化学成分,对其作出定性鉴别、检查、定量等各方面的评价。

　　根据中医理论强调整体观念的原则,中药制剂多为复方,产生疗效是各种成分的协同作用,较难以一种成分作为疗效指标。在复方制剂中测定较多的是原料药材中的已知有效成分,但复方制剂中成分极其复杂,相互干扰较为严重,会给测定分析带来困难。近几十年来,在中药的化学成分、作用机理、物质基础研究方面取得了许多成果和重要进展。但是,对于复方中药制剂的研究还比较薄弱,作用特点和物质基础还不十分清楚,缺乏符合中药复方制剂特点的质量分析方法和体系。中药制剂作为复杂的化学物质体系,其安全性和有效性是其化学物质群在人体生理病理过程中生物效应的综合体现。只有多学科协作,特别是随着中药有效成分研究的不断深入,新的高灵敏分析检测仪器的不断出现,中药制剂质量控制才会逐渐发展和成熟。

　　因此,摆在中药分析工作者面前的迫切任务是运用现代科技手段,寻找测定复方制剂中的有效物质,研究符合中药分析要求的定性、定量用对照品,采用更加灵敏、准确、专属和快速的分析仪器和方法,制订科学、规范的原料药材及中药制剂的质量标准,全面保证中药制剂质量稳定、疗效可靠和使用安全。

### 1.1.3 中药制剂分析的特点

**1)化学成分复杂,含量较低,易相互影响**

(1)化学成分复杂

任何一种中药的化学成分都十分复杂,每一味中药本身就是一个复杂的混合物,包含各种类型的无机物和有机化合物,如延胡索含有近20种生物碱,人参含有几十种性质相似的人参皂苷类成分。由几味甚至几十味中药组成的复方中药制剂所含化学成分就更加复杂。

(2)化学成分含量差异较大

在中药中有效成分的含量千差万别,含量高者可达百分之几十,而含量低者可至千万分之几。为了在检测中能够准确测试出中药中有效成分的含量,往往需在进行有效成分的检测前进行预处理,即采用各种纯化方法,尽可能除去非被检成分或干扰成分,富集被检成分,从而保证检测的准确性。如六味地黄丸(小蜜丸)中山茱萸的有效成分莫诺苷和马钱苷的合格总含量为百分之一点二,熟地黄的有效成分毛蕊花糖苷的合格含量仅为万分之二。

(3)在复方中药制剂中某些化学成分间还会相互影响

在中药的配伍及复方制备的过程中,有些化学成分还会相互影响,含量发生较大变化,给质量分析增加难度。可能发生的变化包括:成分间可能发生增溶、助溶、吸附等物理变化或形成某些稳定或亚稳定的络合物或复合物,使有效成分的含量发生变化;也可能在配伍或复方制备中发生化学反应而产生新的物质,从而导致有效成分的溶出率降低或升高;而有些中药的配伍会使有害(毒)成分溶出率升高或降低,如含甘草、黄连制剂在配伍时,黄连中所含的小檗碱能与甘草中的甘草酸形成难溶于水的复合物而沉淀析出,从而影响测试结果的准确性。

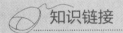

知识链接

#### 什么是增溶、助溶?

增溶是指某些难溶性药物在表面活性剂的作用下,在溶剂中溶解度增大并形成澄清溶液的过程。

助溶是指难溶性药物与加入的第三种物质在溶剂中形成可溶性络合物、复盐或缔合物等,以增加药物在溶剂(主要是水)中的溶解度。

**2)中药制剂的配伍独特,有效物质不甚明确**

中药制剂组方原则遵循君、臣、佐、使,君药是针对主病或主证起主要治疗作用的药物,臣药是辅助君药治疗主病或主证的重要药物。在进行质量分析时首先进行组方分析,按功能主治分出君、臣、佐、使等药味,首选主药(君药或臣药)作为定量分析指标,力求找到合理的分析检测方法。

由于中药制剂成分复杂,药理作用涵盖多方面,中药制剂的疗效是多种成分的协同作用,单一成分含量的高低与其临床疗效并非简单的线性关系,检测一种或几种活性成分均难以反映其整体疗效。目前多依据制剂中单味药物有效成分或活性成分的特性建立控制制剂中某味药的质量检测方法。在检测成分上也要注意中医临床功能主治与现代药理学相结合进行研究,如山楂在以消食健胃功能为主的制剂中,应测定有机酸含量,而在治疗心脑血管疾病的制剂中,则选择黄酮类成分作为含量测定的检测指标。

**3) 中药制剂中各种成分含量差异较大,影响因素多**

（1）原料药材的影响

中药品种繁多,常常出现同名异物或同科不同种的情况,例如葛根,据《中华人民共和国药典》2015 版规定龙胆和坚龙胆的干燥根和根茎均可作为龙胆使用,但二者所含龙胆苦苷含量有一定差异,龙胆不得少于 3.0%,坚龙胆不得少于 1.5%。黄连植物来源也有多种,味连中生物碱含量最高,质量最好,《中国药典》2015 版规定,味连中小檗碱含量不得少于 5.5%,表小檗碱含量不得少于 0.8%,黄连碱含量不少于 1.6%,巴马汀含量不少于 1.5%。而且,药材规格、产地、生长环境、药用部位、采收季节、加工方法等都会影响中药中有效物质的含量,从而影响中药制剂的质量和临床疗效。如分别产于我国广州和海南广藿香中藿香酮的含量差异较大。作为豆科植物槐的干燥花蕾及花入药用的槐米及槐花中主要成分芦丁的含量,药典规定不得少于 15%、6%,而以活血调经,祛瘀止痛作用见长的丹参中主要脂溶性成分丹参酮ⅡA 的含量,药典规定不得少于 0.2%。益母草中盐酸水苏碱在药典规定鲜品幼苗期至初夏花期前采割,干品夏季茎叶茂盛、花未开或初开时采割,水苏碱含量不得少于 0.5%。

（2）加工炮制方法的影响

中药材经加工炮制后,其化学成分、性味、药理作用等方面都会发生一定的变化,为了保证中药制剂的质量,药材炮制应严格把关,中药的炮制应严格遵循中药炮制规范,对炮制工艺、成品质量都要严格把关,才能保证中药制剂质量稳定、可靠。例如延胡索中有效成分为生物碱类,为了增加生物碱的溶出度,常常采用醋制方法。又如肉豆蔻中含大量油脂和毒素,因而常规将其中大部分的油脂类采用煨制方法除去,降低其中毒素的含量,从而使临床应用更加安全。中药乌头、附子的毒性成分主要是酯型生物碱,对热不稳定,因而采用加热方法如蒸或煮等进行炮制,可使毒性成分受热破坏从而达到减毒的目的。

（3）制备工艺的影响

设计合理的制备工艺,并在生产过程中严格遵守操作规程,才能尽可能多地保留有效成分,从而保证制剂质量。

同一种中药制剂,由于不同生产企业工艺上的差别,会导致制剂中有效成分的含量发生变化。如不同厂家生产的复方丹参片中丹参酮ⅡA、隐丹参酮、原儿茶醛、丹参素的含量差异较大。还有一些中药制剂生产工艺较为复杂,影响因素较多,即使同一批原料、同一生产车间,若工艺上稍有疏忽,也难以保障不同批次间成品中有效成分含量的一致。在生产含桂皮酸的制剂中,为去除不溶物采用不同的分离工艺,从而使制剂中有效成分的含量、色泽、稳定性等都产生一定的差异,结果见表1.1。

表1.1 不同分离工艺对含桂皮酸制剂质量的影响

| 去除不溶物方法 | 桂皮酸含量/% | 色泽 | 放置一个月后析出沉淀 |
|---|---|---|---|
| 乙醇沉淀法 | 0.285 | 深棕 | +++ |
| 离心法 | 0.408 | 深棕 | ++ |
| 超滤法 | 0.473 | 黄棕 | + |

（4）包装和贮藏条件的影响

中药制剂包装能保证生产、运输、贮藏及使用过程中的质量,盛装药品的各种容器(包括塞子)均应无毒、洁净,与内容物不发生化学反应,且不影响药品的质量和检验。

中药制剂贮藏应符合药品标准规定的条件,避免高温、潮湿、光照等不良因素的影响。一般要求密闭(封),阴凉干燥(20 ℃以下,相对湿度65%~75%),注射剂、滴眼剂、滴丸剂需避光保存。

**4）中药制剂中杂质复杂,干扰因素多**

（1）杂质复杂

中药制剂的杂质来源要比化学制剂复杂得多,可能由生产过程中带入,来自药材中非药用部位及未除净的泥沙,或药材中所含的重金属、砷盐及残留农药,或包装、保管不当所产生的霉变、走油、泛糖、虫蛀等产生的杂质,以及洗涤原料的水质二次污染等途径均可混入杂质,所以中药制剂易含有较多的重金属、砷盐、残留农药等杂质。

（2）制剂中辅料的干扰

辅料是中药制剂必不可少的组成成分。凡是药品标准中收录的蜂蜜、蜂蜡、麻油、淀粉、糊精等,一定要检验其质量,合格者方可使用。样品在测定前必须经过预处理,排除辅料对检测结果造成的干扰。如口服液中常含苯甲酸、山梨酸、尼泊金乙酯等防腐剂,以有机酸为指标进行含量测定,会使结果偏高。以碘量法测定注射剂中有效成分含量时,注射剂中的抗氧化剂也会影响检测结果,导致偏差的出现。丸剂中蜂蜜、还原糖都会对检测结果产生影响。

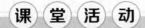

课 堂 活 动

讨论中药制剂分析与西药药物分析的异同。

# 任务 1.2   药品标准

## 1.2.1   药品标准概述

药品标准是国家对药品质量规格及检验方法所作的技术规定,是药品生产、供应、使用、检验和管理部门共同遵循的法定依据。药品标准属于强制性标准。药品必须符合国家药品标准,国家药品标准包括《中华人民共和国药典》和局(部)颁药品标准。凡药品不符合药品标准规定的均不得出厂、不得销售、不得使用。

我国现行的国家药品标准有《中华人民共和国药典》(简称《中国药典》)(Chinese Pharmacopoeia,CP)和《国家食品药品监督管理局(SFDA)颁布的药品标准》(局颁标准)。二者均由国家药典委员会制订和修订,国家食品药品监督管理局批准颁布。《中国药典》收载的品种《国家食品药品监督管理局(SFDA)颁布的药品标准》不再收载,《中国药典》公开发行并可对外交流,《国家食品药品监督管理局(SFDA)颁布的药品标准》仅限内部发行使用。

国家药品标准应具有下述特性,用以保障药品安全、有效、稳定及可控。

(1)权威性

权威性是指国家药品标准为强制性标准。药品质量必须符合药品标准的规定,凡不合格药品不得出厂、销售和使用,应按标准规定的方法进行检验,但并不排除企业可采用非药典方法进行检验。例如六味地黄丸的含量测定,药典对九分散的检测采用薄层扫描法测定马钱子中士的宁的含量,若企业没有薄层扫描仪或需要快速检验时,也可采用薄层比色法进行检测,但必须同时与法定方法(薄层扫描法)做平行实验,进行比较,如果测定结果一致或有一定相关性且结果稳定,在日常检验中即可采用比色法控制产品质量。但当产品含量处于合格边缘或存在质量争议时,仍必须以法定方法检测结果为准进行判断或仲裁。

(2)科学性

科学性是指药品标准对具体研究对象结果的检验方法应专属、灵敏、准确和可靠。如牛黄、天然牛黄、人工牛黄和培植牛黄中胆酸、胆红素的含量要求也不尽相同;天然朱砂的标准不适用于人工朱砂(水飞朱砂)的标准,朱砂要求硫化汞含量不少于96%,人工朱砂则要求在98%以上;药材马钱子中士的宁的含量测定,药典采用高效液相色谱法,而含马钱子的制剂九分散中士的宁检测采用的是薄层扫描法。因而不同药品中相同成分的标准往往不尽相同,其方法的确定与限度要求的制订是建立在充分的科学研究基础上的。

(3)实用性

实用性是指药品标准中对具体研究对象的检测需从国情和实际出发,尽可能采用操作简便、费用较低的检测方法。如山茱萸2000年版药典以前采用薄层扫描法测定熊果酸含量,待测指标专属性不强、处理方法烦琐,需要2~3 d的时间才能处理完,2005年版药典改为回流提取后用高效液相色谱法测定山茱萸的特有成分马钱苷,方法简便、快速,连同六味地黄丸系列中成药均由检测熊果酸改为检测马钱苷。2005年版药典将黄芪中有效成分的检测由原来的薄层扫描法改为高效液相色谱法,也采用蒸发光散射检测器等用于银杏叶制剂中萜类内酯的定量测定。

（4）进展性

进展性是指药品标准应随着生产技术水平的提高和检测手段的改进而不断修订和完善,药品标准时,对客观事物认识的阶段总结,即便法定标准也难免有不够完善之处,如苦参在1985年版、1990年版和1995年版《中国药典》均采用酸碱滴定法测定总生物碱,专属性不强;2000年版《中国药典》改用薄层扫描法直接测定苦参碱含量;2005年版《中国药典》又改用高效液相色谱法分别测定苦参碱和氧化苦参碱的含量,并以二者的总量评价药品的优劣。

我国还曾实行地方药品标准,也就是各省、自治区、直辖市药品监督管理部门批准颁布的药品质量标准。2001年修订的《药品管理法》取消了地方药品标准,但中药材和中药饮片除外,也就是说各省级药品监督管理部门还有权限批准颁布中药材和中药饮片的药品标准。

依据药品管理法的相关规定,制药企业必须制订其产品的企业药品标准,是指药品生产企业自订的内控标准,它应高于国家药品标准,使药品自出厂之日起,直到有效期内仍能符合国家药品标准的规定。该标准仅限企业内部使用,又称内部标准。

### 1.2.2　国家药品监督管理局标准

国家药品监督管理局标准（局颁标准）原称中华人民共和国卫生部药品标准（简称部颁标准）。由于《中国药典》需间隔10年或5年颁布一次（自1985年起《中国药典》规定为5年审议改版一次）,在此期间只好颁布部颁标准,部颁标准也由药典委员会编撰并颁布施行。

1989年2月公布了第一批170种中成药部颁标准、中药成方制剂第一册,1990年12月—1998年12月,陆续公布了部颁标准中药成方制剂第二册至第二十册,作为生产、供应、使用、监督等部门检验质量的法定依据。1992年公布了部颁药品标准（中药材第一册）,1993年2月—1998年10月公布了部颁标准新药转正标准第一册至第十五册。以后颁布的称为国家药品监督管理局标准（局颁标准）。两部标准互相补充,在中国境内均有法律效力。

国家药品监督管理局标准（局颁标准）包括《国家中成药标准汇编》（地方标准升国家标准）、《新药转正标准》等。《国家中成药标准汇编》于2002年颁布发行,共计13个分册,收载品种1 518个。《新药转正标准》目前已发行34册。另外《中华人民共和国卫生部药品标准·中药成方制剂》（共20册）、《中华人民共和国卫生部药品标准·中药材》（共15册）、《中华人民共和国卫生部进口药品标准》和《七十六种药材商品规格标准》等都属于国家药品标准系列。

### 1.2.3　中国药典

《中华人民共和国药典》简称《中国药典》,其英文简称是Chinese Pharmacopoeia,简称Ch.P。药典是根据我国医药工业发展水平和临床使用情况,遴选临床疗效确切、防病治病必须、毒副作用小、使用安全、质量稳定的药物及其制剂,规定其质量规格、检验项目和方法,作为国家监督管理药品质量的法定技术标准。熟悉药典,掌握药典的规定和方法,并将之用于中药制剂分析工作,是中药制剂分析人员必备的知识技能。

新中国成立后,我国先后出版了1953年版、1963年版、1977年版、1985年版、1990年版、

1995 年版、2000 年版、2005 年版、2010 年版、2015 年版共十版药典。目前,中华人民共和国药典每五年审议改版一次。

**1)各版药典简介**

(1)1953 年版《中国药典》

第一部《中国药典》1953 年版,由卫生部编印发行。1953 年版药典共收载药品 531 种,其中化学药 215 种,植物药与油脂类 65 种,动物药 13 种,抗生素 2 种,生物制品 25 种,各类制剂 211 种。该版本未收载中药材和中药制剂。药典出版后,于 1957 年出版《中国药典》1953 年版第一增补本。

(2)1963 年版《中国药典》

1963 年版药典共收载药品 1 310 种,分一、二两部,一部收载中药材、中成药;二部收载化学药、抗生素、生化药、放射性药、生物制品及辅料,各有凡例和有关的附录,从 1963 年版至 2000 年版《中国药典》均如此划分。1963 年版《中国药典》一部收载中医常用的中药材 446 种和中药成方制剂 197 种,在中成药标准中没有制订鉴别、检查、含量测定等检测项目,仅以处方、性状与制法等对药品进行质量控制;二部收载化学药品 667 种。此外,一部记载药品的"功能与主治",二部增加了药品的"作用与用途"。

(3)1977 年版《中国药典》

1977 年版药典共收载药品 1 925 种。一部收载中草药材(包括少数民族药材)、中草药提取物、植物油脂以及一些单味药材制剂等 882 种,成方制剂(包括少数民族药成方)270 种,共 1 152种;二部收载化学药品、生物制品等 773 种。在 1977 年版药典中显微鉴别法开始得到普遍应用,部分品种还规定了理化鉴别和制剂常规检查。此外还收载了毒性中药炮制品的检测方法,确保用药安全。

(4)1985 年版《中国药典》

1985 年版《中国药典》共收载药品 1 489 种。一部收载中药材、植物油脂及单味制剂 506 种,中药成方 207 种,共 713 种;二部收载化学药品、生物制品等 776 种。由于 1977 年版药典收载品种较为混乱,编制改版药典时删去 493 种所谓中草药和疗效不确切的制剂。薄层鉴别法作为法定的鉴别方法,首次大量应用于中药的分析。

1987 年出版《中国药典》1985 年版增补本,新增品种 23 种,修订品种 172 种,附录 21 项。1988 年第一部英文版《中国药典》1985 年版正式出版,同年还出版了《中国药典》(二部)注释选编。

(5)1990 年版《中国药典》

1990 年版药典分一、二两部,共收载品种 1 751 种。一部收载 784 种,其中中药材、植物油脂等 509 种,中药成方及单味制剂 275 种;二部收载化学药品、生物制品等 967 种。与 1985 年版药典收载品种相比,一部新增 80 种,二部新增 213 种(含 1985 年版药典一部移入 5 种);删去 25 种(一部 3 种,二部 22 种);对药品名称,根据实际情况作了适当修订。药典二部品种项下规定的"作用与用途"和"用法与用量",分别改为"类别"和"剂量",另组织人员编著了《临床用药须知》一书,以指导临床用药。有关品种的红外光吸收图谱,收入《药品红外光谱集》另行出版,1990 年版药典附录内容不再刊印。

1990 年版药典中增加了薄层鉴别的数量,其中部分品种采用了双对照分析法,即同时设置化学对照品和药材对照品,提高了薄层鉴别的专属性和准确性。进行纯度检查(灰分、重金属、砷盐检查等)和含量测定的品种数目均有较大幅度提高,高效液相色谱、薄层扫描、气相色谱等现代仪器分析法开始用于有效成分的含量检测。

1992年、1993年先后编制出版《中国药典》1990年版第一、第二增补本,二部注释和一部注释选编,《中药彩色图集》和《中药薄层色谱彩色图集》以及《中国药品通用名称》等标准方面的配套丛书。《中国药典》1990年版英文版也于1993年7月出版发行。

(6)1995年版《中国药典》

1995年版药典收载品种共计2 375种。一部收载920种,其中中药材、植物油脂等522种,中药成方及单味制剂398种;二部收载1 455种,包括化学药、抗生素、生化药、放射性药品、生物制品及辅料等。一部新增品种142种,二部新增品种411种。二部药品外文名称改用英文名,取消拉丁名;中文名称只收载药品法定通用名称,不再列副名。

与1990年版药典比较,除了新增部分品种外,凡例和附录更加完善、规范,采用薄层鉴别的品种和项目超过日本药典,现代仪器分析法得到进一步应用。

编制出版《药品红外光谱集》第一卷(1995年版)。《临床用药须知》一书经修订,随《中国药典》1995年版同时出版,经卫生部批准,其中的"适应证"和"剂量"部分作为药政和生产部门宣传使用和管理药品的依据。

(7)2000年版《中国药典》

2000年版药典共收载药品2 691种,其中一部收载992种,二部收载1 699种。一、二两部共新增品种399种,修订品种562种。

2000年版药典的附录作了较大幅度的改进和提高,一部新增附录10个,修订附录31个;二部新增附录27个,修订附录32个。二部附录中首次收载了药品标准分析方法验证要求等6项指导原则,对统一、规范药品标准试验方法起到了指导作用。现代分析技术在2000年版药典中得到进一步扩大应用。

《中国药典》2000年版英文版与中文版同步出版。以往几版药典中的"剂量""注意"项内容,由于过于简单不能准确反映临床用药的实际情况,该版药典二部取消了这两项,其有关内容移至《中国药典》2000年版《临床用药须知》一书中。

(8)2005年版《中国药典》

2005年版《中国药典》一部收载药材及饮片、植物油脂和提取物、成方制剂和单味制剂;二部收载化学药品、抗生素、生化药品、放射性药品及药用辅料等;三部收载生物制品,首次将《中国生物制品规程》并入药典。《中国药典》一部首次配套编制了《临床用药须知》(中药饮片卷),中药饮片标准和药用辅料标准大幅增加。并编制首部中成药《临床用药须知》。

2005年版药典收载的品种有较大幅度的增加。共收载3 214种,其中新增525种。一、二、三部共同采用的附录分别在各部中予以收载,并进行了协调统一。

2005年版药典对药品的安全性问题更加重视。药典一部采用原子吸收和电感耦合等离子体质谱法增加了有害元素(铅、镉、砷、汞、铜)测定法,并规定了有害元素的限度;还增加了中药注射剂安全性检查法应用指导原则,将原《澄明度检查细则和判断标准》修订为"可见异物检查法",以加强注射剂等药品的用药安全。同时还根据中医辨证施治的理论,对收载的中成药标准项下的【功能与主治】进行了科学规范,为准确理解中成药的功能主治及合理用药提供了保证,促进中医药在新时期的健康发展。

（9）2010 年版《中国药典》

2010 年版《中国药典》分为中药、化学药、生物制品三部，收载品种 4 600 余种，其中新增 1 300余种，基本覆盖国家基本药物目录品种和国家医疗保险目录品种。2010 年版药典在薄弱的中药材和中药饮片标准的修订提高方面有所突破。

2010 年版药典的特点包括下述几个方面。

①大力加强药品安全监控 。2010 年版《中国药典》进一步加强对重金属或有害元素、杂质、残留溶剂等的控制，并规定眼用制剂按无菌制剂要求。明确用于烧伤或严重创伤的外用剂型均按无菌要求。增加了化学药注射剂安全性检查法应用指导原则；在制剂通则中将渗透压摩尔浓度检查作为注射剂的必检项目；对药典一部收载的中药注射剂品种全部增加了重金属和有害元素限度标准。

②全面提高中药质量标准

a.收载中药品种数量大增。2010 年版药典收载中药材、中药饮片、中成药和中药提取物标准大幅提升。新版药典共收载了 2 136 个中药品种，比原来增加了 900 多种。

b.提高中药质控和安检标准。在重金属和有害元素控制方面，采用电感耦合等离子体质谱测定中药中砷、汞、铅、镉、铜的含量；对一部所有中药注射剂及枸杞子、山楂、人参、党参等用药时间长、儿童常用的品种均增加了重金属和有害元素限度标准。

在附录制剂通则中，口服酊剂增订甲醇限量检查，橡胶膏剂首次提出不得检出致病菌检查要求等；在附录检测方法中，新增二氧化硫残留量测定法、黄曲霉毒素测定法、渗透压摩尔浓度测定法、异常毒性检查法、降压物质检查法、过敏反应检查法、溶血与凝聚检查法等。

在正文标准中全面禁用苯作为溶剂；对工艺中使用有机溶剂的均检查有机溶剂残留；对川乌、草乌、马钱子等剧毒性饮片，采用高效液相色谱法（HPLC）等更先进、更精确的方法加以限量检查。

③增加了具中药特点的专属性鉴定

2010 年版药典大幅度增加了符合中药特点的专属性鉴别方法和含量测定方法，增加溶出度、含量均匀度等检查项目。

a.中药标准中不再使用颜色或沉淀的化学反应和光谱鉴别方法。

b.中药标准中大幅增加横切面或粉末显微鉴别。

c.中药标准中大量使用专属性较强的薄层色谱（TLC）鉴别技术。

④广泛应用现代分析技术

扩大了对成熟分析方法、现代新技术的应用，如附录中新增离子色谱法、核磁共振波谱法、拉曼光谱法指导原则等。

（10）2015 年版《中国药典》

2015 年版《中国药典》分为 4 部，收载品种共计 5 608 个。一部中药收载品种总数 2 598 个；二部化学药收载品种总数 2 603 个；三部生物制品收载品种总数 137 个。另外，2015 年版《中国药典》首次将 2010 版药典附录整合为通则，并与药用辅料单独成卷，作为新版药典 4 部。4 部收载通则（附录）总数 317 个，其中制剂通则 38 个、检测方法 240 个、指导原则 30 个、标准物质和对照品相关通则 9 个，药用辅料收载 270 种。

2015 年版《中国药典》主要特点如下所述。

①药典收载品种显著增加。2015 年版《中国药典》增加品种收载 1 082 个，收载品种总数达到 5 608 个，品种增幅达 23.7%，实现了药典收载中药、化学药和生物制品的基本药物目录

品种覆盖率达到 90%以上。

②药典标准更加规范化。2015 年版《中国药典》首次将"国家药品标准物质制备""药包材"以及"药用玻璃容器"等指导原则纳入药典,新增"国家药品标准物质通则",形成了涵盖原料药及其制剂、药用辅料、标准物质、药包材的药品标准体系,以实现全面的药品质量控制体系。

③药典检测方法更加规范、统一。整合原《中国药典》一部、二部、三部检测方法 63 个,制剂通则实现全部统一;设立专属性检验方法中药 16 个,生物制品 107 个;首次完成了《中国药典》各部共性检测方法的协调与统一,例如农药残留量完善了原有的气相色谱法,检测种类由原来的 9 种增加到 16 种。

④安全性控制项目进一步完善。加强中药安全性控制技术的研究,优化了现行的安全性检测方法,在品种正文标准中增加或完善了安全性检查项目,系统构建了中药安全性控制体系,控制范围涵盖了二氧化硫残留、重金属及有害元素、农药残留量、真菌毒素、色素、内源性有害物质、微生物、致病菌等,大幅提升了中药安全性保障能力。制定了中药材及饮片中二氧化硫残留量限度标准;建立了珍珠、海芹等海洋类药物标准中有害元素限度标准;人参、西洋参标准中增加有机氯等 16 种农药残留的检查;对柏子仁等 14 味易受黄曲霉毒素感染药材及饮片标准中增加了"黄曲霉毒素"检查项目及限度标准;对银杏叶中提取物中总银杏酸测定方法进行了修订。

⑤有效性控制手段进一步加强。一是部分中药材增加了显微鉴别检查。二是对中药材加强了专属性鉴别和含量测定:如采用 LC-MS-MS 对胶类药材进行鉴别;采用 PCR 检测方法对川贝进行鉴别检查;对某些中药材增加特征氨基酸的含量测定等。三是对六味地黄丸系列等品种建立了主要成分——莫洛苷的检测方法。四是丹参中药材增加了一测多评的方法,建立特征图谱或指纹图谱方法,从整体控制中药材质量,如建立了沉香、枣仁安神胶囊等 30 余个应用指纹特征图谱。五是建立了与功效相关药味的含量测定方法。

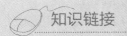 知识链接

### 历版药典收载品种情况

历版药典收载品种情况见表 1.2。

表 1.2　历版药典收载品种情况

| 年版 | 中药材/种 | 中药成方制剂/种 | 合计/种 |
|---|---|---|---|
| 1953 | 65 | 46(单方) | 111 |
| 1963 | 446 | 197 | 643 |
| 1977 | 882 | 270 | 1 152 |
| 1985 | 506 | 207 | 713 |
| 1990 | 509 | 275 | 784 |
| 1995 | 522 | 398 | 920 |
| 2000 | 534 | 458 | 992 |
| 2005 | 582 | 560 | 1 146 |
| 2010 | 596 | 1 640 | 2 136 |
| 2015 | 598 | 2 000 | 2 598 |

### 2)《中国药典》内容概况

在 2015 版中国药典的基本结构分为四部分:凡例、正文(各论)、附录、索引,2015 版药典将附录部分并入四部。但我们习惯上仍将中国药典的基本结构分成如下四部分。

**(1)凡例**

凡例是解释和正确地使用《中国药典》进行质量检定的基本原则,把一些与标准有关的、共性的、需要明确的问题,以及采用的计量单位、符号与专门术语等,用条文加以规定,以避免在全书中重复说明,并具有法定的约束力。

①凡药典收载的药材及制剂,均应按规定的方法进行检验,如采用其他方法,应将该方法与规定的方法做比较试验,根据实验结果酌情使用,但在仲裁时仍以药典规定方法为准。

②药典中所用溶液的专用名称、特定含义及其表示方法可能与其他文献不尽相同,进行药品检验时,必须遵照药典的规定。例如现行药典滴定液的浓度以摩尔浓度表示,其单位为 mol/L,如氢氧化钠滴定液(0.1 mol/L)名称在前,浓度大小和单位在后面括号内。

③《中国药典》中"醋酸"是指浓度为 36% ~ 37%(g/g)$CH_3COOH$ 的溶液,而不是"冰醋酸"。配制 4%(g/mL)醋酸溶液 1 000 mL 的正确方法是:取醋酸(即含 36% ~ 37% $CH_3COOH$)105 mL,加水稀释到 1 000 mL,摇匀,即得。配制稀醋酸试液,应取冰醋酸 60 mL 加水稀释至 1 000 mL,摇匀,即得。诸如此类实例应注意与凡例和附录进行核对,不可以采取"想当然"或"差不多"的态度处理。

④标准中规定的各种限度数值包括上限和下限两个数值本身及中间数值,规定的这些数值不论是百分数还是绝对数字,其最后一位数字都是有效位。试验结果在运算过程中,可比规定的有效数字多保留一位数,而后再根据有效数字的修约规定进舍至规定的有效位。

⑤溶液后记录的"(1→10)"等符号,指固体溶质 1.0 g 或液体溶质 1.0 mL 加溶剂使成 10 mL 的溶液,未标明用何种溶剂时,均指水溶液。

⑥两种或两种以上液体的混合物,名称间用半字线"-"隔开,其后括号内所示的":"符号,是指各液体混合时的体积(质量)比例。如乙醇-水(10:100)。

⑦试验中供试品与试药的"称重"与"量取"的量,其精确度可根据数值的有效位数来确定,如称取"0.1 g"是指称取量可为 0.06 ~ 0.14 g,称取 2 g 是指称取量可为 1.5 ~ 2.5 g,称取 2.0 g 是指称取量可为 1.95~2.05 g,称取 2.00 g 是指称取量可为 1.995~2.005 g。"精密称定"是指称取质量应准确至所取质量的千分之一;"称定"是指称取质量应准确至所取质量的百分之一。取用量为"约"若干时,是指取用量不得超过规定质量的±10%。如"取龟龄集胶囊 20 粒的内容物,精密称定,混匀,取约 2.5 g,精密称定",是指取用量不超过 2.5 g ± 2.5 g × 10%,即取用量为 2.25~2.75 g,称重的准确度为 2.5 g×1/1 000 = 0.002 5 g。"精密量取"是指量取体积的准确度应符合国家标准中对该体积移液管的精度要求。如"精密量取续滤液 2 mL",是指用符合国家标准的 2 mL 移液管准确量取 2.00 mL 续滤液。"量取"是指可用量筒或按照量取体积的有效位数选用其他量具。

⑧恒重,除另有规定外,是指供试品连续两次干燥或灼烧后的质量差异在 0.3 mg 以下的质量。干燥至恒重的第二次及以后各次称重均应在规定条件下继续干燥 1 h 后进行;灼烧至恒重的第二次称重应在继续灼烧 30 min 后进行。

## 课 堂 活 动

1.药典附录规定稀碘化铋钾试液制备方法如下:取碱式硝酸铋 0.85 g,加冰醋酸 10 mL 与水 40 mL 溶解后,分取 5 mL,加碘化钾溶液(4→10)5 mL,再加冰醋酸 20 mL,用水稀释至 100 mL,即得。

①称取碱式硝酸铋 0.85 g,其称量范围是多少? 应选用何种规格(感量)的天平称量?

②如何制备量取 5 mL 碘化钾溶液(4→10)?

③该试液需要何种容器配制?

2.九分散药品标准含量测定下规定样品提取液制备方法如下:取装量差异项下的本品约 2 g,精密称定,置具塞锥形瓶中,精密加三氯甲烷 20 mL 与浓氨试液 1 mL,轻轻摇匀,称重,于室温放置 24 h,再称重,补足三氯甲烷减失的质量,充分振摇,滤过。

①取装量差异项下的本品约 2 g,精密称定,称量范围是多少? 称量准确度为多少? 应选用何种规格(感量)的天平称重?

②精密加三氯甲烷 20 mL 与浓氨试液 1 mL,应选用何种量具?

③室温放置 24 h,再称重,补足三氯甲烷减失的质量,应选用何种规格(感量)的天平称重?

(2)正文

正文部分为药典的主体,是根据药物自身的理化与生物学特性,按照批准的来源、处方、制法和运输、储藏等条件所制订的、用以检测药品质量是否达到用药要求并衡量其质量是否稳定均一的技术规定,是分别收载药材及饮片、植物油脂和提取物、成方制剂和单味制剂的质量标准。正文项下根据品种和剂型不同,按顺序可分别列有:品名、来源、处方、制法、性状、鉴别、检查、浸出物、特征图谱或指纹图谱、含量测定、炮制、性味归经、功能与主治、用法与用量、注意、规格、贮藏、制剂、附注等内容。

(3)附录

附录部分记载了制剂通则、物理常数测定法(相对密度、馏程、熔点、凝点、旋光度、折光率、pH 值等)、通用检测法(分光光度法、色谱法、电位滴定法与永停滴定法、重金属检查法、砷盐检查法、灰分测定法、水分测定法、崩解时限检查法、乙醇检查法、有机氯类农药残留测定法等)、专项测定法(鞣质含量测定法、桉油精含量测定法、挥发油测定法等)、生物检定法(热原检查法、无菌检查法、微生物限度检查法等)、试药、试液、缓冲液、指示剂与指示液、滴定液及对照品与对照药材等内容。制剂通则是按照药物剂型分类,针对剂型特点所规定的基本技术要求。通用检测法是各正文品种进行相同检查项目的检测时所应采用的统一设备、程序、方法及限度等。附录中有关内容同样具有法定约束力。

(4)索引

中国药典索引包括中文、汉语拼音、拉丁名及拉丁学名索引,以便检索。

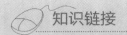
**药品检验奠基人——孟目的**

孟目的(1897—1983)药学家。直隶(今河北)保定人。1918年毕业于北京协和医学院预科。1925年毕业于英国伦敦大学药学院。是英国皇家药科学会第一个中国会员。1925.年回国。曾任协和医学院药科副主任,经济委员会卫生实验处药物化学系主任,中国药学会理事、理事长。1936年创办国立药学专科学校,并任教授、校长。新中国成立后,历任中国药典编纂委员会委员兼总干事,卫生部药典委员会副主任委员、卫生部区品检验所所长、药品生物制品检定所所长。为《中华药典》第一版、《中华人民共和国药典》1953年版和1963年版的编纂负责人之一。

中华民国时期,各国药品在中国竞相倾销,伪劣药品充斥市场,1928年,孟目的受聘去南京负责组织编纂《中华药典》。这部药典主要是参照国外药典编译的,他在这项工作中作出了重大贡献。首先,《药典》这个名词就是根据孟目的的建议定的。中国历代的药学经典著作通常称"本草"或"局方"。他认为药典是国家对药品的质量标准和检验方法等制订的技术规定,这些规定具有法律性质的约束力,是国家对药品所订的法典,所以定名"药典"最宜。这个名词为医药界公认,一直沿用至今。其次通过对药典的编写,初步统一了药品名称。他查考了中国的一些词汇,并结合制剂的特点和拉丁名的音节,对一些常用的制剂剂型名称,拟定了简练的专门名词术语。

### 1.2.4 常用的外国药品质量标准

世界上已有数十个国家编制了国家药典。有些国家采用其他国家药典,作为本国药品生产、供应、使用、检验的质量控制与监督的依据。另外尚有区域性药典,例如《欧洲药典》《北欧药典》及世界卫生组织(WHO)编制的《国际药典》等。

#### 1)《美国药典》

《美国药典》(The United States Pharmacopoeia, USP)及《美国国家处方集》(The National Formulary, NF)。《美国药典》由美国政府所属的美国药典委员会编辑出版。USP于1820年出第一版,其后每十年左右修订一次,自1942年改为每五年修订一次,2002年起,每年一版。《美国国家处方集》为《美国药典》补充资料,原由美国药学会编纂,从1884年起发行,1975年以后由美国药典委员会负责修订编印,可看成是美国的副药典。美国药典委员会在1980年首次将两者合并成一卷出版,USP(20)与NF(15)合并,于同年7月1日颁布实施。目前(2015年)为USP(38)与NF(33)。其收载了药物、生物制品、食品增补剂和赋形剂的质量标准,可用于生产各剂型和成品。美国药典是美国政府对药品质量标准和检定方法作出的技术规定,也是药品生产、使用、管理、检验的法律依据。

美国药典正文药品名录按法定药名字母顺序排列,各药品条目大都列有药名、结构式、分子式、CAS登记号、成分和含量说明、包装和贮藏规格、鉴定方法、干燥失重、灼烧残渣、检测方法等常规项目,正文之后还有对各种药品进行测试的方法和要求的通用章节及对各种药物一般要求的通则。可根据书后所附的 USP 和 NF 的联合索引进行查阅。

对于在美国制造和销售的药物和相关产品而言，USP-NF 是唯一由美国食品药品监督管理局（FDA）强制执行的法定标准，是制药行业进行质量控制所必须遵循的规范。

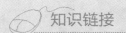
**知识链接**

### 美国药典查询

USP 药典在线

美国药典论坛

#### 2)《英国药典》

《英国药典》(British Pharmacopoeia，BP)是英国药品委员会正式出版的英国官方药学标准集录，是英国制药标准的重要出处，也是药品质量控制、药品生产许可证管理的重要依据。首版颁布于 1864 年，现行版 BP2015 收载了约 3 100 种原料、制剂和其他医用物品。在英国药典收载的药品标准中，许多是直接收录自《欧洲药典》(EP)标准的内容，所以由 BP 可方便地获得绝大多数在欧洲国家使用的药品标准。英国药典共分 6 卷。Ⅰ 卷为原料药，词首 A—I；Ⅱ 卷为原料药，词首 J—Z；Ⅲ 卷为制剂及血液制品、免疫制品、放射性药品、外科用材料和顺势疗法药品；Ⅳ 卷为红外光谱、附录、增补篇及索引；Ⅴ 卷为兽药。配套资料有《马丁德尔药典》、《英国国家处方集》(BNF)、《药物分离与鉴定》(IID)及《英国草药典》(BHP)。

该药典囊括了几千篇的医学专题论文，其中有几百篇是医学新论。其不仅向使用者提供了药用和成药配方标准以及公式配药标准，而且也向读者展示了所有明确分类并可参照的欧洲药典专著。

**知识链接**

### 顺势疗法

顺势疗法是替代医学的一种。顺势疗法的理论基础是"同样的制剂治疗同类疾病"，意思是为了治疗某种疾病，需要使用一种能够在健康人中产生相同症状的药剂。例如，毒性植物颠茄(也被称为莨菪)能够导致一种搏动性的头痛、高热和面部潮红。因此，顺势疗法药剂颠茄就用来治疗那些发热和存在突发性搏动性头痛的病人。目前医学界一般认为，没有任何足够强的证据证明顺势疗法效果强于安慰剂。

16 世纪末德国医生、药剂师塞缪尔·哈内曼提出一种新的治疗方法。当时放血、水蛭、抽气罐、泻药和砒霜等令人发毛的治疗方法正在盛行，其他药物治疗方法还很稀少。哈内曼想要放弃这些恐怖的疗法。于是，他让一些健康的人服用金鸡纳霜(奎宁)，这些人很快出现了发热、脉搏加快、四肢发冷等与疟疾病人相同的症状。于是，哈内曼认为，这些药之所以能够起到治疗效果，是因为它能够产生同样的症状"以毒攻毒"，于是他构架了"同类治愈同类"的治疗理论。顺势疗法(Homeopathy)这个源于希腊语 homoios'(相似)和 pathos(患病)的单词从此诞生了。

之后,他又做了一系列的论证,在健康的志愿者和他自己身上实验其他药物。顺势疗法开始在一些国家流行起来,甚至一些大学专门开设了这门专业。20世纪60年代,该疗法在美国盛行一时。据美国国立卫生研究院官方网站介绍,1999年的一次调查表明,大约有600万美国人在使用这种疗法。而1994年世界卫生组织还将这种疗法推广到很多国家的卫生体系中,包括德国、英国、印度、巴基斯坦、斯里兰卡、墨西哥等。

### 3)《欧洲药典》

《欧洲药典》(European Pharmacopoeia,EP),由欧洲药典委员会编纂出版。1977年出版第一版《欧洲药典》。从1980—1996年,每年将增修订的项目与新增品种出一本活页本,汇集为第二版《欧洲药典》各分册,未经修订的仍按照第一版执行。

1997年出版第三版《欧洲药典》合订本,并在随后的每一年出版一部增补本,由于欧洲一体化及国际间药品标准协调工作不断发展,增修订的内容显著增多。目前最新版为EP8,欧洲药典委员会还根据例会决议进行非累积性增补。

EP是欧洲药品质量控制标准。2007年经欧洲36个国家和欧盟批准的共同制订EP协定,申请上市许可证的药品必须符合EP;在欧洲销售或使用所有药品都必须遵循EP,条文具法定约束力,各国行政或司法机关强制执行。其各论中只收载原料药标准。EP是世界药典中较为全面、较为完善,也是较为先进的药品标准。

### 4)《日本药局方》

《日本药局方》(Japanese Pharmacopoeia,JP),由日本药局方编集委员会编纂,由厚生省颁布执行。《日本药局方》由一部和二部组成,共一册。第一部包括凡例、制剂总则、一般试验法和各医药品,主要是原料药及其基础制剂。第二部包括通则、生药总则、制剂总则、一般试验法和各医药品,主要收载生药,家庭药制剂和制剂原料,还有原子量表、附录和索引。日本药典最新版是第16版。日本厚生省专门出版一本关于抗生素质量标准的法典《日本抗生物质基准解说》,简称"日抗基"。

### 5)《国际药典》

《国际药典》(The International Pharmacopoeia ,Ph.Int )由世界卫生组织(WHO)综合世界各国药品质量标准和质量控制方法编写的,用英、法、俄、西班牙文出版,其特殊之处在于仅供各国编定各自的药品规范时作为技术文献参考,并不具有法律约束力。第一、二、三版分别于1951年、1967年、1979年出版。现行版为第四版,分为2卷。其第1卷的内容包括通则和正文品种(首字母A—O的原料药);第2卷的内容包括药品标准正文品种(首字母P—Z的原料药)、制剂、放射药品、分析方法、试剂、试液和滴定液,补充信息和索引。其中制剂包含制剂通则和特定药品标准。制剂通则对胶囊、眼制剂、注射剂、栓剂、片剂和典型半固体制剂进行了规定。

《国际药典》的重点药物是用于那些不均衡地影响发展中国家的疾病,如HIV/AIDS、结核、疟疾和其他被传统药物市场所忽视的疾病,如青蒿素。

对于一个中药分析工作者来说,不仅能正确使用药品质量标准,熟练地掌握分析方法的原理与操作技能,准确无误地报告其分析结果,还应熟悉药品质量标准制订的原则、方法与过程,使质量标准不断提高,科学、合理地控制药品质量,保证人民用药安全有效。

### 1.2.5 企业药品标准和药品检验标准操作规程

#### 1)企业药品标准

根据药品质量管理的相关规定,制药企业还必须制订其生产产品的企业内部药品标准,即通常所说的内控标准。包括原辅料、包装材料、中间产品和成品等一系列标准。其水平应高于法定标准,企业应以内控标准组织生产、检验,符合标准才能发放销售。仅适用于企业内部,发生争议时还是以法定药品标准为依据进行评判和仲裁。

#### 2)药品检验标准操作规程

对于每一个药品的内控标准,企业还必须制订相应的药品检验标准操作规程(Standard Operation Procedure,SOP)。SOP 是经过批准用指示操作的通用性文件或管理办法,就是指导检验人员在进行检验时如何操作。SOP 不能照搬法定标准的内容,而要对所使用的仪器设备和具体操作方法用专业的、通俗易懂的语言加以描述。质量检验人员在实际工作中不需再将《中国药典》和局颁标准原件带入工作现场,而只需以内控标准和相应的 SOP 来进行具体工作。制药企业质量管理部门在对企业生产药品进行质量管理时,以内控标准为依据,以 SOP 来实施质量检验。

# 任务 1.3 中药制剂分析的程序与方法

药品检验工作是药品质量控制的重要组成部分,其根本目的是保证用药的安全、有效。药物分析工作者必须具备严谨的工作态度,具备熟练、正确的操作技能和良好的工作作风,从而保证药品检验工作的公正性。中药制剂检测的对象包括制剂生产过程中的半成品、成品及新药开发研究中的试验样品,其检验程序一般可分为取样、供试品溶液的制备、鉴别、检查、定量分析、结果判断几个步骤。

#### 1)取样

取样是指从整批制剂中抽取一部分具有代表性样品的过程。取样要采用科学的方法,从而保证样品的真实性和代表性。所取样品必须具有良好的代表性,即少量样品能够真实代表整批药品的质量状态,否则将直接影响检验结果的正确性,因此取样应以均匀、合理为原则,严格按照有关规定进行操作。取样要有代表性、科学性和真实性。

中药制剂分析的样品包括送检样品和抽检样品两种。送检样品必须是经主管部门批准生产或试生产的制剂,委托检验必须持有单位介绍信,复核、仲裁、评优和新药审批检品应附技术资料及原检验报告书,检品应包装完整,标签、批号清楚,是中药生产企业、经营单位及使用单位委托药检所进行的检验。抽检样品是药品监督检验机构对所辖区范围生产、供应和使用的中药制剂依法抽取的样品,是由各级监管部门作出计划安排,由药品监督员定期到生产企业、经营单位及使用单位的现场,随机抽取,交药检所进行的检验。抽检重点是用量大、应用广、质量不稳定、贮存期过长、易混淆、易变质或外观有质量问题的品种。抽验是强制性检验但不收费。抽验结果将发布《药品质量公报》。抽验人员必须亲自到现场随机抽取样品,出示证件,填写药品抽检记录及凭证。另外,还有复核检验、仲裁检验和进口检验。复核检验是在新药材或新制剂报批过程中,由药监局将申报单位提供的样品交由药检所进行质量标准的验证,并对其质量进行复核检验。仲裁检验分为两种:一是中药生产企业、经营单位或使用单位之间因药品质量或安全性问题发生纠纷,委托药检所检验;二是被抽查检验方或委托检验方对药品检验机构出具的检验报告书的检验结论持有异议,复检后仍不能达成一致,由上级检验机构再次检验。进口检验则是由口岸药品检验所对口岸所在地进口的药品进行的质量检验。

供试品的取样量一般不得少于试验所需样品用量的 3 倍,即三分之一供试验用,三分之一供复核用,三分之一供留样保存(至少保存一年)。供试验用的样品用量,至少可供 3 次全检用,即 3 份平行试验用量。对于不同剂型的中药制剂的取样量一般为颗粒剂 100 g、片剂 200 g、液体制剂 200 mL,其他类型制剂参照上述制剂的用量进行取样。

取样时,应先确定从整批药品中抽取的包件(箱、筒、袋)数。按国家专业标准 ZBC 10001—10007-89 的有关规定,按包装件数为 $X$,当 $X \leqslant 3$,应逐件取样;当 $X \leqslant 300$,取样件数为 $\sqrt{X}+1$;当 $X>300$ 时,取样为 $\sqrt{X}/2+1$。液体药材应在混合均匀后取样,不易混匀者应从顶部、中部和底部分别取样。袋装制剂可从袋中间垂直插入。桶装制剂可在桶中央取样,深度可达 $1/3 \sim 2/3$ 处。将每一包件所取样品混匀,称为"袋样"。将全部袋样混匀,称为总样品,又称"混合袋样"或"初样"。平均样品是指不少于全检用量 3 倍量的样品,即分别有三分之一供检验用,复核用和留样保存。若混合袋样超出平均样品数倍时,可采用"圆锥四分法"获得平均样品,具体方法是:用适当的方法将总样品堆积成正圆锥形,再将正圆锥的上部压平,然后从圆锥上部被压平的平面十字状垂直向下切开,分成 4 等份,取用对角 2 份,混匀,再如此反复操作,直至剩余的量达到平均样品量为止。

**2)样品的前处理**

样品的前处理是指用一定的方法将样品中的辅料和非被检成分等干扰性物质除去,获得被检物质供实验用的过程。检验方法不同,前处理方法也不同。预处理大多比较复杂,一般需要经过样品的粉碎、提取、精制富集等操作后,才能得到供试品溶液进行分析。因而样品的前处理也称为供试品溶液的制备。

(1)粉碎(分散)

固体样品大多需粉碎成粉末后再进行提取。目的主要是增大样品与溶剂的接触面积,使待检成分尽快被提取出来。不同剂型可采用不同方法进行粉碎或分散。

大蜜丸:用小刀或剪刀将其切成小块,加硅藻土研磨分散。

水丸:用乳钵直接进行研磨,研细即可。

片剂:用小刀刮去糖衣层,置乳钵中研细即可。

栓剂:可使用小刀将其切成小块。

散剂、颗粒剂、硬胶囊剂:一般不需粉碎,可直接提取。

(2)提取

由于中药制剂化学成分复杂,被检成分含量往往较低,因此应先采用适当的方法将待检成分从样品中提取出来,然后对其进一步分离富集,才能进行分析检测。常用的提取方法有溶剂提取法、水蒸气蒸馏法、升华法等。

①溶剂提取法。溶剂提取法是较为常用的一种提取方法。这种方法是依据中药制剂中各类化学成分的溶解性能,选用适宜的溶剂将被检成分从样品中溶解出来的提取方法。溶剂提取法的关键是选择合适的溶剂,提取溶剂的选择遵循"相似者相溶"原则,选择对待检成分溶解度大,对其他成分或杂质溶解度小的溶剂。同时还应注意溶剂不能与待检成分发生化学反应及安全低毒经济等因素。常用提取溶剂及溶出成分见表1.3。

表1.3 常用提取溶剂及溶出成分

| 提取溶剂 | 溶出成分 |
|---|---|
| 冷水 | 氨基酸、蛋白质等水溶性成分 |
| 热水(60 ℃) | 糖类、苷类等高极性成分 |
| 热乙醇或甲醇 | 生物碱、黄酮类、酚类、有机酸等中等极性成分 |
| 乙醚、乙酸乙酯 | 醌类、内酯、苷元、挥发油等低极性成分 |

溶剂提取法的操作方法常用浸渍法、回流提取法、连续回流法及超声波提取法,溶剂提取法的操作方法比较见表1.4。

表1.4 溶剂提取法的操作方法比较

| 提取方法 | 常用溶剂 | 仪器装置 | 操作过程 | 提取范围 | 优缺点 |
|---|---|---|---|---|---|
| 浸渍法 | 水、乙醇 | 有盖的容器 | 将样品粗粉置容器中→加入适量的溶剂→常温或加温(40~80 ℃)浸泡(注:浸泡时应将容器盖严,并经常搅拌或振摇),一般浸泡3~5天或按规定时间→倾取上清液滤过→提取液。(药材可重复浸泡2~3次) | 适宜含淀粉、树胶等成分较多的药材以及含挥发性成分、遇热不稳定易分解或破坏成分的提取 | 操作简便,但提取时间长、溶剂用量大、提取效率不高。水为溶剂,易发霉、变质,必要时需加适量的防腐剂 |
| 回流提取法 | 有机溶剂 | 回流加热装置 | 将样品粗粉装于圆底烧瓶中→加入适量溶剂→水浴中加热回流提取适当时间→滤过→提取液 | 不适用于对热不稳定及易分解的成分 | 提取效率比冷浸法高。但装置较复杂 |
| 连续回流提取法 | 有机溶剂 | 连续回流提取装置 | 将样品粉碎后装于滤纸袋,放入索氏提取器内→连接装置→水浴加热回流提取→提取液 | 不适用对热不稳定成分 | 溶剂用量少,提取效率高。但装置设备要求高 |
| 超声波提取法 | 有机溶剂 | 超声波振荡器具塞锥形瓶 | 将装有样品与适量提取溶剂的具塞锥形瓶置于超声波振荡器的水槽中→水槽中加适量的水→开启振荡器进行提取一定时间→提取液 | 大多数成分 | 提取效率高、耗时短、操作简便 |

②水蒸气蒸馏法。水蒸气蒸馏法主要提取样品中的挥发油及其他挥发性成分。该法可在相对低的温度下(略低于100 ℃)将挥发油提取出来,提取物较纯,有利于后续测定。《中国药典》前列舒丸和六味地黄颗粒中牡丹皮的含量测定均采用水蒸气蒸馏法提取丹皮酚。

水蒸气蒸馏法的原理是基于水和与水不相溶的液体共存时,混合体系的总蒸气压为两组分蒸气压之和,也就是说,总蒸气压恒定高于任一组分的蒸气压,而沸点则恒定低于任一纯组分的沸点,当总蒸气压等于外界大气压时,混合物开始沸腾并蒸馏出来。而这里所提取的挥发性成分,其沸点一般高于 100 ℃。因此,当待测组分的沸点很高,不易直接进行蒸馏,或者在达到纯组分的沸点以前其已开始分解,不能用常压蒸馏的方法提取时,可采用本法来进行纯化。

③升华法。升华是指固体物质不经过液态直接转变为气态,遇冷又凝结成固态的性质。中药制剂中少数成分具有升华性,如冰片、樟脑等。因此可利用这一性质,采用升华法将此类成分从样品中提取出来。该法操作简单,所得产品纯度较高,便于检测。《中国药典》对中成药中冰片的提取大多采用微量升华法。

(3)精制和富集

中药制剂的样品提取液大多还需作进一步的净化分离,除去干扰组分后才可进行测定。中药制剂样品提取液一般来说体积较大,被测成分含量较低,同时还有较多杂质,因而需通过各种分离纯化方法除去干扰性成分,得到较纯的被检成分并富集到供试品溶液中,再进行定性定量分析。常用的精制和富集包括液-液萃取法、固-液萃取法等。

①液-液萃取法。液-液萃取法是一种经典的分离方法,用于初步分离。分离的原理是利用混合物中各种成分在两种互不相溶(或微溶)的溶剂相中分配系数的差异而达到分离的目的。可采用适当的溶剂将待测成分或杂质提取出来,使被测成分与杂质分离,如用石油醚除去脂溶性色素,也可利用待测成分的化学性质,如酸性、碱性,用不同的 pH 值进行萃取。分离中药制剂中生物碱常采用先碱化生物碱的酸水提取液,再用乙醚进行萃取,最后乙醚液部分再用酸水萃取的方法精制。

②固-液萃取法(色谱法)。固-液萃取法实质是一种小型柱色谱,分离纯化的原理是利用吸附剂(固定相)对被检成分和杂质的吸附能力不同。具体操作一般是将样品加到自制或市售的小型色谱柱上,把待测成分用适宜的溶剂洗脱下来,同时将样品中的杂质吸附在柱上除去。这种方法操作简便,精制效果好,使用较广泛。芍药苷、栀子苷等单糖苷常用中性氧化铝柱色谱精制。黄酮类可用聚酰胺柱色谱进行分离纯化。还有一些成分可应用活性炭柱操作。

③沉淀法。沉淀法是在中药制剂的提取液中加入某种试剂,发生沉淀反应生成沉淀或使成分降低溶解性而从溶液中析出,从而获得有效成分或将杂质除去的方法。采用沉淀法分离化合物,若生成沉淀的是有效成分,则要求沉淀反应必须可逆;若沉淀物为杂质,则沉淀反应可以是不可逆反应。

利用沉淀法时应注意留在母液或沉淀中的过量试剂对待测成分是否有干扰。若有干扰,应采用适宜的方法除去留存的过量试剂,以免影响测定结果。如含益母草制剂中水苏碱的测定,可用雷氏铵盐沉淀剂,利用雷氏铵盐在酸性介质中可与生物碱生成难溶于水的复合物,将此沉淀滤过而与其他杂质分离。

④蒸馏法。蒸馏法只适用于具有挥发性,能随水蒸气馏出而不被破坏,与水不发生化学反应而又不溶或难溶于水的中药有效成分的提取。利用待测成分具有挥发性的特点,可采用蒸馏法收集馏出液进行含量测定,如正骨水中挥发油的测定。

⑤盐析法。盐析法是在中药制剂的水提液中,加入无机盐使之达到一定的浓度,或饱和状态,可使提取液中的某些成分在水中溶解度降低而沉淀析出,从而与水溶性大的杂质分离。如用水蒸气蒸馏法测定中药制剂中丹皮酚的含量,在浸泡样品的水中加入一定量

NaCl,可使丹皮酚较完全地被蒸馏出来,蒸馏液中也可加入一定量 NaCl,再用乙醚将丹皮酚萃取出来。

⑥消化法。消化法分为湿法消化法与干法消化法两种。

湿法消化法是指在适量的样品中,加入氧化性强酸,加热破坏有机物,使待测的无机成分释放出来,形成不挥发的无机化合物,以便进行分析测定。湿法消化包括硝酸-高氯酸法、硝酸-硫酸法、硫酸-硫酸盐法等。

干法消化法是将有机物灼烧灰化以达到分解的目的,即将适量样品置于瓷坩埚、镍坩埚或铂坩埚中,常加无水 $Na_2CO_3$ 或轻质 MgO 等以助灰化,混匀后,先小火加热,使样品完全炭化,然后放入高温炉中灼烧,使其灰化完全即可。这种方法不适用于含易挥发性金属(如汞、砷等)有机样品的破坏。

⑦膜分离技术。膜分离技术是利用膜的选择性(孔径大小),以膜的两侧存在的能量差作为推动力,由于溶液中各组分透过膜的迁移率不同而实现分离的一种技术,膜分离的种类及特点见表 1.5。

表 1.5 膜分离的种类及特点

| 种 类 | 膜的功能 | 分离驱动力 | 透过物质 | 被截流物质 |
|---|---|---|---|---|
| 微滤 | 多孔膜、溶液的微滤、脱微粒子 | 压力差 | 水、溶剂和溶解物 | 悬浮物、细菌类、微粒子、大分子有机物 |
| 超滤 | 脱除溶液中的胶体、各类大分子 | 压力差 | 溶剂、离子和小分子 | 蛋白质、各类酶、细菌、病毒、胶体、微粒子 |
| 反渗透和纳滤 | 脱除溶液中的盐类及低分子物质 | 压力差 | 水和溶剂 | 无机盐、糖类、氨基酸、有机物等 |
| 透析 | 脱除溶液中的盐类及低分子物质 | 浓度差 | 离子、低分子物、酸、碱 | 无机盐、糖类、氨基酸、有机物等 |
| 电渗析 | 脱除溶液中的离子 | 电位差 | 离子 | 无机、有机离子 |
| 渗透气化 | 溶液中的低分子及溶剂间的分离 | 压力差、浓度差 | 蒸汽 | 液体、无机盐、乙醇溶液 |

表 1.5 列出了按分离原理和按被分离物质的大小区分的分离膜种类,除了透析膜主要用于医疗用途以外,几乎所有的膜分离技术均可应用于中药制剂中有效成分的分离、提纯和浓缩领域。反渗透和纳滤作为主要的水及其他液体分离膜之一,在膜分离领域内占重要地位。

### 3) 性状检查

性状检查是指根据药品的形状(态)、颜色、臭味等外在特征,对药品的质量进行初步判断。该法简便直观,能在一定程度上反映药品内在质量。如牛黄清心丸应为红褐色大蜜丸或水丸,气芳香,味微甜。六味地黄丸应为黑褐色大蜜丸,味甜而酸。

### 4) 鉴别

鉴别是指对药品真实性的检定,也即对药品真伪的鉴别。包括显微鉴别和理化鉴别。

（1）显微鉴别

显微鉴别是根据样品中药粉的组织特征或内容物的特征，对药品的显微特征进行鉴别。中药制剂的显微鉴别是指用显微镜对中药制剂中各粉末药材特有的组织、细胞及细胞内含物等微细特征进行鉴别的方法。适用于含有药材粉末的丸剂、散剂、片剂、浸膏剂及颗粒剂等。《中国药典》规定进行显微鉴别的制剂品种不断增加。显微鉴别法具有快速、简便、准确的特点，需配合理化鉴别、含量测定等方法应用。

（2）理化鉴别

常用的理化鉴别方法有化学反应鉴别法、微量升华鉴别法、荧光分析鉴别法、光谱鉴别法、色谱鉴别法等。色谱鉴别法中的薄层色谱法专属性强，操作简便，2010 年版药典突出了中药制剂的薄层色谱鉴别法。近年来指纹图谱鉴别法的应用日趋增多，是通过测试供试品的色谱或光谱指纹图谱，与被检测药味的标准指纹图谱或参数进行对比，确定某药味的存在与否或质量优劣，以达到鉴别目的。

**5）检查**

检查是指对药品基本品质和纯度的检测。包括：制剂的常规检查、杂质检查和卫生学检查 3 方面。

（1）制剂的常规检查

检查项目与要求与剂型有关，如注射剂的可见异物检查（原澄明度检查），糖浆剂需进行相对密度和 pH 值测定；丸剂、片剂、滴丸剂等需进行质量差异检查；片剂、胶囊剂、滴丸剂需进行崩解时限检查；颗粒剂需进行溶化性检查；酒剂、酊剂应进行含乙醇量和甲醇量检查等。

（2）杂质检查

中药制剂的杂质是指存在于制剂中的无治疗作用，或影响制剂的稳定性和疗效，甚至对人体有害的物质，如灰分、重金属、砷盐、农药残留、甲醇量等。因此必须要按药品标注检查项规定，对杂质进行限量检查，才能保证药品使用的安全性。中药制剂中的杂质分为一般杂质和特殊杂质两类。

一般杂质是指在自然界分布较广，在原料的生产、收购、炮制及制剂的生产或贮藏过程中引入的杂质，如总灰分、酸不溶性灰分、水分、氯化物、铁盐、重金属、砷盐、农药残留等。

特殊杂质是指仅在某些制剂的制备和贮存过程中产生的杂质，其性质随制剂品种的不同而异，如大黄流浸膏中土大黄苷的检查，阿胶中挥发性碱性物质的检查，小活络丸、五味麝香丸中乌头碱的限量检查。

（3）卫生学检查

①热原检查：将一定剂量的供试品静脉注入家兔体内，在规定时间内，观察家兔体温升高的情况，以判定供试品所含热原的限量是否符合规定。

②无菌检查：用于检查药典要求无菌的药品、原料、辅料及其他品种是否无菌。

③微生物限度检查：用于检查非灭菌制剂及其原、辅料受微生物污染的程度，包括染菌量（细菌数、霉菌及酵母菌数）及控制菌（包括大肠埃希菌、大肠菌群、沙门菌、铜绿假单胞菌、金黄色葡萄球菌、梭菌等）的检查。

④细菌内毒素检查：利用鲎试剂来检测或量化由革兰氏阴性菌产生的细菌内毒素，以判断供试品中细菌内毒素的限量是否符合规定。

此外,霉变或长螨的中药制剂以不合格论。

### 6)定量分析

定量分析,又称含量测定,是指用定量的方法,对药品质量的优劣进行分析评价。包括:有效成分的含量测定、挥发油的测定、浸出物的测定几个方面。

（1）化学成分的含量测定

①单体成分的含量测定。当制剂中的有效成分或毒性成分明确时,可采用现代检测方法,测定一至多种单体成分的含量,从而控制中药制剂的质量。如用高效液相色谱法测定,双黄连栓每粒含黄芩以黄芩苷($C_{21}H_{18}O_{11}$)计,应不少于 65 mg;照滴定法测定,保赤散每 1 g 含朱砂以硫化汞（HgS）计,应为 0.21~0.25 g。

②同类成分的含量测定。当制剂中的有效成分属于生物碱、黄酮、蒽醌、皂苷等某类物质,单体成分不明确,或含量偏低,提取分离难度大,或缺乏理想的检测方法时,可测定某类成分的含量,从而控制中药制剂的质量。如用滴定法测定,止喘灵注射液每 1 mL 含总生物碱以麻黄碱（$C_{10}H_{15}NO$）计,应为 0.50~0.80 mg。

③有效成分中相同元素的含量测定。多采用"氮测定法"测定含氮制剂的含氮量,以控制中药制剂的质量。例如,珍视明滴眼液的总氮量测定:精密量取本品 10 mL,照氮测定法测定,本品每 1 mL 含总氮（N）应为 93~107 μg。

（2）生物效价与单纯指标测定

①生物效价测定法是利用生物体的反应来鉴定中药制剂有效成分的含量或效价,以测定制剂的疗效或毒性的方法。测定时按"生物测定法",并与标准品作对照。如洋地黄片用生物测定法测定,其效价应为标示量的 83.0%~115.0%。

②单纯指标测定法是通过测定中药制剂某一特性或某一药理作用的强弱,评价中药制剂质量的方法,如苦味指数、泻下作用、抗癌活性、抗凝血作用的测定等。

（3）浸出物测定

对有效成分不明确、含量偏低或目前尚无确切定量方法的中药制剂,可测定制剂的总固体量或浸出物作为质量控制指标。中药制剂的质量控制应通过多种方法,测定多成分,如止喘灵注射液用滴定法测定,每 1 mL 含总生物碱以麻黄碱计应为 0.50~0.80 mg;用高效液相色谱法测定,每 1 mL 含洋金花以东莨菪碱（$C_{17}H_{21}NO_4$）计,不得少于 15 μg。不论选用何种方法,都必须经过线性化范围试验、稳定性试验、精密度试验、重复性试验、空白试验、加样回收率试验等方法学考察,以确保测定结果准确可靠。

### 7)结果判断

判断某一中药制剂是否合格,必须按照药品标准对其进行全面检查,并全部符合规定。国家药品标准规定的检查项目中任何一项不符合规定,都应判为不合格品。中药制剂分析人员在检验过程中应实事求是,准确做好检验记录,并根据检验结果得出"符合规定"或"不符合规定"的检验结论,并填写检验卡。检验卡经审核后,出具药品检验报告书,核对无误后才能发出,不合格检品的检验报告书应同时抄送药品监督管理的主管部门及有关单位。

检验报告书是对药品质量作出的技术鉴定,是具有法律效力的技术文件,应长期保存。报告书中检验项目一般分为性状、鉴别、检查、含量测定四大项,每项下再分注小项目。每个检验项目应列出项目名称、检验数据、标准规定、检验结论、检验科室及检验者等内容。剩余检品由检验人员填写留样条,注明数量和留样日期,签封后随检验卡留存,留样检品应登记造册,按规定条件贮存,超过留样期应及时处理。留样检品保存一年,进口检品及药厂申报审批质量标准的留样保存两年,中药材保存半年,进口药材保存一年。

· 项目小结 ·

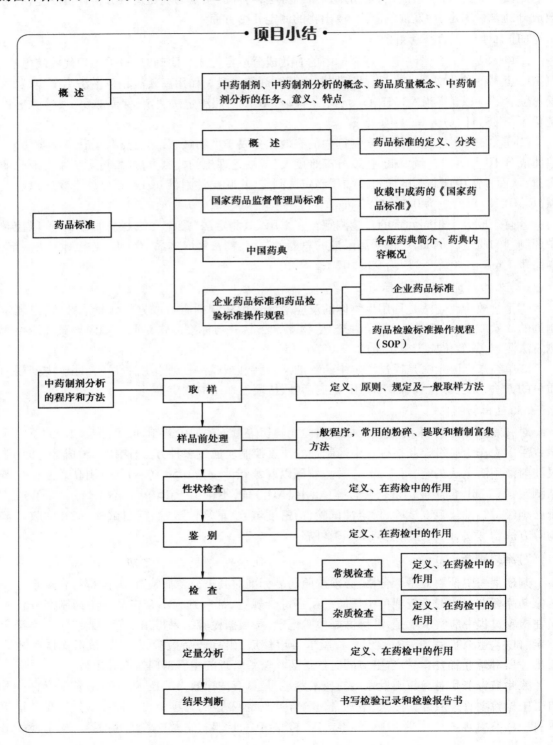

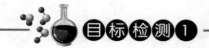目标检测1

**一、选择题**

（一）A 型题（在每题的 5 个备选答案中，只有一个最佳答案）

1.中药制剂分析的任务是（ ）。

　　A.对中药制剂的原料进行质量分析　　　B.对中药制剂的半成品进行质量分析

　　C.对中药制剂的成品进行质量分析　　　D.对中药制剂的各个环节进行质量分析

　　E.对中药制剂的体内代谢过程进行质量检测

2.中药制剂需要质量分析的环节是（ ）。

　　A.中药制剂的研究、生产、保管和体内代谢过程

　　B.中药制剂的研究、生产、保管、供应和运输过程

　　C.中药制剂的研究、生产、保管、供应和临床使用过程

　　D.中药制剂的研究、生产、供应和运输过程

　　E.中药制剂的研究、生产、供应和体内代谢过程

3.中药制剂分析的特点是（ ）。

　　A.制剂工艺的复杂性　　　　　　　　　B.化学成分的多样性和复杂性

　　C.中药材炮制的重要性　　　　　　　　D.多由大复方组成

　　E.有效成分的单一性

4.中医药理论在制剂分析中的作用是（ ）。

　　A.指导合理用药　　　　　　　　　　　B.指导合理撰写说明书

　　C.指导检测有毒物质　　　　　　　　　D.指导检测贵重药材

　　E.指导制订合理的质量分析方案

5.中药制剂化学成分的多样性是指（ ）。

　　A.含有多种类型的有机物质　　　　　　B.含有多种类型的无机元素

　　C.含有多种中药材　　　　　　　　　　D.含有多种类型的有机和无机化合物

　　E.含有多种的同系化合物

6.中药制剂分析的主要对象是（ ）。

　　A.中药制剂中的有效成分　　　　　　　B.影响中药制剂疗效和质量的化学成分

　　C.中药制剂中的毒性成分　　　　　　　D.中药制剂中的贵重药材

　　E.中药制剂中的指标性成分

7.中药分析中最常用的分析方法是（ ）。

　　A.光谱分析法　　　　　　　　　　　　B.化学分析法

　　C.色谱分析法　　　　　　　　　　　　D.联用分析法

　　E.电学分析法

8.中药分析中最常用的提取方法是（ ）。

　　A.溶剂提取法　　　　　　　　　　　　B.煎煮法

　　C.升华法　　　　　　　　　　　　　　D.超临界流体萃取

E.沉淀法

9.取样的原则是( )。

A.具有一定的数量　　　　　　　　B.在有效期内取样

C.均匀合理　　　　　　　　　　　D.不能被污染

E.包装不能破损

10.粉末状样品的取样方法可用( )。

A.抽取样品法　　　　　　　　　　B.圆锥四分法

C.稀释法　　　　　　　　　　　　D.分层取样法

E.抽取样品法和圆锥四分法

(二)B型题(备选答案在前,试题在后,每组若干题,每组题均对应同一组备选答案,每组只有一个正确答案。每个备选答案可重复选用,也可不选用)

A.冷浸法　　　　B.显微化学法　　　　C.高效液相色谱法

D.指纹图谱法　　　E.微柱色谱法

1.样品的提取可采用( )。

2.样品的含量测定可采用( )。

3.中药注射剂的检查可采用( )。

4.样品的分离净化可采用( )。

5.制剂中化学成分的定性鉴别可采用( )。

A.中国药典　　　　B.国家药品监督局标准　　　C.企业标准

D.被控标准　　　　E.地方标准

6.国家药品标准是( )。

7.每五年修订一次的是( )。

8.不定期发布的是( )。

9.属于强制性标准的是( )。

(三)X型题(每题的备选答案中有2个或2个以上正确答案,少选或多选均不得分)

1.中药制剂分析的任务包括( )。

A.对原料药材进行质量分析　　　　　　B.对成品进行质量分析

C.对半成品进行质量分析　　　　　　　D.对有毒成分进行质量控制

E.中药制剂成分的体内药物分析

2.中药制剂分析的特点是( )。

A.化学成分的多样性和复杂性　　　　　B.有效成分的单一性

C.原料药材质量的差异性　　　　　　　D.制剂杂质来源的多途径性

E.制剂工艺及辅料的特殊性

3.中药制剂分析中常用的提取方法有( )。

A.冷浸法　　　　　　　　　　　　B.超声提取法

C.回流提取法　　　　　　　　　　D.微柱色谱法

E.水蒸气蒸馏法

4.中药制剂分析中常用的净化方法有( )。

A.液-液萃取法　　　　　　　　　　B.微柱色谱法

C.沉淀法      D.蒸馏法

E.超临界流体萃取法

5.中药制剂中化学成分的复杂性包括(　　　)。

A.含有多种类型的有机和无机化合物      B.含有多种类型的同系物

C.有些成分之间可生成复合物      D.在制剂工艺过程中产生新的物质

E.药用辅料的多样性

6.影响中药制剂质量的因素有(　　　)。

A.原料药材的品种、规格不同      B.原料药材的产地不同

C.原料药材的采收季节不同      D.原料药材的产地加工方法不同

E.饮片的炮制方法不同

## 二、填空题

1.中药制剂的检验程序分为＿＿＿＿＿、＿＿＿＿＿、＿＿＿＿＿、＿＿＿＿＿等。

2.溶剂提取法包括＿＿＿＿＿、＿＿＿＿＿、＿＿＿＿＿和＿＿＿＿＿等。

3.国家药品标准包括＿＿＿＿＿和＿＿＿＿＿。

4.《中国药典》的内容一般分为＿＿＿＿＿、＿＿＿＿＿、＿＿＿＿＿和＿＿＿＿＿四部分。

5.中华人民共和国药典目前每＿＿＿＿＿年审议改版一次。

6.中药制剂分析的取样必须具有＿＿＿＿＿、＿＿＿＿＿和＿＿＿＿＿。

## 三、简答题

1.与单味中药或化学药品的分析比较,中药制剂分析有哪些特点?

2.简述中药制剂的检查包括的主要内容。

3.影响中药制剂质量的因素有哪些?试举例说明。

4.常用的中药制剂鉴别方法有哪几种?

## 四、论述题

1.中药制剂分析的主要特点有哪些?

2.中药制剂中的提取方法与净化方法各有哪几种,要点是什么?

## 五、案例题

根据下述某中成药药品标准的规定,回答问题。

取本品 10 g,加水 40 mL,加热溶解,放凉,滤过,滤液用乙醚提取 2 次,每次 30 mL,分取水层,用水饱和的正丁醇 40 mL 提取,分取正丁醇层,蒸干,残渣加甲醇 1 mL 使溶解,作为供试品溶液。

1.称取样品 10 g,称量范围是多少?应选用何种规格(感量)天平?

2.实验中加入一定量的水、乙醚、水饱和的正丁醇、甲醇,应选用何种量具?

3.此供试品溶液制备采用了何种提取法和分离法?

# 项目 2　中药制剂的鉴别技术

【项目描述】

中药制剂的鉴别是中药制剂分析的首个工作,包括性状鉴别、显微鉴别和理化鉴别(化学反应鉴别法、微量升华鉴别法、薄层色谱鉴别法、分光光度鉴别法、高效液相色谱鉴别法、气相色谱鉴别法),通过学习相关鉴别方法的知识和技能,为今后从事药品检验工作奠定一定基础。

【知识目标】

➢ 掌握中药制剂鉴别的概念、意义和常规检查方法、原理和应用。

➢ 熟悉制剂通则检查项目的检查方法。

➢ 了解性状鉴别法的原理和方法。

【技能目标】

➢ 应用薄层色谱法鉴别中药制剂。

➢ 熟练掌握各种理化鉴别法的操作步骤和技能。

中药制剂的鉴别,是指利用制剂中各药味的性状特征、显微特征、所含成分的理化性质、色谱和光谱特性以及相应的物理常数,利用一定的方法确定中药制剂中原料药的组成,确定制剂真实性的方法,包括性状鉴别、显微鉴别和理化鉴别 3 大类。

## 任务 2.1　性状鉴别与物理常数的测定

### 2.1.1　性状鉴别

中药制剂的性状是指除去包装、包衣或胶囊壳后的形状、色泽及气味等。一种制剂的性状特征与原料质量及生产工艺密切相关,若原料质量过硬、工艺恒定,则成品的性状应基本一致,能初步反映其质量状况。中药制剂的性状应与国家药品标准规定的性状相一致。性状鉴别的内容主要有形状、色泽、气味等。

**1）形状或形态**

形状或形态是指中药制剂的物理聚集态,如固体、液体等,液体还可分为黏稠液体、澄清液体和澄明液体等。当制剂的形状或形态发生改变时,可能与变质、掺杂等有关。

**2）色泽**

色泽是指制剂在日光下呈现的颜色及光泽度,与药品的成分、制备工艺等有关。有单一色和组合色,以两种颜色描述制剂性状时以后者为主,如绛红色是以红色为主。常与制剂的品种、原料、所含成分、生产工艺、贮藏时间等有关,一般较为固定,为中药制剂质量的重要标志。

**3）味**

口尝制剂时,要取少量有代表性的样品,至少咀嚼 1 min,使舌的各部位都充分与药液接触,以便能准确地尝到药味。

**4）气**

中药制剂被嗅觉所感知的味道,与所含的挥发性成分有关。气味描述分为香、芳香、清香、腥、臭、特异等;对气味不明显的可以用气微表示。

## 2.1.2　不同剂型的中药制剂的性状描述

梅花点舌丸(水丸):本品为朱红色的包衣水丸,除去包衣后显棕黄色至棕色;气香,味苦,麻舌。

艾附暖宫丸(蜜丸):本品为深褐色至黑色的小蜜丸或大蜜丸;气微,味甘而后苦、辛。

牛黄解毒片(片剂):本品为素片或包衣片,除去包衣后显棕黄色;有冰片香气,味微苦、辛。

舒心口服液(口服液):为棕红色的澄清液体;气微香,味甜、微苦、涩。

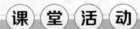

课　堂　活　动

　　请大家描述常用药品,如西瓜霜润喉片、藿香正气口服液、创可贴、大山楂丸等的性状。

## 2.1.3　物理常数的测定

药物的物理常数是表示药物物理性质的特征常数,其在一定条件下是不变的。测定药物的物理常数,可用于判断其真伪,检查其纯度,测定其含量,是评价植物油脂和提取物,以及含挥发油、油脂、树脂等成分的中药制剂的重要指标之一。《中国药典》(2015 年版)收载的药物物理常数有相对密度、熔点、旋光度、折光率、pH 值等。

**1）相对密度**

相对密度是指在相同的温度、压力条件下,某种物质的密度与水的密度之比。除另有规定外,温度均为 20 ℃。纯物质的相对密度在一定的条件下为不变的常数。但如果物质的纯度不够,则其相对密度的测定值会随着纯度的变化而改变。因此,测定药品的相对密度可用以鉴别药物和检查药品的纯度。

**2)熔点**

熔点是指一种物质按照规定的方法测定,由固体熔化成液体的温度,或熔融同时发生分解的温度,或在熔化时自初熔至全熔经历的一段温度范围(熔程)。

测定熔点可以判断药物的真伪、检查药物的纯度。熔融同时发生分解是指某一药物在一定温度产生气泡、上升变色等现象。

纯净物应具有单一熔点或较小熔程(1~2 ℃)。

**3)旋光度**

平面偏振光通过含有某些光学活性化合物的液体或溶液时,偏振光的平面向左或向右旋转。旋转的度数,称为旋光度,用 $\alpha$ 表示。使偏振光向右旋转的物质称为右旋物质,以"+"号表示;使偏振光向左旋转者(逆时针方向)称为左旋物质,以"−"号表示。

**4)折光率**

折光率是指光线在空气中进行的速度与在供试品中进行速度的比值。根据折射定律,折光率是光线入射角 $i$ 的正弦与折射角 $r$ 的正弦的比值,即

$$n = \frac{\sin i}{\sin r}$$

式中　　$\sin i$——光线的入射角的正弦;

　　　　$\sin r$——光线的折射角的正弦。

**5)pH 值**

pH 值是测定药品水溶液氢离子活度的一种方法。除另有规定外,水溶液的 pH 值应采用以玻璃电极为指示电极、饱和甘汞电极为参比电极的酸度计进行测定。酸度计必须定期检定,使精确度和准确度均符合要求。测定前,应采用标准缓冲液校正仪器,也可用国家标准物质管理部门发放的标示 pH 值准确至 0.01pH 单位的各种标准缓冲液校正仪器。

示例 1　牡荆油胶丸:本品为牡荆油与适量稀释剂经加工制成的胶丸。本品依法测定折光率应为 1.485~1.500。

示例 2　八角茴香油:八角茴香油是八角茴香新鲜枝叶或成熟果实经水蒸气蒸馏提取的挥发油。本品在 90%乙醇中易溶。相对密度为 0.975~0.988;凝点不低于 15 ℃;旋光度为 −2°~+1°;折光率应为 1.553~1.560。

# 任务 2.2　理化鉴别法

理化鉴别是以制剂药味中的指标性成分(主要为有效成分或特征性成分)为检测对象,故可以更加客观深刻地评价药品的真实性。对于液体制剂或其他不含原料药粉的制剂,理化鉴别则显得尤为重要。

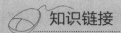知识链接

**阴性对照试验**

　　阴性对照试验,是采用不含鉴别药味的制剂(阴性对照),在相同条件下试验,若不显正反应,则说明其他药味和辅料不干扰鉴别。

　　理化鉴别是针对已知的有效成分或特征成分,应用某一味药所单独含有的成分,但有些反应专属性不强,通常采用阴性对照试验来判断其他成分是否有干扰。

　　《中国药典》目前收载的理化鉴别方法有:一般化学反应法、微量升华法、荧光鉴别法、分光光度法、薄层色谱法、气相色谱法和高效液相色谱法。其中色谱法尤其是薄层色谱法得到了广泛的应用,这主要是由于色谱法具有分离分析双重功能,从而大大提高了鉴别工作的灵敏度和专属性,并成为中药制剂鉴别未来的发展方向。

## 2.2.1　化学反应鉴别法

### 1)原理

　　利用检测试剂与制剂中的指标性成分发生化学反应,根据所产生的颜色、沉淀或气体等现象来判断某些成分或某些药味的有无。即通常所说的显色反应和沉淀反应。

　　化学反应鉴别法主要用于制剂中生物碱、黄酮类、蒽醌类、皂苷、香豆素、萜类以及各种矿物类成分的鉴别,常用的鉴别反应主要是这些成分与相应试剂反应生成有色化合物或生成沉淀等变化。

### (1)生物碱

　　生物碱是中药品种中种类多样,分布较为广泛的一类化学成分,也是研究较早的一类生物活性成分。迄今为止已从自然界中分离出一万多种生物碱,许多中药及制剂的有效成分为生物碱,比如麻黄、黄柏、川贝雪梨膏(川贝)、黄连上清丸(黄连、黄柏)等。大多数生物碱可与沉淀试剂发生沉淀反应,常见的生物碱沉淀试剂见表2.1。

表 2.1　常见生物碱沉淀试剂

| 生物碱沉淀试剂 | 沉淀反应结果 | 化学式 |
| --- | --- | --- |
| 碘-碘化钾(Wagner) | 红棕色沉淀 | $KI\text{-}I_2$ |
| 碘化铋钾(Dragendoff) | 棕红至黄色沉淀 | $BiI_3\text{-}KI$ |
| 碘化汞钾(Mayer 试剂) | 类白色沉淀 | $HgI_2\text{-}2KI$ |
| 硅钨酸(Bertrand 试剂) | 乳白色 | $SiO_2\text{-}12WO_3$ |
| 苦味酸(Hager 试剂) | 黄色 | $C_6H_3N_3O_7$ |

　　由于中药提取液中含有氨基酸、蛋白质、多糖、鞣质等成分也能与生物碱沉淀试剂生成沉

淀,因此直接对中药提取液进行沉淀反应,则反应阳性结果不能判定生物碱的存在,需采用适当方法预处理样品供试液,排除干扰组分的干扰,且需要多种沉淀试剂进行鉴别。反应阴性结果可判断无生物碱存在。

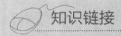

**知识链接**

### 生物碱沉淀反应发生的条件

①通常在酸性水溶液中生物碱成盐状态下进行,若在碱性条件下则试剂本身将产生沉淀。

②在稀醇或脂溶性溶液中时,含水量>50%,当醇含量>50%时可使沉淀溶解。

③沉淀试剂不宜加入多量,如过量的碘化汞钾可使产生的沉淀溶解。

（2）蒽醌类

常用含有蒽醌的中药有大黄、虎杖、首乌、番泻叶等,中药制剂中含有蒽醌类化合物的有大黄流浸膏、柴胡口服液、养心定悸膏等。主要应用碱液呈色反应(Bornträger 反应),阳性反应呈红色,加酸红色褪去呈黄色。

（3）黄酮类

黄酮类化合物是广泛存在的一大类化合物,常见的含有黄酮类的中药有山楂、葛根、黄芩、陈皮等。黄酮类化合物作为一类重要的化合物,有广泛的生物学活性。如葛根总黄酮及葛根素、银杏叶总黄酮等具有扩张冠状动脉血管作用,临床常用于治疗冠心病等心脑血管疾病;芦丁、橙皮苷等具有降低毛细血管脆性和异常通透性作用,可用作毛细血管性出血的止血药和治疗高血压、动脉硬化的辅助药。因而对含有黄酮类化合物的中药制剂常以黄酮类成分作为药效学指标进行分析研究。常见的含有黄酮类的中药制剂包括大山楂丸(山楂)、牛黄解毒片(黄芩)等。使用最多的检识反应为盐酸-镁粉反应,阳性反应呈红色。此外,黄芩提取物采用二氯氧锆-盐酸显色反应进行检识,银黄口服液可用碱性硝酸钠-硝酸铝鉴别。

（4）皂苷类

以皂苷为主要成分的常见中药有人参、三七、远志、甘草等。含有皂苷的常用中药制剂包括暑症片(桔梗、猪牙皂、甘草)、地奥心血康胶囊(黄山药和穿山龙薯蓣的提取物)等。

常用的定性鉴别反应有:

①泡沫反应。因皂苷类可降低溶液表面张力,样品水溶液强烈振摇后,产生持久性泡沫。

②醋酐-浓硫酸反应。甾体皂苷呈现污绿色,三萜皂苷呈现红、红紫色。

③浓硫酸反应。呈现红、红紫色。

④三氯化锑或五氯化锑反应。氯仿液呈紫蓝色。

⑤氯仿-浓硫酸反应。氯仿层出现红色或蓝色,并具绿色荧光。

（5）香豆素、内酯类、酚类

香豆素类是一类具有苯骈 α-吡喃酮母核的天然产物,是邻羟基桂皮酸的内酯,有芳香嗅味。常用含有香豆素的中药有当归、秦皮、独活等。含有香豆素类的常用中药制剂包括前列舒丸(牡丹皮)、青叶胆片(青叶胆)、黄连上清丸(白芷)等。

常用的检识反应有：

①2,6-二氯苯醌氯亚胺反应（Gibb's反应）。反应结果呈蓝色。

②异羟肟酸铁反应。反应结果呈红色。

（6）挥发性成分

挥发性成分是中药中易挥发、有芳香性气味的一类成分，其组成主要包括挥发油类和一些分子量较小、易挥发的化合物。很多中药中都含有挥发类成分，如当归、防风、薄荷、羌活、藿香、肉桂、荆芥、白芷等。含挥发性成分的中药制剂主要有万应锭（冰片）、牛黄解毒片（冰片）、养心定悸膏（桂枝、生姜）等。

主要使用香草醛-浓硫酸反应检识此类成分，阳性反应呈红、红紫色。牡荆油胶丸则采用溴-三氯甲烷反应鉴别。

（7）矿物药

矿物药包括天然矿石、生物化石、人类加工品及纯粹化学制品，主要为无机化合物，临床应用广泛，常用矿物药的种类及代表药物见表2.2。

表 2.2　常见矿物药的种类及代表药物

| 矿物药类别 | 代表药物 |
|---|---|
| 含铜矿物药 | 铜绿、胆矾 |
| 含硅矿物药 | 滑石、青礞石 |
| 含砷矿物药 | 雄黄 |
| 含汞矿物药 | 轻粉、红粉、朱砂 |
| 含钙矿物药 | 钟乳石、石膏、花蕊石、紫石英、寒水石 |
| 含铁矿物药 | 赭石、皂矾、磁石 |
| 含硫矿物药 | 硫黄、芒硝、玄明粉 |
| 含氯矿物药 | 大青盐、紫硇砂 |
| 其他矿物药 | 炉甘石、硝石、琥珀、硼砂、白矾 |

朱砂、石膏、雄黄等为中成药中常见的矿物药。

①朱砂：主要含有HgS，采用铜片反应进行鉴别。取朱砂粉末，用盐酸润湿后，在光洁的铜片表面摩擦，铜片表面显银白色光泽，加热烘烤后银白色消失。其反应机理为$Hg^{2+}$被Cu还原成Hg附着在铜片表面，显银白色，加热，Hg挥发则银白色消失。

$$HgS + 2HCl + Cu \longrightarrow CuCl_2 + Hg(白 \triangle \uparrow) + H_2S$$

天王补心丹等中成药中采用该法鉴定朱砂。

②石膏、牡蛎、海螵蛸等：此类药物均富含钙盐，主要采用草酸铵反应。反应生成白色草酸钙沉淀，不溶于乙酸，可溶于盐酸。

$$CaSO_4 + (NH_4)_2C_2O_4 \longrightarrow CaC_2O_4(白) \downarrow + (NH_4)_2SO_4$$

$$CaC_2O_4 + 2HCl \longrightarrow CaCl_2 + H_2C_2O_4$$

止咳桔红口服液（石膏）、安胃片（海螵蛸）等中药制剂的鉴别均采用该法。

③雄黄：主要含 $As_2S_2$，采用氯化钡沉淀检出硫，先将雄黄中的硫氧化成硫酸，与氯化钡生成难溶性硫酸钡沉淀。

$$As_2S_2 + 2KClO_3 + 4HNO_3 \longrightarrow 2KAsO_3 + H_2SO_4 + Cl_2 \uparrow + 4NO \uparrow$$

$$H_2SO_4 + BaCl_2 \longrightarrow BaSO_4(白) \downarrow + 2HCl$$

牙痛一粒丸等中成药采用该法检出制剂中的硫以对雄黄进行鉴定。

采用硫化氢反应检出砷，先将雄黄中硫化砷氧化成三氧化二砷，再溶于水制成砷酸溶液，在溶液中通入硫化氢气体，生成黄色的三硫化二砷沉淀，可溶于碳酸铵中。

$$2As_2S_2 + 7O_2 \longrightarrow 2As_2O_3 + 4SO_2 \uparrow$$

$$As_2O_3 + 3H_2O \longrightarrow 2H_3AsO_3$$

$$2H_3AsO_3 + 3H_2S \longrightarrow As_2S_3(黄) + 6H_2O$$

$$4As_2S_3 + 12(NH_4)_2CO_3 \longrightarrow 4(NH_4)_3AsO_3 + 4(NH_4)_3AsS_3 + 12CO_2 \uparrow$$

小儿惊风散等中成药采用该法检出制剂中的砷以对雄黄进行鉴定。

（8）动物药

动物药的应用在我国历史悠久，是中药宝库中不可或缺的部分，临床应用也十分广泛。常见的中药品种有水蛭、地龙、蛇类、全蝎、僵蚕等，其含有较多的蛋白质或氨基酸、故常用茚三酮反应进行鉴别，阳性反应结果呈红紫色。例如常见的含动物药的中药制剂龟龄集（鹿茸、海马等）、中风回春片（地龙、蜈蚣、土鳖虫、全蝎、僵蚕等）采用该法进行鉴别。

### 2）操作方法

（1）供试液的制备

固体制剂的供试品溶液一般根据待鉴别成分的溶解性，即相似相溶的原理，选用适当的亲水或亲脂性溶剂进行提取得到。

含有挥发性、升华性成分的制剂可用水蒸气蒸馏法和升华法将其分离出来后再进行鉴别，从而提高鉴别的专属性。

液体制剂可直接取样检识或经有机溶剂萃取后再检识。

（2）操作方式

大多为试管反应，或在检测试纸上、或在蒸发皿（坩埚）中进行反应。

### 3）注意事项

①试管反应一般取供试液 1~2 mL，加入溶液时试管应倾斜，滴管不应触及试管口及内壁。

②加入试剂后需缓慢振摇试管，促进反应的发生，但反应结果如有分层时，不应振摇试管，以免破坏试验结果。

③一般应在白色背景观察试验产生的颜色变化或沉淀，如本身试验结果为白色则换成深色背景。

④反应如为无水条件下进行，则反应容器如试管等应保持干燥。

### 4）结果记录

记录操作条件、过程、样品用量、试剂名称、用量、反应产物的形态、颜色等。

### 5）结果判断

将反应现象或结果与药品标准对照，若一致则符合规定；若不一致则判定为不符合规定。

**6）应用实例**

脑立清丸的鉴别。

该制剂由磁石、赭石、珍珠母、清半夏等药制成。鉴别方法为：取本品 0.6 g，研细，置具塞离心试管中，加 6 mol/L 盐酸 4 mL，振摇，离心（3 000 r/min）5 min，取上清液 2 滴，加硫氰酸铵 2 滴，溶液显血红色；另取上清液 0.5 mL，加亚铁氰化钾试液 1～2 滴，生成蓝色沉淀；再加 25% 氢氧化钠溶液 0.5～1 mL，沉淀变成棕色。

### 2.2.2　升华鉴别法

**1）原理**

本法是利用某些成分的升华性，在一定温度下将其从制剂中升华分离出来，并以升华物所具有的某些理化性质作为制剂鉴别的依据。

**2）特点**

升华法具有简便、实用等特点，由于升华性仅为少数中药化学成分所具有且升华物纯度较高，故该法专属性也较好。

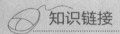

知识链接

## 升　华

升华是指物质由固态直接变成气态的过程，升华过程中需要吸热。

固态物质不经液态直接转变成气态的现象，可作为一种应用固-气平衡进行分离的方法。有些物质[如碘(O)]在固态时就有较高的蒸气压，因此受热后不经熔化就可直接变为蒸气，冷凝时又复成为固态。固体物质的蒸气压与外压相等时的温度，称为该物质的升华点。在升华点时，不但在晶体表面，而且在其内部也发生了升华，作用很剧烈，易将杂质带入升华产物中。为了使升华只发生在固体表面，通常总是在低于升华点的温度下进行，此时固体的蒸气压低于内压。

**3）操作方法**

大多采用微量升华法，少数使用坩埚法或蒸发皿法。

微量升华法的操作方法是取金属片或载玻片，置石棉网上，金属片或载玻片上放一高约 8 mm 的金属圈，圈内放适量药材粉末，圈上覆盖载玻片，在石棉网下用酒精灯缓缓加热，至粉末开始变焦，去火待凉，载玻片上有升华物凝集。将载玻片反转后，至显微镜下观察结晶形状、色泽，或取升华物加试液观察反应。

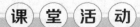

课　堂　活　动

中药中哪些化学成分具有升华的性质？

**4）注意事项**

①升华应缓慢加热，温度过高易使药物焦化，影响对升华成分的观察。温度可通过调整酒精灯火焰与石棉网的距离控制，一般间距为 4 mm。

②样品粉末用量一般为 0.5 g。

③载玻片上滴加少量水降温，以促进升华物质的凝集。

④操作中可用载玻片代替金属片。

**5）结果记录**

记录操作条件、样品用量、升华物的形态、颜色等。

**6）结果判断**

将实验结果与药品标准对照，结果相同判断为合格，否则判定为不合格。

**7）应用举例**

牛黄解毒片中冰片的鉴别。

本制剂由牛黄、雄黄、石膏、大黄、黄芩、桔梗、冰片和甘草组成。鉴别方法为取本品 1 片，研细，进行微量升华，升华物置显微镜下观察，呈不定形的无色片状结晶，加新配制的 1% 香草醛硫酸溶液 1~2 滴，液滴边缘渐呈玫瑰红色。

## 2.2.3 荧光鉴别法

**1）原理**

荧光鉴别法是利用制剂中某些成分，如黄酮类、蒽醌类、香豆素类等在可见光或紫外光照射下能产生一定颜色荧光的性质，对中药制剂进行鉴别的方法。有的成分本身不具荧光性，但加酸、碱处理后，或经其他化学方法处理后也可产生荧光供鉴别用。

**2）特点**

本法操作简便、灵敏，具有一定的专属性。例如大黄和土大黄，前者显棕色至棕红色荧光，而后者显亮蓝色荧光，很容易区分，可采用该法进行鉴别。

**3）操作方法**

通常取中成药的提取液点加于滤纸上或加入蒸发皿中，置紫外光灯（365 nm）下约 10 cm 处观察所产生的荧光。必要时可在供试品上加酸、碱或其他试剂，再观察荧光及其变化。

**4）注意事项**

①紫外线对人体有一定的伤害，操作者避免长时间观察、接触。

②荧光强度较弱，应在暗视野中进行观察。

③供试品溶液应采用毛细管吸取，少量多次点在滤纸条上进行观察。

**5）结果记录**

记录操作条件、荧光的颜色等。

**6）结果判断**

将实验结果与药品标准对照，结果相同判断为合格，否则判定为不合格。

**7) 应用举例**

天王补心丹的鉴别。

该制剂主要由丹参、当归、石菖蒲、党参等药物组成,鉴别方法为,取本品 1 g(大蜜丸半丸),捣碎,平铺于坩埚中,上盖一长柄漏斗,徐徐加热,至粉末微焦时停止加热,放冷,取下漏斗,用水 5 mL 冲洗内壁,洗涤液至 365 nm 紫外灯下观察,显淡蓝绿色荧光(检出当归)。

## 2.2.4 薄层色谱鉴别法

**1) 原理**

相同物质在同一的色谱条件下会表现出相同的色谱行为。在同一块薄层板上点加供试品和对照物,在相同条件下展开,显色检出色谱斑点后,将所得供试品与对照物的色谱图进行对比分析,从而对药品进行定性鉴别。

**2) 特点**

①简便、快速、易普及、具有分离和分析双重功能,且采用共薄层对照分析法,故专属性也较强。

②薄层色谱鉴别法已广泛用于中药材及其制剂的检验,成为中药鉴别的重要方法和特色。

③《中国药典》大多数品种采用硅胶薄层色谱法,少数使用聚酰胺薄层色谱法和氧化铝色谱法。

④薄层色谱法还可用于药品的杂质检查和含量测定。

⑤系统适用性试验。

a.检测灵敏度。主要用于限量检查,采用供试品溶液和对照品溶液与稀释若干倍(10 倍)的对照品溶液在规定的色谱条件下,于同一块薄层板上点样、展开、检视,后者应显示清晰的斑点。

b.分离度。用于鉴别时,对照品溶液与供试品溶液中相应的主斑点,应显示两个清晰分离的斑点。用于限量检查和含量测定时,要求定量峰与相邻峰之间有较好的分离度,除另有规定外,分离度应大于1.0。分离度($R$)的计算公式为:

$$R = \frac{2(d_2 - d_1)}{W_1 + W_2}$$

式中 $d_1$——相邻两峰中后一峰与原点的距离;

$d_2$——相邻两峰中前一峰与原点的距离;

$W_1, W_2$——相邻两峰各自的峰宽,图示见图 2.1。

c.重复性。主要用于含量测定,即同一供试品溶液在同一块薄层板上平行点样的待测成分的峰面积测量值的相对标准偏差(RSD)应不大于3.0%;需显色后测量的相对标准偏差应不大于5.0%。

⑥对照物的设置。对照物分为对照品(主要为有效成分和特征性成分的单体)、对照药材和对照提取物 3 种。

对照物的设置有 4 种方式:

a.设置一种或数种对照品;

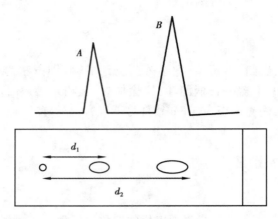

图 2.1　组分斑点分离示意图

b.设置对照提取物；

c.设置一种或数种对照药材；

d.同时设置对照品和对照药材("双对照")，其要求样品色谱图中的主斑点应与对照品和对照药材色谱图中的有关斑点相一致，从而大大提高了薄层色谱鉴别法的专属性和整体性，可有效地检出药品是否使用了假冒药材。

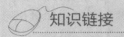　知识链接

### 对照品设置

除《中国药典》收载的对照方法外，由于中药制剂中许多化学成分和有效成分不明确，有些已经明确但没有对照品，可采用阴性对照与阳性对照法鉴别。

阳性对照液制备：把制剂处方中要鉴别的某对照药材，用制剂的制法处理后，按供试品溶液制法同法制备，得阳性对照液。

阴性对照液制备：从制剂处方中除去待鉴别的药味，余下药味用制剂方法处理后，按供试品溶液制法同法制备，得阴性对照液制备。

在同一色谱条件下对供试品、阴性对照液、阳性对照液点样分析，观察样品在同一位置上与阳性对照液有无相同颜色斑点，判断供试品中有无该药味有效成分；观察阴性对照液中有无干扰，确定该鉴别方法的专属性。

**3)薄层色谱相关知识**

**(1)仪器与材料**

薄层板。

①市售薄层板(预制薄层板)。除另有规定外，一般要求使用市售薄层板。市售薄层板分为普通薄层板和高效薄层板两种。常用的有硅胶薄层板、硅胶 $GF_{254}$ 薄层板、聚酰胺薄层板、氧化铝薄层板等。此外尚有纤维素薄层板、$C_{18}$ 键合相薄层板、氨基键合相薄层板、腈基键合相薄层板、二醇基键合相薄层板等。

②自制薄层板。除另有规定外，玻板可用 10 cm×10 cm、10 cm×15 cm、20 cm×10 cm、

20 cm×20 cm 不同规格的,最常用的固定相有硅胶 G、硅胶 $GF_{254}$、硅胶 H、硅胶 $HF_{254}$ 等。其颗粒大小一般要求直径为 $10\sim40~\mu m$。薄层板采用湿法制备,即用涂布器将制好的固定相糊均匀涂布于玻璃板上。所用涂布器应能使固定相在玻璃板上涂成一层符合厚度要求的均匀薄层。涂布器有手动、半自动、全自动等类型。

(2)点样器材

为了增强药品定性鉴别的可比性,中国药典规定采用定量点样。最常用的是微升毛细管(定容毛细管),为了提高点样效率和质量,还可用点样辅助设备,如点样支架、半自动或自动点样器。

(3)展开容器

应使用专用的展开缸,有水平式及直立式两种类型的展开缸。上行展开一般使用直立展开缸,其又分为平底式和双槽式,双槽展开缸具有节省溶剂、便于预平衡、可控制展开箱内的湿度等优点。

(4)显色(检视)装置

展开后的薄层板,一般需采用相应的显色(检视)方法使板上的被检成分斑点显色。

喷雾显色应使用玻璃喷雾瓶或专用喷雾器,使用压缩气体使显色剂呈均匀雾状喷出;浸渍显色可用专用玻璃器皿或适宜的展开缸作为浸渍槽;蒸气熏蒸显色可在双槽展开缸或大小适宜的干燥器中进行;荧光检视装置为装有可见光、254 nm 及 365 nm 紫外光源和相应滤光片的暗箱,可附加摄像设备供拍照图像用,暗箱内光源应有足够的光照度。

展开缸盖子应能密闭,体积应与薄层板大小相适应。不能用生物标本缸等其他玻璃器皿作为展开缸,否则影响展开质量。

**4)操作步骤**

(1)薄层板制备

①市售薄层板。临用前一般应在 110 ℃活化 30 min。聚酰胺薄膜不需活化。如在贮放期间被空气中杂质污染,使用前可用三氯甲烷、甲醇或二者的混合溶剂在展开缸中上行展开预洗,110 ℃活化,放干燥器中备用。

②自制薄层板。除另有规定外,将 1 份固定相和 3 份水(或 0.2%~0.5%羧甲基纤维素钠水溶液)放在研钵中向同一方向研磨混合,去除表面的气泡后,倒入涂布器中,在玻璃板上平稳地移动涂布器进行涂布,取下涂好薄层的玻璃板,置水平台上在室温下晾干后,在 110 ℃烘 30 min 进行活化,立即置干燥器中备用。薄层板一般要求新鲜制备,当天使用。使用前应在反射光及透射光下检查其质量,若板面不均匀、不平整或有麻点、有气泡、有破损及污染等情况,应弃去不用。

(2)点样

①供试品溶液的制备。采用浸渍法、回流以及超声等方法提取,液-液萃取法或固-液萃取等方法进行精制。

②原点的点加。除另有规定外,在干燥洁净的环境,用专用毛细管或半自动、自动点样器械点样于薄层板上形成原点。原点一般为圆点状或窄细的条带状。原点基线距板底边 10~15 mm,高效板原点基线离底边 8~10 mm。圆点状原点直径一般不大于 3 mm;条带状的宽度一般为 5~10 mm。高效板条带宽度为 4~8 mm,原点间距离可视斑点扩散情况以不影响检出

为宜,一般不少于 8 mm,高效板样品间隔不少于 5 mm。毛细管接触点样时应少量多次点加,才能保证原点小而圆。还需注意勿损伤薄层表面,点加条带原点时应注意条带的均匀性,用喷雾状条带点样器,可保证点样的质量。

③展开。点样后的薄层板放入加有展开剂的展开缸中,密闭,一般采用上行一次展开。薄层板浸入展开剂的深度以液面距原点 5 mm 为宜,溶剂前沿达到规定的展距后,取出薄层板,晾干,待检测。一般上行展开 8~15 cm,高效板上行展开 5~8 cm。必要时可进行二次展开或双向展开。

展开前一般需用展开剂对展开缸进行预平衡,即使缸内展开剂气液两相达到动态平衡,该过程也称"饱和"。为此可在展开缸内加入适量展开剂,密闭,保持 15~30 min。预平衡后,迅速将薄层板放入展开缸中,立即密闭,展开。若薄层板需同时预平衡,可将点样后的薄层板放入双槽展开缸的一侧槽中,另一侧槽中加入展开剂,如上法预平衡后,再将展开剂移入放有薄层板的槽中,展开。展开剂要求新鲜配制,不要多次反复使用。展开剂配制后若分层,则应按要求放置分层后取需要的一相(上层或下层)使用。

④显色与检视。

a.颜色较深的成分可直接在日光下检视其斑点。

b.无色或浅色的成分多用喷雾法或浸渍法以适宜的显色剂显色,或再加热使之显色,在日光下检视。浸渍显色时,可将展开后的薄层板平稳垂直地放入盛有显色剂的浸渍槽中一至数秒钟后取出,并揩净薄层板背面残存的试剂。斑点显色均匀是其优点,但有的样品经试剂浸渍后,斑点容易被浸润而产生拖尾。加热显色应注意加热时间和温度,尤其是含羧甲基纤维素钠的薄层板,加热温度过高或加热时间过长,容易引起板面焦化,若用硫酸或含硫酸的试剂加热显色,更易造成板面的炭化而影响检视。

c.有荧光的物质或遇某些试剂可激发荧光的物质可在紫外灯(365 nm)下观察荧光颜色。

d.试剂的蒸气(如碘蒸气、氨蒸气)熏蒸显色。

e.某些无色有紫外吸收且不产生荧光的成分可用荧光淬灭法显色。即在含有荧光剂的硅胶板(如硅胶 $GF_{254}$ 板),在紫外光灯(254 nm)下观察板面上该成分形成的荧光淬灭色谱。如艾附暖宫丸中香附的鉴别,被检成分香附酮在硅胶 $GF_{254}$ 板的黄绿色荧光背景下呈深蓝色斑点。

**5)结果记录**

可采用摄像设备或扫描仪记录相应的色谱图。

**6)结果判断**

供试品色谱在与对照品、对照药材或对照提取物色谱的相应的位置上,显相同颜色或荧光的斑点,则判为符合规定。

**7)应用实例**

六味地黄丸中牡丹皮的鉴别。

该制剂由熟地黄、山茱萸、牡丹皮、山药、茯苓等药组成。鉴别方法为:取本品水蜜丸 6 g,研碎;或取小蜜丸或大蜜丸 9 g,加硅藻土 4 g,研匀。加乙醚 40 mL,低温回流 1 h。滤过,滤液挥去乙醚,残渣加丙酮 1 mL 使溶解,作为供试品溶液。另取丹皮酚对照品,加丙酮制成每 1 mL 含 1 mg 的溶液,作为对照品溶液。照薄层色谱法(《中国药典》四部 0502)试验,吸取上述两种溶液各 10 μL,分别点于同一硅胶 G 薄层板上,以环己烷-乙酸乙酯(3∶1)为展开剂,展开,取出,晾干,喷以盐酸酸性 5% 三氯化铁乙醇溶液,加热至斑点显色清晰。供试品色谱中,在与对照品色谱相应的位置上,显相同的蓝褐色斑点。

## 2.2.5 紫外-可见分光光度鉴别法

### 1)原理

某些中药或中成药经适当处理后,所得紫外吸收光谱是由其各组分的特征吸收叠加而成的。若将中药制剂作为一个特定的整体,在一定测试条件下,只要各药味及其成分的组成与含量相对稳定,则其紫外吸收光谱具有一定的特征性和重现性,可以用于定性鉴别。

### 2)特点

分光光度鉴别法简便、灵敏、易普及。但由于紫外光谱分辨率较低,图谱简单,某些不同的样品可能给出极其相似的光谱图,使其在实际工作中受到一定的限制。如果对样品进行前处理,除去干扰成分,则可有效地提高该法的专属性。中国药典仅有少数中成药品种收载了分光光度鉴别法,例如木香槟榔丸等。中国药典规定以最大吸收波长($\lambda_{max}$)作为鉴别参数。样品吸收峰波长应在该品种项下规定的波长±2 nm 以内。

### 3)操作方法

以双光束紫外分光光度计为例:

①打开电源开关,依据规定的最大吸收波长选择测试光源,校正波长,预热 0.5 h 后开始工作。

②设定扫描波长、扫描速度、测量方式等参数。

③将样品和空白对照溶液分别置于样品光路和参比光路上,盖好样品室。

④在规定的波长范围内进行扫描,记录吸收光谱。

### 4)注意事项

①为保证测量结果准确,测量所用分光光度计应按国家计量测定规程相关规定,进行准确度检定方可使用。

②应采用与仪器配对的吸收池,并在测量的波长方位内进行基线校正。

③测量时应关闭样品室,否则结果不准确。

### 5)结果记录

记录样品的紫外-可见吸收光谱图及最大吸收波长。

### 6)结果判断

将供试品最大吸收波长和药品标准的规定进行比较,二者如果一致,则判定为符合规定。

### 7)应用实例

木香槟榔丸的鉴别。

该制剂由木香、槟榔、枳壳、陈皮、青皮(醋炒)、香附(醋制)、三棱(醋制)、莪术(醋制)组成。鉴别方法为:取本品粉末 4 g,置蒸馏瓶中,加水 10 mL,使供试品湿润后,水蒸气蒸馏,收集馏出液约 100 mL,按照紫外-可见分光光度法(中国药典四部 0401)测定,在 253 nm 波长处有最大吸收(检出挥发性成分)。

### 2.2.6　气相色谱鉴别法

**1）原理**

在一定的色谱条件下,相同的物质应具有相同的色谱特性(分配系数)和色谱行为(保留值)。因此,在同一色谱条件下,将供试品溶液和对照品溶液分别注入气相色谱仪,比对二者的气相色谱图,根据供试品是否在对照品保留的时间出现相同的色谱峰,从而对样品作出定性分析。这种方法可称为保留时间比较法,中国药典即采用此法对某些中成药进行真伪鉴别。保留时间($t_R$)是指从进样开始,到该组分色谱峰顶点的时间间隔。

**2）特点**

气相色谱法具有高分辨率,高灵敏度、快速、准确等特点,尤其适合分析制剂中的挥发性成分,如麝香酮、薄荷醇、冰片、水杨酸甲酯等。一般情况下气相色谱不适合分析蒸气压较低,即挥发性较小的成分,因此该法在实际工作中具有一定的局限性。

只要沸点在 500 ℃以下,分子量在 400 以下的物质,原则上都可采用气相色谱法。目前气相色谱法所能分析的有机物,约占全部有机物(约 300 万种)的 20%。受样品蒸气压限制,气相色谱的适用范围较窄,定性困难。气相色谱法有下述特点。

①柱效高:气相填充柱色谱的柱效可达到数千,和液相色谱柱柱效相似;气相毛细管柱色谱的柱效可达到 100 多万。

②灵敏度高:气相色谱可检测到 $10^{-13} \sim 10^{-11}$ g 的微量物质,适合于痕量分析。

③操作简单,分析快速,一般在几分钟到几十分钟就可以完成。计算机化的气相色谱法使得色谱实现自动化操作。

④适合于分析气体,以及易挥发或可衍生转化为易挥发物质的液体和气体。

**3）操作方法**

色谱系统的适用性实验,通常包括理论塔板数、分离度、拖尾因子和重复性 4 个指标。一般使用规定的对照品对仪器进行试验和调整,应达到药品标准规定的理论塔板数($n$),分离度($R$)应大于 1.5,峰面积相对标准偏差(RSD)或平均校正因子相对标准偏差(RSD)均不应大于2.0%,除另有规定外,拖尾因子 $T$ 应为 0.95~1.05。

**4）注意事项**

①操作前,先通载气,确保管路无泄漏并使载气通过检测器后,再打开各部分电源开关,设置各部分参数。检测器温度一般高于柱温,并不得低于 100 ℃,以免水汽凝结,一般为 250~350 ℃。

②色谱图一般应于 30 min 内采集完毕。

③测量完毕时,应先关闭各电源及氢气和空气开关,待各部分温度降至 100 ℃以下时,关闭载气。

**5）结果记录**

记录设备型号,色谱柱型号,柱温箱、汽化室、检测器温度,载气流量,色谱图等相关数据。

**6）结果判断**

比较供试品与对照品色谱图,供试品呈现与对照品保留时间相同的色谱带,则判断为符合药品标准规定。所谓保留时间相同是指基本相同,彼此相差百分之几秒是允许的。

**7)应用实例**

安宫牛黄丸中麝香酮的鉴别 GC 图如图 2.2 所示。

取本品 3 g,剪碎,照挥发油测定法,加环己烷 0.5 mL,缓缓加热至沸,并保持微沸约 2.5 h,放置 30 min 后,取环己烷液作为供试品溶液,另取麝香酮对照品,加环己烷制成 2.5 mg/mL 的溶液,作为对照品溶液。照气相色谱法试验,以苯基(50%)甲基硅酮(OV-17)为固定相,涂布浓度为 9%,柱长为 2 m,柱温为 210 ℃。分别吸取对照品溶液和供试品溶液适量,注入气相色谱仪。供试品色谱中应呈现与对照品色谱峰保留时间相同的色谱峰。

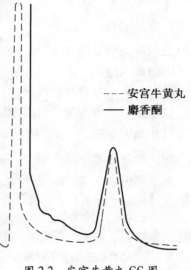

- - - 安宫牛黄丸
—— 麝香酮

图 2.2　安宫牛黄丸 GC 图

### 2.2.7　高效液相色谱鉴别法

**1)原理**

高效液相色谱法鉴别在原理和操作上与气相色谱鉴别法有许多相似之处。中国药典采用保留时间比较法,即在相同的色谱条件下,比较样品和对照品的色谱峰的保留时间($t_R$)是否一致,从而对被检成分(药味)的存在情况作出判断。例如,六味地黄丸中芍药苷和四君子丸中甘草酸的鉴别。

**2)特点**

高效液相色谱法对样品挥发性没有限制,固定相、流动相的选择范围较广,检测手段丰富,而且具有高效快速、微量、自动化程度高等特点,所以在药物分析工作中比气相色谱法应用更为广泛,在中药制剂鉴别中的应用也日益增多。不过,目前在中药制剂质量标准中,一般很少单独使用该法做鉴别,而是多与含量测定结合进行。

**3)操作方法**

①选择合适的色谱柱,将要使用的流动相进行过滤脱气,将吸滤头放入流动相中。

②开机,打开仪器和色谱工作站开关。

③设置各项仪器的参数。

④仪器数据采集,待色谱柱平衡,基线稳定后,设置好样品信息,开始进行样品分析采集。

⑤输出报告。

⑥关机,冲洗色谱柱,关泵,退出工作站,记录仪器使用情况。

**4)注意事项**

①进样前,应用流动相对色谱柱进行充分冲洗,基线稳定方可进样。

②流动相需用微孔滤膜(0.45 μm)滤过并脱气处理后,方可使用,打开仪器 Purge(冲洗)键进行泵排气。

③测试样品需要用微孔滤膜(0.45 μm)滤过才能使用。

④测量结束后应采用水及甲醇先后冲洗管路系统,并对色谱柱进行封存。

**5) 结果记录**

记录设备型号,色谱柱型号,流动相流速,色谱图等相关数据。

**6) 结果判断**

比较供试品与对照品色谱图,供试品呈现与对照品保留时间相同的色谱带,则判断为符合药品标准规定。所谓保留时间相同是指基本相同,彼此相差百分之几秒是允许的。

**7) 应用实例**

龙牡壮骨颗粒中维生素 $D_2$ 的鉴别。

该制剂由党参、黄芪、麦冬、龟板(制)等中药与维生素 $D_2$、乳酸钙、葡萄糖酸钙制成。鉴别方法为:取本品 10 g,研细,加石油醚(30~60 ℃)35 mL,超声 30 min,滤过,滤液挥干,残渣加甲醇 10 mL 使溶解,作为供试品溶液。另取维生素 $D_2$ 对照品,用甲醇制成 10 μg/mL 溶液,作为对照品溶液。照高效液相色谱法(《中国药典》四部0512)试验,以十八烷基硅烷键和硅胶为填充剂,甲醇为流动相,检测波长为 265 nm。吸取上述两种溶液各 10 μL,分别注入液相色谱仪,测定,供试品应呈现与对照品保留时间相同的色谱峰。

# 任务 2.3　显微鉴别法

显微鉴别法是指用显微镜对药材或饮片的切片、粉末、解离组织或表面制片及含粉末药材的组织、细胞或内含物等特征进行鉴别的一种方法。在中药制剂分析中适用于含饮片粉末的制剂。在进行显微鉴别时,首先要将样品制成适于镜检的标本,对于中药制剂可依据剂型不同,采取直接装片或作适当处理后制片。

## 2.3.1　仪器与试剂

显微镜、载玻片、盖玻片、酒精灯、乳钵、擦镜纸、小镊子、小刀;水合氯醛试液、甘油醋酸试液、稀甘油。

## 2.3.2　操作方法

**1) 处方分析**

依据处方组成和制备工艺,对制剂中含有的药材粉末显微特征逐一进行观察和比较,排除类似、易相互干扰或因加工而消失的特征,选取该药材在制剂中易观察、专属性强的显微鉴别特征 1~2 个,作为能表明该药味存在的依据。对组成药味较多的复方制剂,可选择主药、贵重药、毒性药或易乱用品种重点观察。若制剂的显微鉴别特征在国家药品标准中有记载,则可省去该分析过程,直接依法鉴别。

**2) 制片**

散剂、胶囊剂:直接取粉末制片。

片剂:取 2~3 片研细,混匀,粉末制片。

水丸、糊丸、水蜜丸:取数丸,置乳钵中研细,混匀,再取适量粉末装片。

蜜丸:可取 1 丸从中切开,刮取少量样品观察。由于蜂蜜黏结药材粉末的细胞和组织,难于观察,一般采用下列方法使黏结组织解离后再行观察。

（1）氢氧化钾法

取适量蜜丸置试管中,加 5%KOH 溶液适量,加热至用玻璃棒挤压能离散为止,倾去碱液,加水洗涤后,取出少量置载玻片上,用解剖针撕开,并加适当试液处理后观察。

（2）硝铬酸法

取适量样品置试管中,加硝铬酸试液适量,放置,至用玻璃棒挤压能离散为止,倾去酸液,加水洗涤后,照 1 法操作。

（3）氯酸钾法

取适量样品置试管中,加硝酸溶液(1→2)及氯酸钾少量,缓慢加热,待产生的气泡渐少时,再及时加氯酸钾少量,以维持气泡稳定的发生,至用玻璃棒挤压能离散为止,倾去酸液,加水洗涤后,照 1 法操作。

（4）水溶法

蜜丸切碎后,加水搅拌、洗涤后,离心分离沉淀,经过多次反复处理把蜂蜜除尽后再装片观察。

如制作长久保存固定标本片,制法如下:各制剂粉末少量置离心管中,加稀醇浸过后,玻棒搅拌 5~10 min 后使粉末沉积,倾去稀醇液,加无水乙醇 2 次,丙酮 1 次,丙酮二甲苯等量混合液 1 次,如前操作,每次 10~20 min,最后加入纯二甲苯,略加搅拌,取微量材料置载玻片上,滴加中性树胶,加盖玻片封藏,贴标签即可。

3）观察

一般需观察 2~5 个显微标本片,根据能否观察到某药材的专属性特征,判断制剂中该药材是否存在。观察时应采取"先低倍后高倍"原则,以便能检查到标本片的各个部位。

4）测量

测量细胞及细胞内含物等大小,常用目镜测微尺和载物台测微尺。目镜测微尺是一个直径 18~20 mm 的圆形玻璃片,中央刻有精确等距离的平行线刻度,常为 50 或 100 格,是用于直接测量物体的,但刻度代表长度依据显微镜放大倍数不同改变,故必须先用载物台测微尺来标定。载物台测微尺是一种特制载玻片,中间粘贴有一刻有精细尺度的圆形玻片,通常将 1 mm（或 2 mm）精确等分为 100（或 200）小格,每一小格长为 10 μm,用于标定目镜测微尺。标定时,转动目镜,移动镜台测微尺,使两种量尺的刻度平行,左边的"0"刻度重合,再找第二条重合刻度,依据两条重合刻度间两种量尺的小格数,乘以每一小格的大小（μm）。

## 2.3.3 注意事项

①通常在高倍物镜下观察,但测量较长的纤维、腺毛等的长度时,则以低倍物镜下观察较为方便。

②在显微鉴别中,只有药材原有组织结构特征能保留到制剂中才有意义。故一般全部由

溶剂提取的制剂,不用显微鉴别法进行鉴别。

### 2.3.4 记录与结果判断

**1)记录**

检验记录要求详细、清晰、明确、真实。显微鉴别时一般采用边观察边记录方法,按照检查项目逐一进行显微特征记录,鉴别的项目名称和排列顺序,按质量标准上的顺序书写。

**2)结果判断**

显微鉴别的结果要依据药典的标准规定进行判断,对于不同项目要依据其不同的标准规定进行结果判定。

### 2.3.5 应用举例

牛黄解毒片的显微鉴别

【处方】 人工牛黄5 g、雄黄50 g、石膏200 g、大黄200 g、黄芩150 g、桔梗100 g、冰片25 g、甘草50 g。

【制法】 以上八味,雄黄水飞成极细粉;大黄粉碎成细粉;人工牛黄、冰片研细;其余黄芩等四味加水煎煮两次,每次2 h,滤过,合并滤液,滤液浓缩成稠膏或干燥成干浸膏,加入大黄、雄黄粉末,制粒,干燥,再加入人工牛黄、冰片粉末,混匀,压制成1 000片(大片)或1 500片(小片或包糖衣或薄膜衣),即得。

【显微鉴别】 取本品,置显微镜下观察:

①草酸钙簇晶大,直径60~140 pm(大黄)。

②不规则碎块金黄色或橙黄色,有光泽(雄黄)。

# 实训 2.1　六味地黄丸中牡丹皮的薄层色谱鉴别

**1.实训目的**

(1)学习掌握薄层色谱的鉴别技术,理解鉴别原理。

(2)掌握中药制剂薄层色谱鉴别的样品前处理方法和供试品溶液的制备。

(3)正确书写实验记录和检验报告。

**2.实训原理**

六味地黄丸由熟地黄、山茱萸和牡丹皮等六味药组成,牡丹皮是毛茛科植物牡丹的根皮,主要化学成分为酚类和酚苷,单萜及单萜苷类,以及三萜,甾醇及黄酮、有机酸等,六味地黄丸经乙醚回流提取,提取液在硅胶薄层板上展开分离,丹皮酚可在酸性条件下与三氯化铁发生显色反应,呈现蓝褐色斑点,从而判断牡丹皮药味是否存在。

**3.鉴别依据**

（1）六味地黄丸药品标准（《中国药典》一部正文 104 页）

【处方】 熟地黄 160 g、山茱萸（制）80 g、牡丹皮 60 g、山药 80 g、茯苓 60 g、泽泻 60 g。

【鉴别】 取本品水蜜丸 6 g，研碎；或取小蜜丸或大蜜丸 9 g，加硅藻土 4 g，研匀。加乙醚 40 mL，低温回流 1 h。滤过，滤液挥去乙醚，残渣加丙酮 1 mL 使溶解，作为供试品溶液。另取丹皮酚对照品，加丙酮制成每 1 mL 含 1 mg 的溶液，作为对照品溶液。照薄层色谱法（《中国药典》四部 0502）试验，吸取上述两种溶液各 10 μL，分别点于同一硅胶 G 薄层板上，以环己烷-乙酸乙酯（3：1）为展开剂，展开，取出，晾干，喷以盐酸酸性 5%三氯化铁乙醇溶液，加热至斑点显色清晰。供试品色谱中，在与对照品色谱相应的位置上，显相同的蓝褐色斑点。

（2）薄层色谱法（《中国药典》四部 0502）

**4.实训仪器和试剂**

（1）仪器：天平（感量 0.1 g，感量 0.000 1 g），自制（或市售）薄层板，微升毛细管，层析缸，喷雾瓶，烧瓶，冷凝管，水浴锅，量筒，电吹风。

（2）试剂：环己烷，乙酸乙酯，盐酸酸性 5%三氯化铁乙醇液，硅胶 G，硅藻土，乙醚，丙酮，羧甲基纤维素钠（CMC-Na），丹皮酚对照品。

**5.实训方法与步骤**

（1）薄层板制备。取一块 10 cm×5 cm 的玻璃薄层板放在水平台面上，称取硅胶 G 6 g 置研钵中，用量筒加入 0.3%的 CMC-Na 溶液（预先配置）18 mL，按顺时针方向充分研磨混合，调成均匀糊状物，去除表面气泡后倒在玻璃板上，使其尽量均匀分散在玻璃板上，两手分别抵住玻璃板边缘，小幅度快速地左右振动，使硅胶与 CMC-Na 的混合物在玻璃板上分布均匀。

（2）薄层板的活化。将制好的薄层板在室温下与水平台上晾干，在 110 ℃烘 30 min，冷却后备用。

（3）供试品溶液的制备。称取大蜜丸 1 丸或小蜜丸 9 g，切成小块置研钵中，加硅藻土 4 g，研匀，置于 100 mL 的圆底烧瓶中，加入 40 mL 乙醚，水浴低温回流 1 h，过滤，滤液置于蒸发皿中 60 ℃水浴挥去乙醚，残渣加丙酮 1 mL 使溶解，作为供试品溶液。

（4）对照品溶液的制备。称取丹皮酚对照品 10 mg，置 10 mL 容量瓶中，用丙酮溶解并稀释至刻度，作为对照品溶液。

（5）展开剂的制备。量取环己烷 18 mL，乙酸乙酯 6 mL 混合备用。

（6）点样。取表面均匀，平整，无麻点、气泡、破损及污染的薄层板点样，用微升毛细管吸取上述两种溶液各 5 μL，以垂直方向小心接触板面，使成圆点状，直径不超过 3 mm，点样基线距底边 1 cm，点样间距 1 cm，每种溶液分别点 2 次。

（7）展开。取双槽层析缸，在一侧加入展开剂 20 mL，另一侧放入点好样的薄层板，密闭放置 30 min，倾斜层析缸使展开剂流入薄层板所在一侧，展开，待展开至约 10 cm 时将薄层板取出，迅速在前沿处做标记，晾干。

（8）显色和检视。喷雾瓶喷盐酸酸性 5%三氯化铁乙醇溶液，电吹风加热至呈现蓝褐色斑点。供试品色谱中，在与对照品色谱相应的位置上，显相同颜色的斑点。

**6.注意事项**

（1）样品中的丹皮酚具有挥发性，故提取时需缓缓加热，低温回流。

（2）点样时注意不要损伤薄层表面。

（3）丹皮酚易挥发升华，且不同样品含量有差异，以及显色剂的用量和加热显色程度等因素影响，丹皮酚斑点大小及颜色深浅不尽一致。

**7. 实训结论**

根据实训记录和结果，填写检验报告，对本品的薄层色谱鉴别做出结论。

**8. 复习思考题**

（1）丹皮酚的化学结构有何特点？在薄层色谱鉴别中利用了丹皮酚的什么性质？

（2）制备供试品溶液为什么采用乙醚回流这一步操作？

（3）在进行薄层色谱的点样操作时应注意什么？

**六味地黄丸中牡丹皮的薄层色谱鉴别实训报告**

班级_____　姓名_____　学号_____　实训时间_____　成绩_____

1.实训目的

2.实训原理

3.鉴别依据

4.实训仪器和试剂

5.实训方法与步骤

6.实训记录

实验的薄层色谱图为：

7.实训结论

填写检验报告单。

**检验报告单**

| 检品名称 | | 生产企业 | |
| --- | --- | --- | --- |
| 检品规格 | | 产品批号 | |
| 送检单位 | | | |
| 检验项目 | | | |
| 检验方法 | | | |

| 检验结论 | |
|---|---|
| 检验人： 复核人： | 检验单位：（盖章）<br>检验时间： |

**六味地黄丸中牡丹皮的薄层色谱鉴别实训考核**

| 项 目 | 技能测试标准 | 分值 | 得分 | 备 注 |
|---|---|---|---|---|
| 着装 | 穿着干净白大衣 | 2 | | |
| 称重 | 1.选择合适的天平 | 2 | | |
| | 2.放置平稳 | 2 | | |
| | 3.每次称重前先调准"0" | 2 | | |
| | 4.选择适当容器作衬垫 | 2 | | |
| | 5.砝码放于盘中心 | 2 | | |
| | 6.用镊子或纸包住取放砝码 | 2 | | |
| | 7.称取时瓶盖内向上放于台面 | 2 | | |
| | 8.称完后即盖上 | 2 | | |
| | 9.药匙应专一,每次用后洗净 | 2 | | |
| | 10.称样时慢慢添加,称多的试药不能放回原处 | 2 | | |
| | 11.称样正确,称重准确,节约用药 | 2 | | |
| | 12.保持天平、台面清洁 | 2 | | |
| | 13.称毕后清洁天平,并回"0"处于休止状态 | 2 | | |

续表

| 项　目 | 技能测试标准 | 分值 | 得分 | 备　注 |
|---|---|---|---|---|
| 量取 | 1.选用正确的量具 | 2 | | |
| | 2.倾倒液体时,没有溅落 | 2 | | |
| | 3.量取时视线与液面平行 | 2 | | |
| | 4.量取准确,节约用药 | 2 | | |
| | 5.量取时缓慢加入,多余试剂不能倒回原瓶 | 2 | | |
| | 6.保持操作台面洁净 | 2 | | |
| | 7.量取完毕,清洁所使用量具 | 2 | | |
| | 8.量取结束,试剂瓶盖好内盖与外盖 | 2 | | |
| 供试品溶液制备 | 1.正确取放药丸,用镊子、戴手套 | 2 | | |
| | 2.正确进行研磨,保证丸剂分散成粉状 | 2 | | |
| | 3.正确操作水浴装置 | 2 | | |
| | 4.正确安装回流装置 | 2 | | |
| | 5.正确进行过滤操作 | 2 | | |
| | 6.正确进行挥发操作 | 2 | | |
| 薄层板制备 | 1.清洗洁净玻璃板 | 2 | | |
| | 2.正确称取适量硅胶 | 2 | | |
| | 3.正确进行硅胶混合物的研磨 | 5 | | |
| | 4.正确进行铺板操作 | 5 | | |
| 薄层色谱检识 | 1.点样 | 5 | | |
| | 2.展开 | 5 | | |
| | 3.显色 | 5 | | |
| | 4.观察 | 5 | | |
| 实训报告 | 撰写工整,问题回答正确,试验结论正确 | 10 | | |
| 总　分 | | | | |
| 结果总结 | | | | |

## • 项目小结 •

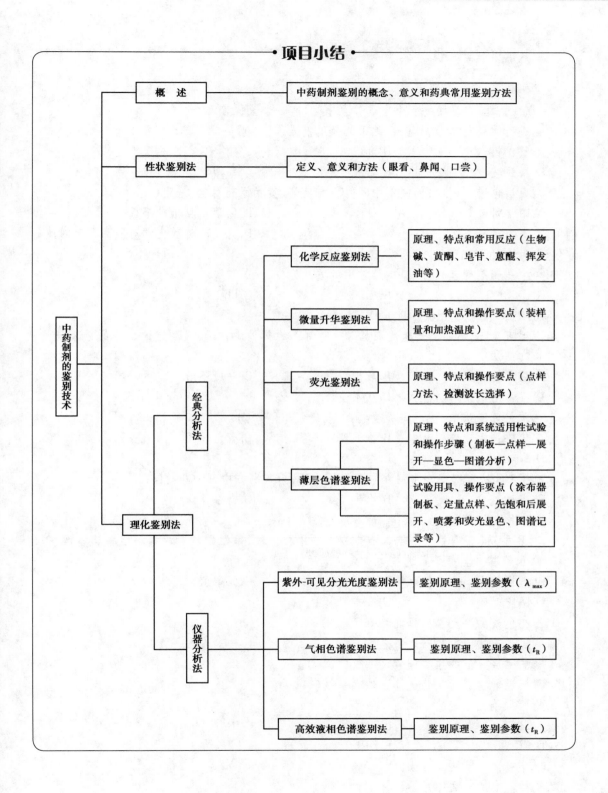

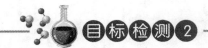目标检测 2

一、选择题

（一）A 型题（在每题的 5 个备选答案中,只有一个最佳答案）

1.在进行薄层色谱分析时,最常用的吸附剂是(　　)。

　　A.氧化铝　　　　　　　　B.纤维素　　　　　　　　C.硅胶 G

　　D.聚酰胺　　　　　　　　E.凝胶

2.在薄层色谱鉴别中,如制剂中同时含有黄连、黄柏原药材,宜采用(　　)。

　　A.阳性对照　　　　　　　　　　　　B.化学对照品对照

　　C.阴阳对照　　　　　　　　　　　　D.对照药材和化学对照品同时对照

　　E.阴性对照

3.在中药制剂的理化鉴别中,最常用的方法为(　　)。

　　A.UV 法　　　　　　　　　B.VIS 法　　　　　　　　C.TLC 法

　　D.HPLC 法　　　　　　　　E.GC 法

4.应用可见-紫外分光光度法来鉴别中药制剂的某种成分时,以测定该成分的最大吸收波长的方法(　　)。

　　A.最常用　　　　　　　　　B.最少用　　　　　　　　C.一般不用

　　D.不常用　　　　　　　　　E.从不使用

5.在薄层色谱法中,使用薄层玻璃板,最好使用(　　)。

　　A.优质平板玻璃　　　　　　B.普通玻璃　　　　　　　C.有色玻璃

　　D.彩玻　　　　　　　　　　E.毛玻璃

6.应用 GC 法鉴别安宫牛黄丸中麝香酮成分,为鉴别方中哪种药材(　　)。

　　A.牛黄　　　　　　　　　　B.水牛角　　　　　　　　C.麝香

　　D.冰片　　　　　　　　　　E.珍珠

（二）B 型题（备选答案在前,试题在后,每组若干题,每组题均对应同一组备选答案,每组只有一个正确答案。每个备选答案可重复选用,也可不选用）

　　A.点样技术　　　　　　　　B.相对密度　　　　　　　C.保留值

　　D.阴阳对照　　　　　　　　E.涂布器

1.气相色谱主要定性依据之一是(　　)。

2.薄层色谱法使用材料之一是(　　)。

3.影响薄层分析的主要因素之一是(　　)。

4.薄层色谱鉴别对照物选择方法之一是(　　)。

5.物理常数之一是(　　)。

　　A.TLC　　　　　　　　　　B.TLCS　　　　　　　　C.IR

　　D.GC　　　　　　　　　　E.HPLC

6.红外光谱法英文缩写为(　　)。

7.气相色谱法英文缩写为(　　)。

8.薄层色谱法英文缩写为(　　)。

9.高效液相色谱法英文缩写为(　　)。

10. 薄层扫描法英文缩写为(　　)。

(三)X 型题(每题的备选答案中有 2 个或 2 个以上正确答案,少选或多选均不得分)

1.中药制剂的鉴别包括(　　)。

　　A.性状鉴别　　　　　　　　B.显微鉴别　　　　　　　C.理化鉴别

　　D.杂质检查　　　　　　　　E.生物鉴别

2.中药制剂中可测定的物理常数有(　　)。

　　A.折光率　　　　　　　　　B.相对密度　　　　　　　C.比旋度

　　D.熔点　　　　　　　　　　E.吸收度

3.中药制剂的理化鉴别有(　　)。

　　A.化学反应法　　　　　　　B.升华法　　　　　　　　C.光谱法

　　D.色谱法　　　　　　　　　E.砷盐检查法

4.薄层色谱使用的材料有(　　)。

　　A.薄层板　　　　　　　　　B.涂布器　　　　　　　　C.展开缸

　　D.柱温箱　　　　　　　　　E.点样器材

5.影响薄层色谱分析的主要因素有(　　)。

　　A.样品预处理及供试液制备

　　B.薄层色谱的点样技术

　　C.吸附剂的活性与相对湿度的影响

　　D.温度的影响

　　E.样品的光谱数据

6.气相色谱法鉴别,适宜的制剂样品为含有何种成分的制剂?(　　)

　　A.挥发油

　　B.挥发性成分

　　C.不挥发性成分可分解或制成挥发性衍生物

　　D.不挥发性成分不可分解

　　E.不挥发性成分不能分解或不能制成衍生物

## 二、填空题

1.在牛黄解毒片的显微化学反应中,取本品研细,加乙醇 10 mL,温热 10 min,滤过,取滤液 5 mL,加镁粉少量与盐酸 0.5 mL,加热,即显红色,为鉴别方中_____药材的反应。

2.在薄层定性鉴别中,最常用的吸附剂是_____。

3.气相色谱法最适宜测定_____成分。

## 三、简答题

1.中药制剂性状鉴别的内容主要有哪些?

2.中药制剂物理常数测定一般有哪些?

3.牛黄解毒片中冰片微量升华鉴别操作方法如何?

4.中药制剂的薄层色谱鉴别法使用材料主要有哪些?

# 项目 3　中药制剂的常规检查技术

**【项目描述】**

中药制剂的常规检查是以制剂剂型的基本属性(通性)为指标,对制剂的安全性、有效性、稳定性、均一性和纯度进行控制和评价的一项检测工作。包括水分检查、崩解时限检查、相对密度检查、重(装)量差异检查、外观均匀度检查和粒度检查、溶化性和不溶物检查、pH 检查、乙醇量检查等项目。通过学习相关常规检查方法的知识和技能,为今后从事药品检验工作奠定一定基础。

**【知识目标】**

➤ 掌握中药制剂常规检查的概念、意义和常规检查方法、原理和应用。

➤ 熟悉制剂的常规检查项目。

**【技能目标】**

➤ 丸剂的重量差异检查、液体制剂的相对密度、pH 值检查。

➤ 熟练掌握各种常规检查方法的操作步骤和技能。

常规检查是以各种剂型的基本属性为指标,对制剂的安全性、有效性、稳定性、均一性和纯度进行控制和评价的一项检测工作。

剂型的基本属性是保证药品质量的重要因素,也是评价药品质量的重要指标,如果某一制剂连其所属剂型的基本属性都不具备的话,就很难说它是一个合格的药品了。常规检查大多使用经典的检测方法,简便易行,能够在一定程度上客观地反映药品的内在质量,是评价药品质量的重要方法之一,对于缺乏内在质量标准的中药制剂,则显得尤为重要。

常规检查主要包括:水分检查、崩解时限检查、相对密度检查、重(装)量差异检查、外观均匀度检查和粒度检查、溶化性和不溶物检查、pH 检查、乙醇量检查项目等十几项,在《中国药典》(2015 年版)四部 0100 制剂通则中,对各种剂型制剂需要进行的常规检查项目作出了相应的规定,不同的剂型其检查项目也不尽相同。

# 任务 3.1 水分测定法

水分测定法是指采用规定的方法对不同性质的中药材及其制剂的含水量进行测定。适用于丸剂、片剂、颗粒剂、胶囊剂、茶剂等固体中药制剂中水分的测定。固体制剂中含水量的多少,对其稳定性、理化性质医疗作用等均有影响,是控制制剂质量的一项重要指标。中药水分测定《中国药典》(2015 年版)一部收载有 5 种方法:费休氏法、烘干法、甲苯法、减压干燥法和气相色谱法。测定用的供试品一般破碎成直径不超过 3 mm 的颗粒或碎片,直径和长度在 3 mm 以下的(如花类、果实及种子类药材),可不破碎。用减压干燥法测定水分时,供试品需过 2 号筛。

## 3.1.1 费休氏法

费休氏水分测定法是利用碘在吡啶和甲醇溶液中氧化二氧化硫时需要定量的水参加反应的原理来测定样品中的水分含量。本法可适用任何可溶解于费休氏试液但不与费休氏试液起化学反应的药品的水分测定,故对遇热易破坏的样品仍能用本法测定。

$$I_2 + SO_2 + H_2O \longrightarrow 2HI + SO^{3-}$$

上述反应是可逆的,但有吡啶存在时,无水吡啶能定量地吸收 HI 和 $SO^{3-}$,生成氢碘酸吡啶和亚硫酸吡啶。

$$C_5H_5N \cdot I_2 + C_5H_5N \cdot SO_2 + C_5H_5N + H_2O \longrightarrow 2C_5H_5N \cdot HI + C_5H_5N \cdot SO_3$$

亚硫酸吡啶亦不稳定,能与水发生副反应,消耗一部分水,因而干扰测定。

$$C_5H_5N \cdot SO_3 + H_2O \longrightarrow C_5H_5NHSO_4H$$

加入无水甲醇可使亚硫酸吡啶转变成稳定的甲基硫酸氢吡啶,避免了上述副反应的发生。

$$C_5H_5N \cdot SO_3 + CH_3OH \longrightarrow C_5H_5NHSO_4CH_3$$

滴定的总反应为:

$$C_5H_5N \cdot I_2 + C_5H_5N \cdot SO_2 + C_5H_5N + CH_3OH + H_2O \longrightarrow 2C_5H_5N \cdot HI + C_5H_5NHSO_4CH_3 \cdots$$

由上式可知,吡啶与甲醇不仅作为溶剂,而且参与滴定反应,此外,吡啶还可以与二氧化硫结合降低其蒸气压,使其在溶液中保持比较稳定的浓度。

**1)容量滴定法**

(1)原理

本法是根据碘和二氧化硫在吡啶和甲醇溶液中与水定量反应的原理来测定水分。

(2)设备材料

具塞锥形瓶、碘、费休氏液。

(3)测定方法及含量计算

①费休氏试液标定。精密称取纯化水 10~30 mg,用水分测定仪直接标定;或精密称取纯化水 10~30 mg,置干燥的具塞锥形瓶中,除另有规定外,加无水甲醇适量,在避免空气中水分

侵入的条件下,用费休氏试液滴定至溶液由浅黄色变为红棕色,或用电化学方法,如永停滴定法(《中国药典》四部制剂通则 0701)等指示终点;另做空白试验,按下式计算:

$$F = \frac{W}{A - B}$$

式中　　$F$——每 1 mL 费休氏试液相当于水的质量,mg;

　　　　$W$——称取纯化水的质量,mg;

　　　　$A$——滴定所消耗费休氏试液的容积,mL;

　　　　$B$——空白所消耗费休氏试液的容积,mL。

②测定法。精密称取供试品适量(消耗费休氏试液 1~5 mL),除另有规定外,溶剂为无水甲醇,用水分测定仪直接测定。或精密称取供试品适量,置干燥的具塞锥形瓶中,加溶剂适量,在不断振摇(或搅拌)下用费休氏试液滴定至溶液由浅黄色变为红棕色,或用永停滴定法(《中国药典》四部制剂通则 0701)指示终点;另做空白试验,按下式计算:

$$供试品中水分含量 = \frac{(A - B)F}{W} \times 100\%$$

式中　　$A$——供试品所消耗费休氏试液的体积,mL;

　　　　$B$——空白所消耗费休氏试液的体积,mL;

　　　　$F$——每 1 mL 费休氏试液相当于水的质量,mg;

　　　　$W$——供试品的质量,mg。

如供试品吸湿性较强,可称取供试品适量置干燥的容器中密封(可在干燥的隔离箱中操作),精密称定,用干燥的注射器注入适量无水甲醇或其他适宜溶剂,精密称定总质量,振摇使供试品溶解,测定该溶液水分。洗净并烘干容器,精密称定其质量。同时测定溶剂的水分。按下式计算:

$$供试品中水分含量 = \frac{(W_1 - W_3)c_1 - (W_1 - W_2)c_2}{W_2 - W_3} \times 100\%$$

式中　　$W_1$——供试品、溶剂和容器的质量,g;

　　　　$W_2$——供试品、容器的质量,g;

　　　　$W_3$——容器的质量,g;

　　　　$c_1$——供试品溶液的水分含量,g/g;

　　　　$c_2$——溶剂的水分含量, g/g。

(4)注意事项

所用仪器应干燥,并能避免空气中水分的浸入;测定应在干燥处进行。

(5)适用范围

本法适用于可溶解于费休氏试液但不与费休氏试液起化学反应的药品的水分测定,对遇热易破坏的样品亦适用。

**2)库仑滴定法**

(1)原理

根据碘和二氧化硫在吡啶(有些型号仪器改用无臭味的有机胺代替吡啶)和甲醇溶液中能与水起定量反应的原理来进行测定的。

与容量滴定法不同,在库仑滴定法中,碘是由含碘化物的电解液在电解池阳极电解发生碘。

$$2I^- \longrightarrow I_2 + 2e^-$$

只要滴定池中存在水,发生的碘就会按反应(1)进行反应。当所有的水都反应完毕,阳极电解液中会剩余少许过量的碘。此时,双铂电极就能检测出过量的碘,并停止产生碘,根据法拉第定理,产生碘的数量与流过的电流和时间成正比,在反应(1)中,碘和水以1:1反应。1摩尔水(18.0 g)对应于2×964 87库仑,也就是说,每毫克水会消耗掉10.72库仑的电量,当电源固定时,根据电解至终点的时间即可计算出水分含量,本法尤其适合于而且含水量是根据电解电流和电解时间计算,只需加入供试品前,先将电解液通电流电解至碘刚生成少许,停止电解,再加入供试品继续电解即可,不需用标准水标定滴定液。

(2)设备材料

费休氏试液、永停滴定仪。

(3)测定方法及含量计算

于滴定杯加入适量费休氏试液,先将试液和系统中的水分预滴定除去,然后精密量取供试品适量(含水量为0.5~5 mg),迅速转移至滴定杯中,以永停滴定法(《中国药典》四部制剂通则0701)指示终点,从仪器显示屏上直接读取供试品中水分的含量,其中每1 mg水相当于10.72库仑电量。

(4)注意事项

所用仪器应干燥,并能避免空气中水分的浸入;测定操作应在干燥处进行。

(5)适用范围

本法适用于药品中微量水分(0.000 1~0.1%)的测定,特别适用于测定化学性物质如烃类、醇类和酯类中的水分。

(6)特点

准确度高,不需用标准水标定滴定液,操作简便。

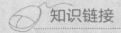 知识链接

### 卡尔·费休法

卡尔·费休法(简称费休法),为国际上通用的微量水分测定法之一,是1935年卡尔·费休(Karl Fischer)提出的测定水分的容量分析方法,它在测定物质水分的各类化学方法中,对水较为专业、较为准确的方法。它虽属经典方法但经过近年改进,提高了准确度,扩大了测量范围,已被列为许多物质中水分测定的标准方法。费休法适用于糖果、巧克力、奶粉等的水分测定,不仅能测出自由水,也可测出结合水,常被作为水分,特别是衡量水分的标准分析方法。操作简便,特效性高,能准确测定水分,并适用于遇热易破坏的药品;对0.01%以下微量水分能准确测定;但不适于含 $V_C$ 等强还原物样品的水分测定,干扰因素较多。

### 3.1.2 烘干法

**1）原理**

不含或少含挥发性成分的中药制剂,在100~105 ℃的温度下连续干燥,挥尽其中的水分。根据减失的质量,可计算出制剂中水分的含量。

**2）设备材料**

扁形称量瓶、烘箱。

**3）测定方法**

取供试品 2~5 g,平铺于干燥至恒重的扁形称量瓶中(厚度不超过 5 mm,疏松供试品不超过 10 mm)精密称定,打开瓶盖在 100~105 ℃ 干燥 5 h,将瓶盖盖好,移至干燥器中,冷却 30 min,精密称定其质量,再在 100~105 ℃ 温度下干燥 1 h,冷却,称重,至连续两次称重的差异不超过 5 mg 为止。根据减失的质量,计算供试品中含水量。

**4）注意事项**

干燥至恒重是指连续两次干燥后的质量差异在 0.3 mg 以下。

**5）含量计算**

$$水分含量（\%) = \frac{m_1 - m_2}{m_s} \times 100\%$$

式中　$m_1$——测试前供试品和称量瓶质量,g;

　　　$m_2$——干燥后供试品和称量瓶质量,g;

　　　$m_s$——供试品质量,g。

**6）结果判断**

将计算结果与药品标准的含水量限度比较,若低于或等于限度则符合规定,若高于限度则不符合规定。

**7）适用范围**

本法适用于不含或少含挥发性成分的制剂。

**8）应用实例**

板蓝根颗粒(无糖型)、地奥心血康胶囊、二至丸等的水分测定,即采用此法。

**课 堂 活 动**

　　用烘干法测定某制剂中水分,测定数据如下:扁形称量瓶恒重:19.453 3 g→19.453 5 g,供试品取样量 2.000 0 g,干燥供试品加扁形称量瓶恒重:21.251 8 g→21.252 0 g,该制剂规定水分限量不超过 11.00%,试判断其水分含量是否符合规定。

### 3.1.3 甲苯法

**1)原理**

将供试品与甲苯(相对密度0.866)混合蒸馏,其中的水分、挥发性成分可随同甲苯一同馏出。水与甲苯不相混溶,而挥发性成分溶于甲苯,水和挥发性成分完全分离,可直接测出供试品的含水量。

**2)设备材料**

甲苯法水分测定装置,如图3.1所示。A 为500 mL 短颈圆底烧瓶;B 为水分测定管;C 为直形冷凝管,外管长40 cm。

**3)测定方法**

取供试品适量(相当于含水量1~4 mL)精密称定,置 A 瓶中,加甲苯约200 mL,自冷凝管顶端加入甲苯,至充满 B 管的狭细部分。将 A 瓶置电热套中或用其他适宜方法缓缓加热,待甲苯开始沸腾时,调节温度,使每秒钟馏出2滴。馏出液甲苯和水分进入水分测定管中,水的相对密度大于甲苯,沉于底部,甲苯流回 A 瓶中。待水分完全馏出,即测定管刻度部分的水量不再增加时,将冷凝管内部先用甲苯冲洗,再用饱蘸甲苯的长刷或其他适当方法,将管壁上附着的甲苯推下,继续蒸馏5 min,放冷至室温,拆卸装置,如有水黏附在 B 管的管壁上,可用蘸甲苯的铜丝推下,放置,使水分与甲苯完全分离(可加显色剂使水着色,以便于分离观察)。检读水量,并计算供试品中含水量(%)。

**4)含量计算**

$$水分含量 = \frac{m_w}{m_s} \times 100\%$$

式中　$m_w$——B 管中水的质量,g;

　　　$m_s$——供试品质量,g。

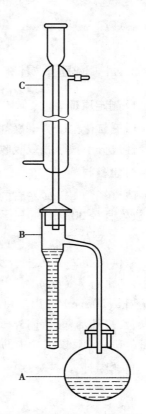

图3.1　甲苯法水分测定装置

**5)注意事项**

(1)仪器使用前应清洁,并置于烘箱中烘干。

(2)供试品取样量相当于含水量1~4 mL,根据制剂含水量限度进行估算。

(3)测定时甲苯可加少量水,充分振摇后放置,将水层分离弃去,经蒸馏后使用。

(4)甲苯有挥发性,人体吸入易产生毒性,故应在通风橱中操作。

**6)适用范围**

本法适用于含挥发性成分的非贵重制剂的水分测定。

**7）特点**

本法消除了挥发性成分的干扰,准确度较高;但样品消耗量大,不适于贵重药品的水分测定。

**8）应用实例**

二陈丸的水分测定,即可采用本法。

**课 堂 活 动**

甲苯法测水分,能否使用水浴锅或电热套作为热源?为什么?

### 3.1.4 减压干燥法

**1）测定原理**

以五氧化二磷为干燥剂,供试品在室温减压条件下,水分汽化后被新鲜五氧化二磷吸收,挥发性成分不被吸收或吸收很少,根据减失的质量,计算含水量(%)。

**2）设备材料**

取直径为 12 cm 左右的培养皿,加入新鲜五氧化二磷干燥剂适量,使铺成 0.5~1 cm 的厚度,放入直径 30 cm 的减压干燥器中。

**3）测定方法**

取供试品 2~4 g,混合均匀,分取 0.5~1 g,置于已在供试品同样条件下干燥并称重的称量瓶中,精密称定($m_1$),求出供试品质量($m_s$),打开瓶盖,放入上述减压干燥器中,减压至 2.67 kPa(20 mmHg)以下持续 0.5 h,室温放置 24 h。在减压干燥器出口连接新鲜无水氯化钙干燥管,打开活塞,待内外压一致,关闭活塞,打开干燥器,盖上瓶盖,取出称量瓶迅速精密称定质量($m_2$),计算供试品中的含水量(%)。

**4）含量计算**

$$水分含量 = \frac{m_1 - m_2}{m_s} \times 100\%$$

**5）注意事项**

减压操作宜逐渐进行,不可骤然大幅度减压。

**6）适用范围**

本法适用于含挥发性成分的贵重制剂的水分测定。

**7）特点**

样品消耗量少且可回收。

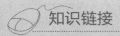知识链接

**天然麝香水分检查**

　　天然麝香中的化学成分极为复杂,既有亲脂性成分,也有亲水性成分,既有小分子,也有大分子,还有许多其他成分。其中麝香酮是麝香香气的主要成分,一般含量为2%~4%,极具挥发性。因此,对于含麝香等芳香性药味的贵重药品,应采用水分测定第四法测定水分。

### 3.1.5　气相色谱法

**1)原理**

　　首先利用气相色谱高分辨性能,将样品中的水分与其他组分完全分离,再以纯化水作为对照品,采用外标一点法分别测量纯化水和供试品中水的峰面积,计算出供试品中水分的含量。

**2)操作方法**

　　(1)色谱条件与系统适用性试验

　　用二乙烯苯-乙基乙烯苯型高分子多孔小球作为载体,柱温为140~150 ℃,热导检测器检测。

　　注入无水乙醇,照气相色谱法测定,应符合下列要求:

　　①用水峰计算的理论板数应大于1 000;用乙醇峰计算的理论板数应大于150。

　　②水和乙醇两峰的分离度应大于2。

　　③将无水乙醇进样5次,水峰面积的相对标准偏差不得大于5.0%。

　　(2)对照溶液的制备

　　取纯化水约0.2 g,精密称定,置25 mL量瓶中,加无水乙醇至刻度,摇匀,即得。

　　(3)供试品溶液的制备

　　取供试品适量(含水量约0.2 g),剪碎或研细,精密称定,置具塞锥形瓶中,精密加入无水乙醇(提取溶剂)50 mL,混匀,超声处理20 min,放置12 h,再超声处理20 min,待澄清后倾取上清液,即得。

　　(4)测定法

　　取无水乙醇、对照溶液及供试品溶液各1~5 μL注入气相色谱仪,计算,即得。

**3)注意事项**

　　本法以无水乙醇作为溶剂,其含水量约3%,因此对照溶液与供试品溶液的配制需用同一批号的无水乙醇。其中的含水量应扣除,图示见图3.2,扣除方法如下:

$$K = \frac{无水乙醇中水峰面积}{无水乙醇中乙醇峰面积}$$

$$对照溶液中实际\atop 加入水的峰面积 = 标准溶液中总水峰面积 - K \times 对照溶液中乙醇峰面积$$

供试品中水的峰面积 = 供试品溶液中总水峰面积 − $K$ × 供试品溶液中乙醇峰面积

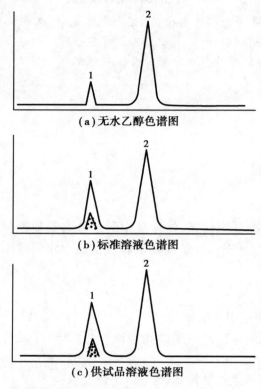

**（a）无水乙醇色谱图**

**（b）标准溶液色谱图**

**（c）供试品溶液色谱图**

图 3.2　水色谱峰中应扣除的溶剂中含水量（阴影部分）
1—水峰；2—乙醇峰

**4）含量计算**

$$含水量 = C_r \times \frac{A_x}{A_r} \times \frac{V_x}{W} \times 100\%$$

式中　$C_r$——对照品（纯化水）的浓度，g/mL；

$A_x$——供试品中水的峰面积；

$A_r$——对照品（纯化水）的峰面积；

$V_x$——供试品的溶液体积，mL；

$W$——供试品的质量，g。

**5）适用范围**

各类型中药制剂，如散剂、颗粒剂、丸剂、片剂等中微量水分的精密测定。

**6）特点**

简便、快速、灵敏、准确。

# 任务 3.2　崩解时限检查

崩解时限检查系检查丸剂、片剂、滴丸剂、胶囊剂等固体制剂能否在规定的条件和时间内，全部崩解溶散，并通过筛网（不溶性包衣材料或破碎的胶囊壳除外）的方法。凡规定检查溶出度或释放度的制剂，不再进行崩解时限检查；其他口服固体制剂，如散剂、大蜜丸、锭剂、胶剂等因服用方法特殊，也不作崩解时限检查。

## 3.2.1　原理

将供试品放入特定仪器内，人工模拟胃肠道蠕动，检查供试品是否能在规定溶剂、规定时限内崩解成碎片、粉末或溶散，并全部通过筛网。

## 3.2.2　设备材料

采用升降式崩解仪，主要结构为一能升降的金属支架与下端镶有筛网的吊篮，并附有挡板，金属支架上下升降的距离为（55±2）mm，往返频率为 30~32 次/min。

吊篮如图 3.3 所示。玻璃管 6 根，管长（77.5±2.5）mm，内径 21.5 mm，壁厚 2 mm；透明塑料板 2 块，直径 90 mm，厚 6 mm，板面有 6 个孔，孔径 26 mm；不锈钢板 1 块（放在上面一块塑料板上），直径 90 mm，厚 1 mm，板面有 6 个孔，孔径 22 mm；不锈钢丝筛网 1 张（放在下面一块塑料板下），直径 90 mm，筛孔内径 2.0 mm；不锈钢轴 1 根（固定在上面一块塑料板与不锈钢板上），长 80 mm。将上述 6 根玻璃管垂直置于 2 块塑料板的孔中，并用 3 只螺丝将不锈钢板、塑料板和不锈钢丝筛网固定，即得。

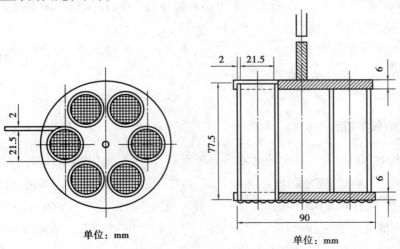

单位：mm　　　　　　　　　　　　单位：mm

图 3.3　吊篮示意图

挡板如图 3.4 所示,为一平整光滑的透明塑料块,相对密度 1.18~1.20,直径(20.7±2.5)mm,厚(9.5±0.15)mm;挡板共有 5 个孔,孔径 2 mm,中央 1 个孔,其余 4 个孔距中心 6 mm,各孔间距相等;挡板侧边有 4 个等距离的 V 形槽,V 形槽上端宽 9.5 mm,深 2.55 mm,底部开口处的宽与深度均为 1.6 mm。

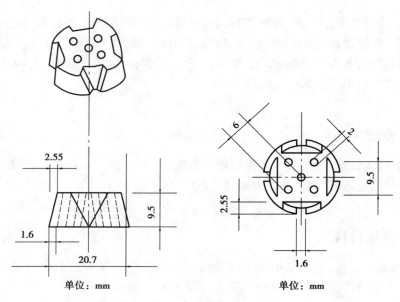

单位:mm　　　　　　　单位:mm

图 3.4　挡板结构

### 3.2.3　检查方法

将吊篮通过上端的不锈钢轴悬挂于金属支架上,浸入 1 000 mL 烧杯中,并调节吊篮位置使其下降时筛网距烧杯底部 25 mm,烧杯内盛有温度为(37±1)℃的水或其他测试溶剂,调节水位高度使吊篮上升时筛网在水面下 15 mm 处。

除另有规定外,取供试品 6 片(粒),分别置上述吊篮的玻璃管中,加挡板,启动崩解仪进行检查。

### 3.2.4　结果判断

供试品 6 片(粒)均能在规定的时限内全部崩解,判为符合规定;初试时,在规定时限内有 1 片(粒)不能完全崩解,应另取 6 片(粒)复试,各片(粒)在规定时限内均能全部崩解,仍判为符合规定;初试时,在规定时限内有 2 片(粒)不能完全崩解;或在复试时有 1 片(粒)或 1 片(粒)以上仍不能完全崩解,即判为不符合规定。肠溶衣片(或胶囊),在盐酸溶液(9→1 000)中检查时,如发现有裂缝、崩解或软化,即判为不符合规定。

### 3.2.5　各剂型的崩解时限要求

#### 1)片剂

(1)普通片

药材原粉片各片均应在 30 min 内全部崩解；浸膏(半浸膏)片、糖衣片各片均应在 1 h 内全部崩解。如有 1 片不能完全崩解，应另取 6 片复试，均应符合规定。

(2)薄膜衣片

按上述装置与方法，改用盐酸溶液(9→1 000)进行检查，应在 1 h 内全部崩解。如有 1 片不能完全崩解，应另取 6 片复试，均应符合规定。

(3)肠溶衣片

现在盐酸溶液(9→1 000)检查 2 h，每片均不得有裂缝、崩解或软化等现象；然后将吊篮取出，用少量水洗涤后，每管各加挡板一块，再按上述方法在磷酸盐缓冲液(pH6.8)中进行检查，1 h 内应全部崩解。如有 1 片不能完全崩解，应另取 6 片复试，均应符合规定。

凡含有药材浸膏、树脂、油脂或大量糊化淀粉的片剂、如有小部分颗粒状物未通过筛网，但已软化无硬心者，可按合格论。

#### 2)胶囊剂

(1)硬胶囊剂或软胶囊剂

取供试品 6 粒，按上述装置与方法(漂浮在液面上的胶囊剂可加挡板)检查，硬胶囊剂应在 30 min 内，软胶囊剂应在 1 h 内全部崩解并通过筛网(囊壳除外)。软胶囊剂可改在人工胃液中进行检查。如有 1 粒不能完全崩解，应另取 6 粒复试，均应符合规定。

(2)肠溶胶囊剂

取供试品 6 粒，按上述装置与方法(漂浮在液面上的胶囊剂可加挡板)检查，先在盐酸溶液(9→1 000)检查 2 h，每粒的囊壳均不得有裂缝或崩解现象；然后将吊篮取出，用少量水洗涤后，每管各加挡板一块，再按上述方法在磷酸盐缓冲液(pH6.8)中进行检查，1 h 内应全部崩解并通过筛网(囊壳除外)。如有 1 粒不能完全崩解，应另取 6 粒复试，均应符合规定。

#### 3)丸剂

(1)普通丸剂

取供试品 6 丸，选择适当孔径筛网的吊篮(丸剂直径在 2.5 mm 以下的用孔径约 0.42 mm 的筛网，在 2.5~3.5 mm 用孔径 1.0 mm 的筛网，在 3.5 mm 以上的用孔径约 2.0 mm 的筛网)，按照上述装置与方法加挡板进行检查。除另有规定外，小蜜丸、水蜜丸和水丸应在 1 h 内全部溶散；浓缩物或糊丸应在 2 h 内全部溶散；蜡丸按上述肠溶衣片检查法检查，应符合规定。

(2)大蜜丸

不检查崩解时限。

（3）滴丸剂

按上述装置,但不锈钢丝筛网的筛孔内径应为 0.425 mm;除另有规定外,取供试品 6 粒,不加挡板进行检查,应在 30 min 内全部崩解,包衣滴丸应在 1 h 内全部崩解。以明胶为基质的滴丸,可改在人工胃液中进行检查。

**4）注意事项**

①检查介质的选择与制剂在体内发挥作用的部位有关,一般口服制剂大多在胃部发挥作用,用人工胃液作介质,如明胶滴丸、薄膜衣片等;但需要在肠部发挥作用的,如肠溶衣片或肠溶胶囊,需先用盐酸溶液（9→1 000）,后用磷酸盐缓冲液（pH6.8）,要求在规定的时间内盐酸溶液中不崩解,而在磷酸盐缓冲液中全部崩解。

a.人工胃液:取稀盐酸 16.4 mL,加水约 800 mL 及胃蛋白酶 10 g,搅匀后加水定容至1 000 mL 即可。

b.人工肠液:取磷酸二氢钾 6.8 g 加水 500 mL。用 0.4% 的氢氧化钠溶液调节 pH 至 6.8;另取胰酶 10 g 加水适量使溶解,将两液混合后,加水定容至 1 000 mL 即可。

②在测试过程中,烧杯内的水或介质应保持（37±1）℃。

③每次测试后,应清洗吊篮的玻璃管内壁、筛网和挡板,并重新更新水或规定介质。

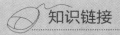 知识链接

**泡腾片崩解时限检查**

取供试品 1 片,置于 250 mL 烧杯中,烧杯内盛 200 mL 水,水温为 15~25 ℃,有许多气泡放出,当药片或碎片周围的气体停止逸出时,泡腾片应崩解、溶解或分散在水中,无聚集的颗粒剩留。除另有规定外,按上述方法检查 6 片,各片均应在 5 min 内崩解。

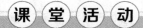 课 堂 活 动

哪些剂型的制剂不需要进行崩解时限的检查？为什么？

# 任务 3.3 相对密度测定

相对密度是指在相同的温度、压力条件下,某物质的密度与水的密度之比。除另有规定外,温度为 20 ℃。纯物质的相对密度在特定条件下为固定常数,但物质纯度不够,则其相对密度的测定值会随着纯度的变化而改变。因此测定药品的相对密度,可用以检查药品的纯杂程度。《中国药典》一部规定:急支糖浆相对密度应不低于 1.17,银黄口服液不低于 1.05,益母草膏应为 1.10~1.12,精制冠心片的清膏应为 1.35~1.40。

液体药品的相对密度,一般用比重瓶法进行测定;易挥发液体药品的相对密度,可用韦氏比重秤法。

### 3.3.1 比重瓶法

**1) 测定原理**

在相同温度、压力条件下选用同一容器(比重瓶),依次装满供试品和水,分别称定供试品和水的质量,供试品与水的质量之比即为供试品的相对密度。

$$\rho_供 = \frac{m_供}{V_供}; \rho_水 = \frac{m_水}{V_水}; d_供 = \frac{\rho_供}{\rho_水}$$

当 $V_供 = V_水$ 时

$$d_供 = \frac{m_供}{m_水}$$

**2) 操作方法**

第一法[使用具温度计的比重瓶,如图 3.5(a)所示];
第二法[使用不具温度计的比重瓶,如图 3.5(b)所示]。

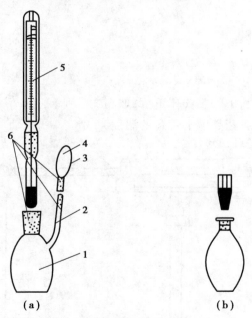

图 3.5　比重瓶示意图
1—比重瓶主体;2—侧管;3—侧孔;4—罩;5—温度计;6—玻璃磨口

**(1)方法一**

取洁净、干燥并精密称定质量的比重瓶[图 3.5(a)],装满供试品(温度应低于 20 ℃或各品种项下规定的温度)后,装上温度计(瓶中应无气泡),置 20 ℃(或各品种项下规定的温度)的水浴中,放置 10~20 min,使内容物的温度达到 20 ℃(或各品种项下规定的温度),用滤纸将从塞孔溢出的液体擦干,立即盖上罩。然后将比重瓶自水浴中取出,再用滤纸将比重瓶的外面擦干,精密称定,减去比重瓶的质量,求得供试品的质量。将供试品倾出,洗净比重瓶,装满新沸过的冷水,再照供试品质量的测定法测得同一温度时水的质量。计算,即得。

（2）方法二

取洁净、干燥并精密称定质量的比重瓶[图3.5(b)],装满供试品（温度应低于20 ℃或各品种项下规定的温度）后,插入中心有毛细孔的瓶塞,用滤纸将从塞孔溢出的液体擦干,置20 ℃（或各品种项下规定的温度）的水浴中,放置若干分钟,随着供试液温度的上升,过多的液体将不断地从筛孔溢出,随时用滤纸将瓶塞顶端擦干,待液体不再由筛孔溢出,迅速将比重瓶从水浴中取出,照上述方法(1),自"用滤纸将比重瓶的外面擦干"起,依法测定,即得。

### 3.3.2　韦氏比重秤法

**1) 测定原理**

根据阿基米德定律,当物体浸入液体时,其所受的浮力等于物体排开液体的重力。

$$F = \rho V g$$

式中　$F$——浮力;

$\rho$——液体密度;

$V$——排开液体体积;

$g$——引力常数。

**2) 测定方法**

取20 ℃时相对密度为1的韦氏比重秤,如图3.6所示,用新沸过的冷水将所附玻璃圆筒装至八分满,置20 ℃（或各药品项下规定的温度）的水浴中,搅动玻璃圆筒内的水,调节温度

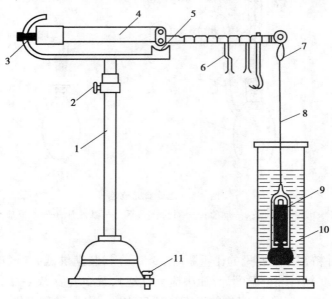

图 3.6　韦氏比重秤

1—支架;2—调节器;3—指针;4—横梁;5—刀口;6—游码;

7—小钩;8—细铂丝;9—玻璃锤;10—玻璃圆筒;11—调整螺丝

至 20 ℃（或各药品项下规定的温度），将悬于秤端的玻璃锤浸入圆筒内的水中，秤臂右端悬挂游码于 1.000 0 处，调节秤臂左端平衡用的螺旋使平衡，然后将玻璃圆筒内的水倾去，拭干，装入供试液至相同的高度，并用同法调节温度后，再将拭干的玻璃锤浸入供试液中，调节秤臂上游码的数量与位置使平衡，读取数值，即得供试品的相对密度。

如该比重秤系在 4 ℃时相对密度为 1，则用水校准时游码应悬挂于 0.998 2 处，并应将在 20 ℃测得的供试品相对密度除以 0.998 2。

**3) 注意事项**

韦氏比重秤应安装在固定平放的水平操作台上，避免受热、冷、气流及振动的影响；玻璃圆筒应洁净，装水及供试液时高度应一致，使玻璃锤沉入水和供试液液面的深度一致；玻璃锤应全部浸入液面下。

---

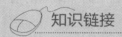知识链接

### 比重计

比重计是根据阿基米德定律和物体浮在液面上平衡的条件制成的，是测定液体密度的一种仪器。它用一根密闭的玻璃管，一端粗细均匀，内壁贴有刻度纸，另一头稍膨大呈泡状，泡里装有小铅粒或水银，使玻璃管能在被测定的液体中竖直地浸入足够的深度，并能稳定地浮在液体中，也就是当它受到任何摇动时，能自动地恢复成垂直的静止位置。当比重计浮在液体中时，其本身的重力与其排开液体的重力相等。于是在不同的液体中浸入不同的深度，所受到的压力不同，比重计就是利用这一关系刻度的。

---

# 任务 3.4　重（装）量差异检查法

## 3.4.1　含义

重量差异，是指各称量单元的制剂之间重量的差异，如片重差异、丸重差异等。装量差异，是指最小包装单位内药品装量的差异，如散剂、胶囊剂等的装量差异。重（装）量差异检查，是指以药品的标示重（装）量或平均重（装）量为基准，对重（装）量的偏差程度进行考查，从而评价药品质量的均一性。

## 3.4.2　检查意义

药品的重（装）量在一定限度内允许存在偏差，但若超限，则难以保证临床用药的准确剂量。剂量过小时，可能达不到预期的疗效；剂量过大时，则可能引起严重的不良反应，甚至出现

中毒事故。因此,该项检查对于保证临床用药的安全性和有效性是十分必要的。

药典规定检查重(装)量差异限度的品种有:丸剂、散剂、颗粒剂、片剂、锭剂、滴丸剂、胶囊剂、膏药、茶剂、注射用无菌粉末和栓剂等。

### 3.4.3 丸剂重(装)量差异检查

包糖衣丸剂应在包衣前检查丸芯的重量差异,包衣后不再检查,而其他包衣丸则应在包衣后检查;单剂量包装的丸剂进行装量差异检查;以重量标示的多剂量包装丸剂进行最低装量检查。

检查方法如下所述。

#### 1)丸剂重量差异检查

丸剂重量差异检查有两种方法,除另有规定外,按丸数(如大蜜丸)服用的照第一法检查,按丸重(如小蜜丸、水蜜丸和浓缩丸)服用的照第二法检查。

（1）第一法

（一般有标示量）以一次服用量最高丸数为 1 份,取 10 份,分别称定质量,再与标示总量（一次服用最高丸数×每丸标示量）比较,应符合表 3.1 规定,超出重量差异限度不得多于 2 份,且均不能超出重量差异限度的一倍。

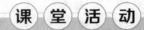
课 堂 活 动

　　某丸剂规格为 1.5 g/丸,每次服用 2 丸。口头描述如何对其进行重量差异检查,并写出其重量差异限度范围。

表 3.1　丸剂重量差异限度(第一法)

| 标示总量/g | 重量差异限度/% |
|---|---|
| ≤0.05 | ±12.0 |
| (0.05,0.1] | ±11.0 |
| (0.1,0.3] | ±10.0 |
| (0.3,1.5] | ±9.0 |
| (1.5,3] | ±8.0 |
| (3,6] | ±7.0 |
| (6,9] | ±6.0 |
| >9 | ±5.0 |

（2）第二法

（一般无标示量）取供试品 10 丸为 1 份,共取 10 份,分别称定质量,并求得平均质量,每份质量与平均质量相比较,应符合表 3.2 规定,超出重量差异限度的应不得多于 2 份,且均不能超过重量差异限度一倍。

表 3.2　丸剂重量差异限度（第二法）

| 每份的平均重量/g | 重量差异限度/% |
| --- | --- |
| 0.05 g 及 0.05 g 以下 | ±12.0 |
| 0.05 g 以上至 0.1 g | ±11.0 |
| 0.1 g 以上至 0.3 g | ±10.0 |
| 0.3 g 以上至 1.0 g | ±8.0 |
| 1.0 g 以上至 2.0 g | ±7.0 |
| 2.0 g 以上 | ±6.0 |

**2）丸剂装量差异检查**

取供试品 10 袋（瓶），分别将其中内容物倾至已称定质量的称量瓶中，并称定质量，每袋（或瓶）装量与标示质量相比较应符合表 3.3 规定，超出装量差异限度的应不得多于 2 袋（或瓶），并不得有 1 袋（或瓶）超出装量差异限度一倍。

表 3.3　丸剂重量差异检查第二法

| 每袋（或瓶）的标示重量/g | 装量差异限度/% |
| --- | --- |
| 0.05 g 及 0.05 g 以下 | ±12.0 |
| (0.05,1.0] | ±11.0 |
| (1.0,2.0] | ±10.0 |
| (2.0,3.0] | ±8.0 |
| (3.0,6.0] | ±6.0 |
| (6.0,9.0] | ±5.0 |
| 9.0 g 以上 | ±4.0 |

### 3.4.4　片重差异检查

糖衣片、薄膜衣片与肠溶衣片应在包衣前检查片芯的重量差异。

检查方法如下所述。

取供试品 20 片，置称量瓶中，精密称定，求算供试品的总质量，再除以 20，得平均片重。从已称定总量的 20 片供试品中，依次用镊子取出 1 片，分别精密称定各片质量。应符合表 3.4 规定，超出装量差异限度的应不得多于 2 片，并不得有 1 片超出装量差异限度一倍。

表 3.4　片重差异限度

| 平均片重/g | 重量差异限度/% |
| --- | --- |
| <0.3 | ±7.5 |
| ≥0.3 | ±5.0 |

### 3.4.5  注意事项

（1）检查过程中应使用镊子夹持供试品，不得徒手操作。

（2）称量瓶应预先洗净并干燥。

（3）实际操作时，应根据称量的精确度选用合适天平，以完成快速精确地测定。称量时应保留 3 位有效数字。

### 3.4.6  应用实例

（1）小儿金丹片（有标示量）的重量差异检查。

（2）消渴灵片（无标示量）的重量差异检查。

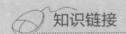

**知识链接**

**最低装量差异检查**

本法适用于标示装量≤500 g（mL）的固体、半固体和液体制剂。制剂通则中规定检查重量差异与装量差异的剂型不再进行最低装量差异检查。检查方法有重量法和容量法。

## 任务 3.5  外观均匀度检查和粒度检查法

### 3.5.1  外观均匀度检查

**1）含义**

外观均匀度是反映药品颗粒分布程度的指标，是散剂的检查项目。检查散剂色泽是否均匀，可用来判断药物分布的均匀程度。散剂的外观应干燥、疏松、混合均匀、色泽一致。检查散剂色泽是否均匀，可以判断散剂中药物分布的均匀程度。

**2）意义**

散剂均匀与否，直接影响药物疗效及安全性，特别是含毒性的药品，如果均匀度不符合规定，不但会影响疗效，甚至会引起中毒。检查散剂均匀度的目的，在于控制散剂生产中的混合工序，从而保证药品质量。

**3）检查方法**

取供试品适量（0.2～0.5 g），置光滑、平整的白纸上，平铺约 5 cm²，用玻璃将其表面压平，在亮处观察,应呈现均匀的光泽,无花纹与色斑。

**4) 特点**

外观均匀质检查简便易行,但主观性误差较大。检查药物均匀度的最好方法是以药物中有效成分为指标进行含量均匀度检查。但中药制剂一般没有此项检查。

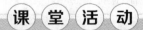

实例:蛇胆川贝散外观均匀度检查

取蛇胆川贝散适量,置光滑纸上,平铺约 5 cm²,用玻璃将其表面压平,在亮处观察其色泽是否均匀,有无花纹、色斑等,并作出是否符合规定的判断。

### 3.5.2 粒度检查

**1) 含义**

粒度,是指颗粒的粗细程度及粗细颗粒的分布,用于测定制剂的粒子大小或限度。药典规定了两种检查方法,检查时应根据规定选用。

**2) 检查意义**

药物粒度太大,影响溶化速度;粒度太小,表面积大,易吸潮、结块、软化而影响质量。因此,粒度测定对于控制药物粒径均一性,保证药品质量是十分必要的。

**(1) 显微镜法**

本法是在显微镜下观察中药制剂微粒大小的方法。适用于眼膏剂、混悬型滴眼剂、气雾剂和软膏剂等的粒度检查。

检查方法如下所述。

首先进行目镜测微尺的标定,以确定使用同一显微镜及特定倍数的物镜、目镜和镜筒长度时,目镜测微尺上每一格所代表的长度。取各品种项下规定量的供试品,用力摇匀(黏度较大者加适量甘油稀释),置载玻片上,盖一盖玻片(注意防止气泡混入),轻压使颗粒分布均匀,半固体可直接涂在载玻片上,立即在 50~100 倍显微镜下检视盖玻片的全部视野,应无凝聚现象,并不得检出超过该品种项下规定的最大颗粒。再在 200~500 倍的显微镜下检视,并用计数器记录该品种规定视野内的总粒数及规定大小的粒数,计算百分率(%),判断该品种的粒度是否符合要求。

实例:混悬型滴眼剂的粒度检查。

取供试品,振摇均匀后,立即取出适量,于显微镜(320~400 倍)下检视,不得有超过 50 μm 的颗粒,然后确定 4~5 个视野计数,含 15 μm 以下的颗粒不得少于90%。

（2）筛分法

筛分法以药筛对药物颗粒的粗细程度进行分等,适用于散剂或颗粒剂的粒度检查。分为单筛分法和双单筛分法。

①单筛分法。适用于烧伤或严重创伤的外用散剂。除另有规定外,取供试品 10 g,称定重量,置规定筛号的药筛(筛下配有密合的接收容器)内,盖上筛盖,水平方向旋转,至少振摇 3 min,并不时在垂直方向轻叩药筛。取筛下的颗粒及粉末,称定重量,计算其百分率。

②双筛分法。适用于颗粒剂。除另有规定外,取供试品 30 g,称定质量,置该品种规定药筛的上层小号筛中,盖好筛盖,保持水平状态过筛,左右往返,边筛动边拍打 3 min,取不能通过小号筛和能通过大号筛的颗粒及粉末,称定质量,计算其百分率。

### 3）结果判断

（1）散剂（单筛分法）

除另有规定外,通过筛网的粉末质量,如不低于供试量的 95%,判为符合规定;低于供试量的 95%,判为不符合规定。

（2）颗粒剂（双筛分法）

除另有规定外,不能通过 1 号筛和能通过 5 号筛的颗粒及粉末的总和,不超过供试量的 15%,判为符合规定;超过供试量的 15%,则判为不符合规定。

### 4）注意事项

在筛动时速度不宜太快,否则由于粉末运动速度太快,可筛过的粉末来不及与筛网接触而混于不可筛过的粉末之中而影响结果。

适当增加振荡力度,使药粉跳动运动增强,能有效增加粉末间距,筛孔得到充分暴露而利于筛选。

振动的力要适当,因为粒径有方向性,通过某一筛孔的粒子实际长度可能比筛孔的孔径大。如果振动力度较强,此种误差会增大。

筛动时间不宜过长,若筛动时间长,力度大,颗粒间互相撞击破碎,也可引起误差。

# 任务 3.6　溶化性和不溶物检查法

溶化性和不溶物检查主要是考察在一定条件下制剂在水中的溶解或分散性能,在其某种程度上能反映制剂的生物利用度,并控制制剂中的水不溶性杂质,如药材碎片、泥沙、焦屑或其他外来异物。药材碎片、泥沙主要是由生产过程中过滤不当引入的;焦屑则是因浓缩时受热不均或温度过高造成的。

## 3.6.1　溶化性检查

颗粒剂分为可溶性、混悬性和泡腾性 3 种。本法适用于检查可溶性颗粒剂和泡腾性颗粒剂。

检查方法如下所述。

除另有规定外,取可溶性颗粒剂 10 g,加热水 200 mL,搅拌 5 min,应全部溶化或显轻微浑浊,但不得有异物;取泡腾性颗粒剂 6 包(瓶),分别置于 250 mL 烧杯(内盛有 200 mL 水,水温为 15~25 ℃)中,应立即产生二氧化碳气体,并在 5 min 内完全分散或溶解在水中。

**课 堂 活 动**

热水温度按《中国药典》凡例中的规定,应为多少?

### 3.6.2 不溶物检查

本法适用于检查煎膏剂。

检查方法如下所述。

取供试品 5 g,加热水 200 mL,搅拌使之溶解,放置 3 min 后观察,不得有焦屑等异物(微量细小纤维、颗粒除外)。

### 3.6.3 注意事项

含药材细粉的煎膏剂,应在未加药粉前做不溶物检查,符合规定后再加药粉,加入药粉后不再做不溶物检查。

# 任务 3.7 硬度与脆碎度检查

本法适用于检查非包衣片剂的脆碎情况及其物理强度,如压碎强度等,是片剂表面硬度的一种指标。片剂应有足够的硬度,以免在包装和运输过程中造成破损,影响剂量准确。

### 3.7.1 硬度检查

硬度又称抗张强度和破碎强度,是指将药品立于两个压板之间,沿片剂直径方向徐徐加压,直到破碎,测定使片剂破碎所用的力。常用的仪器有孟山都硬度测定器,一般认为用孟山都硬度测定器测定片剂的硬度以不低于 4 kg 为好。国产片剂使用测定仪,有径向加压测定强度的装置,一般认为中药压制片硬度在 2~3 kg 为好。

### 3.7.2 脆碎度检查

片剂脆碎度检查法(《中国药典》2015 年版四部 0923)是指片剂在规定的脆碎度检查仪圆筒中滚动 100 次后减失质量的百分数。

脆碎度检查仪主要由电动机、转轴及圆筒(轮鼓)组成。按仪器使用说明书进行安装与使用,并应符合《中国药典》2015 年版四部 0923 的规定。

# 任务 3.8　pH 测定法

pH 是水溶液中氢离子活度的表示方法。严格地说,pH 定义为氢离子活度的负对数。pH 检查是测定药品水溶液氢离子活度的一种方法。《中国药典》2015 版规定,测定 pH 的方法用电位法。除另有规定外,水溶液的 pH 值应以玻璃电极为指示电极,用酸度计进行测定。

酸度计应定期进行计量检定,并符合国家有关规定。测定前,应用标准缓冲液校正仪器,也可用国家标准物质管理部门发放的标示 pH 值准确至 0.01pH 单位的各种标准缓冲液校正仪器。

## 3.8.1　校准(定位)用的标准缓冲液

不同温度时,标准缓冲液的 pH 见表 3.5。

表 3.5　标准缓冲液的 pH

| 温度/℃ | 草酸三氢钾标准缓冲液 | 邻苯二甲酸氢钾标准缓冲液 | 磷酸盐标准缓冲液(pH6.8) | 磷酸盐标准缓冲液(pH7.4) | 硼砂标准缓冲液 |
|---|---|---|---|---|---|
| 0 | 1.67 | 4.00 | 6.98 | 7.52 | 9.46 |
| 5 | 1.67 | 4.00 | 6.95 | 7.49 | 9.39 |
| 10 | 1.67 | 4.00 | 6.92 | 7.47 | 9.33 |
| 15 | 1.67 | 4.00 | 6.90 | 7.44 | 9.28 |
| 20 | 1.68 | 4.00 | 6.88 | 7.43 | 9.23 |
| 25 | 1.68 | 4.00 | 6.86 | 7.41 | 9.18 |
| 30 | 1.68 | 4.01 | 6.85 | 7.40 | 9.14 |
| 35 | 1.69 | 4.02 | 6.84 | 7.39 | 9.10 |
| 40 | 1.60 | 4.03 | 6.84 | 7.38 | 9.07 |
| 45 | 1.70 | 4.04 | 6.83 | 7.38 | 9.04 |
| 50 | 1.71 | 4.06 | 6.83 | 7.38 | 9.02 |

## 3.8.2　检查方法

pH 的测定应严格按 pH 计的使用说明书进行操作,通常有以下步骤:按仪器要求接好电源,选择 pH 挡;接好 pH 玻璃电极与参比电极,电极距离要适当;甘汞电极应比玻璃电极位置稍低(防止玻璃球损坏);用标准 pH 缓冲液,调节定位旋钮到与其一致的数值。测量过程中应转动测量烧杯,加速读数稳定;洗净擦干电极,换上待测溶液,稳定后读取溶液的 pH 值。一般定位旋钮在调好后不可任意调节,如不慎被碰动,应使用标准 pH 缓冲液重新定位。测定完毕后,复原仪器,并应将玻璃电极洗净后浸于干净的蒸馏水中,甘汞电极洗净擦干后套上橡皮塞,关闭电源。

### 3.8.3　注意事项

①测定前,按各品种项下的规定,选择两种 pH 约相差 3 个 pH 单位的标准缓冲液,并使供试液的 pH 处于两者之间。

②取与供试液 pH 较接近的第一种标准缓冲液对仪器进行校正(定位),使仪器示值与表列数值一致。

③仪器定位后,再用第二种标准缓冲液核对仪器示值,误差应不大于±0.02pH 单位。若大于此偏差,则应小心调节斜率,使示值与第二种标准缓冲液的表列数值相符。重复上述定位与斜率调节操作,至仪器示值与标准缓冲液的规定数值相差不大于 0.02pH 单位。否则,需检查仪器或更换电极后,再行校正至符合要求。

④每次更换标准缓冲液或供试液前,应用纯化水充分洗涤电极,然后将水吸尽,也可用所换的标准缓冲液或供试液洗涤。

⑤在测定高 pH 的供试品和标准缓冲液时,应注意碱误差的问题,必要时选用适当的玻璃电极测定。

⑥对弱缓冲或无缓冲作用溶液的 pH 测定,先用邻苯二甲酸氢钾标准缓冲液校正仪器后测定供试液,并重取供试液再测,直至 pH 的读数在 1 min 内改变不超过±0.05 为止;然后再用硼砂标准缓冲液校正仪器,再如上法测定;二次 pH 的读数相差应不超过 0.1,取二次读数的平均值为其 pH。

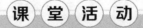
**课 堂 活 动**

为什么选用两种 pH 约相差 3 个 pH 单位以内的标准缓冲液作为校正用标准缓冲液?

## 任务 3.9　乙醇量测定法

制剂含乙醇量,是指制剂在 20 ℃时含有乙醇的容量百分数(%,$V/V$),是酒剂、酊剂、流浸膏剂的一项重要质控指标。测定方法有蒸馏法和气相色谱法两种。除另有规定外,若蒸馏法测定结果与气相色谱法测定结果不一致时,以气相色谱法测定结果为准。

### 3.9.1　蒸馏法

**1)测定原理**

将样品蒸馏,收集一定体积的乙醇馏出液,测定其在 20 ℃时的相对密度,从乙醇相对密度表中查得供试品中乙醇含量。

**2)测定方法**

按制剂的性质不同,分为下述 3 种方法。

（1）第一法

本法适用于测定多数流浸膏、酊剂及甘油制剂中的乙醇含量。根据制剂中含乙醇量的不同,又可分为两种情况。

①含乙醇量低于30%者:取供试品,调节温度至 20 ℃,精密量取 25 mL,置 150~200 mL 蒸馏瓶中,加水约 25 mL,加玻璃珠数粒或沸石等物质,连接冷凝管,直火加热,缓缓蒸馏,速度以馏出液一滴接一滴为准。馏出液导入 25 mL 量瓶中,待馏出液约达 23 mL 时,停止蒸馏。将馏出液温度调节至 20 ℃,加 20 ℃的水至刻度,摇匀,在 20 ℃时按相对密度测定(《中国药典》四部 0601)项下的方法测定相对密度。在乙醇相对密度表(见附录)内查出乙醇的含量(%)(mL/mL)即为供试品中的乙醇含量(%)。

②含乙醇量高于30%者:取供试品,调节温度至 20 ℃,精密量取 25 mL,置 150~200 mL 蒸馏瓶中,加水约 50 mL,加玻璃珠数粒,如上法蒸馏。馏出液导入 50 mL 量瓶中,待馏出液约达 48 mL 时,停止蒸馏。调节馏出液温度至 20 ℃,加 20 ℃的水至刻度,摇匀,在 20 ℃时照上法测定相对密度。将查得所含乙醇的含量(%)(mL/mL)与 2 相乘,即得。

（2）第二法

本法系供测定含有挥发性物质,如挥发油、氯仿、乙醚、樟脑等的酊剂、醑剂等制剂中的乙醇量。根据制剂中含乙醇量的不同,也可分为两种情况,如下所述。

①含乙醇量低于30%者:取供试品,调节温度至 20 ℃,精密量取 25 mL,置 150 mL 分液漏斗中,加等量的水,并加入氯化钠使之饱和,再加石油醚,振摇 1~3 次,每次约 25 mL,使妨碍测定的挥发性物质溶入石油醚层中,待两液分离,分取下层水液,置 150~200 mL 蒸馏瓶中,石油醚层用氯化钠的饱和溶液洗涤 3 次,每次用 10 mL,洗液并入蒸馏瓶中,照上述第一法(冷凝蒸馏法)蒸馏并测定。

②含乙醇量高于30%者:取供试品,调节温度至 20 ℃,精密量取 25 mL,置 250 mL 分液漏斗中,加水约 50 mL,如上法加入氯化钠使之饱和,并用石油醚提取 1~3 次,分取下层水液,照上述第一法蒸馏并测定。

供试品中加石油醚振摇后,如发生乳化现象时,或经石油醚处理后,馏出液仍很浑浊时,可另取供试品,加水稀释,照第一法蒸馏,再将得到的馏出液照本法处理、蒸馏并测定。

供试品如为水棉胶剂,可用水代替饱和氯化钠溶液。

（3）第三法

本法系供测定含有游离氨或挥发性酸的制剂中的乙醇量。供试品中含有游离氨,可酌加稀硫酸,使成微酸性;如含有挥发性酸,可酌加氢氧化钠试液,使成微碱性。再按第一法蒸馏、测定。如同时含有挥发油,除按照上述方法处理外,并照第二法处理。

### 3）注意事项

任何一法的馏出液如显浑浊,可加滑石粉或碳酸钙振摇,滤过,使溶液澄清,再测定相对密度;蒸馏时,如发生泡沫,可在供试品中酌加硫酸或磷酸,使成强酸性,或加稍过量的氯化钙溶液,或加少量石蜡后再蒸馏。

## 3.9.2 气相色谱法

气相色谱法,广泛用于各种制剂中乙醇含量的测定。由于测定前不需对供试品进行预处理,且操作简便、结果准确、重现性好,故应用日益广泛。

### 1）测定原理

乙醇具有挥发性及在一定温度下有良好的稳定性,可采用气相色谱法测定制剂中的乙醇含量。因为中药制剂中并非所有组分都出峰,故采用内标法定量。

### 2）测定过程

（1）色谱条件与系统适用性试验

用直径为 0.25～0.18 mm 的二乙烯苯-乙基乙烯苯型高分子多孔小球作为载体,柱温为 120～150 ℃;另精密量取无水乙醇 4 mL、5 mL、6 mL,分别精密加入恒温至 20 ℃的正丙醇（作为内标物质）各 5 mL,加水稀释成 100 mL,混匀（必要时可进一步稀释）,照气相色谱法测定,应符合下述要求。

①用正丙醇峰计算的理论板数应大于 700。

②乙醇和正丙醇两峰的分离度应大于 2。

③上述 3 份溶液各注样 5 次,所得 15 个校正因子的相对标准偏差不得大于 2.0%。校正因子为:

$$f = \frac{\dfrac{A_s}{C_s}}{\dfrac{A_R}{C_R}}$$

式中　$A_s$——内标物峰面积;

　　　$A_R$——对照品峰面积;

　　　$C_s$——内标物浓度;

$C_R$——对照品浓度。

（2）标准溶液的制备

精密量取恒温至 20 ℃的无水乙醇和正丙醇各 5 mL，加水稀释成 100 mL，混匀，即得。

（3）供试溶液的制备

精密量取恒温至 20 ℃的供试品适量（相当于乙醇约 5 mL）和正丙醇 5 mL，加水稀释成 100 mL，混匀，即得。溶液必要时可进一步稀释。

（4）测定法

取标准溶液和供试品溶液适量，分别连续注样 3 次，并计算出校正因子和供试品的乙醇含量，取 3 次计算的平均值作为结果。即

$$供试品溶液中乙醇的浓度 = f \times \frac{A_x}{A_s} \times C_s$$

式中　$f$——校正因子；

$A_x$——供试品中无水乙醇峰面积；

$A_s$——内标物峰面积；

$C_s$——内标物浓度。

**3）注意事项**

①在不含内标物质的供试品溶液的色谱图中，与内标物质峰相应的位置处不得出现杂质峰。

②标准溶液和供试品溶液各连续 3 次注样，所得各次校正因子和乙醇含量与其相应的平均值的相对偏差，均不得大于 1.5%，否则应重新测定。

③选用其他载体时，系统适用性试验必须符合本法规定。

# 实训 3.1　香砂养胃丸中水分测定

**1.实训目的**

（1）掌握甲苯法测定中药制剂中水分的原理和操作方法。

（2）正确书写实验记录和检验报告。

**2.测定依据**

《中国药典》（2015 年版四部 0832）水分测定第三法：甲苯法。

**3.实训原理**

中药制剂水分测定的方法有：费休氏法、烘干法、甲苯法、减压干燥法和气相色谱法。各法适用范围不同，其中甲苯法适用于含挥发性成分的药品。香砂养胃丸是由木香、砂仁、白术、陈皮、香附、广藿香、茯苓、半夏等 12 味中药制成的水丸，其中有多味中药中含挥发性成分，应选

用甲苯法测定该制剂中水分的含量。

**4.实训仪器和试剂**

（1）仪器：甲苯法水分测定装置（包括500 mL短颈圆底烧瓶、水分测定管、直形冷凝管，外管长40 cm），电热套，分析天平。

（2）试剂：甲苯，亚甲蓝（AR），铜丝，香砂养胃丸（市售）。

**5.实训方法与步骤**

（1）将香砂养胃丸研碎，取约25 g（相当于含水量为1~4 mL），精密称定，置A瓶中，加甲苯约200 mL，必要时加入玻璃珠数粒，将仪器各部分连接。

（2）自冷凝管顶端加入甲苯，至充满B管的狭细部分。将A瓶置电热套中缓缓加热，待甲苯开始沸腾时，调节温度，使每秒钟馏出2滴。

（3）待水分完全馏出，即测定管刻度部分的水量不再增加时，将冷凝管内部先用甲苯冲洗，再用饱蘸甲苯的长刷或其他适当方法，将管壁上附着的甲苯推下，继续蒸馏5 min，放冷至室温。

（4）拆卸装置，如有水粘附在B管的管壁上，可用蘸甲苯的铜丝推下，放置，使水分与甲苯完全分离（可加亚甲蓝粉末少量，使水染成蓝色，以便于分离观察）。检读水量，并计算供试品中含水量（％）。

**6.注意事项**

（1）样品应先粉碎成直径不超过3 mm的颗粒。

（2）加热的温度不宜过高。

（3）若用化学纯甲苯直接测定，必要时甲苯可先加少量水，充分振摇后，将水层分离弃去，经蒸馏后使用。

**7.实训结论**

根据实训记录和结果，填写检验报告，对本品的水分测定作出结论。

**8.复习思考题**

（1）实验中所用仪器、器皿是否要烘干？为什么？

（2）解释本法适用于含挥发性成分中药制剂中水分测定的原因。

（3）说出中药制剂水分测定的意义。

**香砂养胃丸中水分测定实训报告**

班级_____　　姓名_____　　学号_____　　实训时间_____　　成绩_____

1.实训目的

2.实训原理

3.实训仪器和试剂

4.实训方法与步骤

5.实训记录

（1）香砂养胃丸供试品的取样量

（2）测定结束时，水分测定管中水的量

（3）被检制剂中水分含量

6.实训结论

填写检验报告单。

### 检验报告单

| 检品名称 | | 生产企业 | |
|---|---|---|---|
| 检品规格 | | 产品批号 | |
| 送检单位 | | | |
| 检验项目 | | | |
| 检验方法 | | | |
| 检验结论 | | | |

检验人：　　　　　　复核人：　　　　　　检验单位：（盖章）

检验时间：

### 香砂养胃丸中水分测定实训考核

| 项　　目 | 技能测试标准 | 分值 | 得分 | 备　注 |
|---|---|---|---|---|
| 着装 | 穿着干净白大衣 | 3 | | |
| 称重 | 1.选择合适的天平 | 3 | | |
| | 2.放置平稳 | 3 | | |
| | 3.每次称重前先调准"0" | 3 | | |
| | 4.选择适当容器作衬垫 | 3 | | |
| | 5.称取时瓶盖内向上放于台面 | 3 | | |
| | 6.称完后即盖上 | 3 | | |
| | 7.药匙应专一,每次用后洗净 | 3 | | |
| | 8.称样时慢慢添加,称多的试药不能放回原处 | 3 | | |
| | 9.称样正确,称重准确,节约用药 | 3 | | |
| | 10.保持天平、台面清洁 | 3 | | |
| | 11.称毕后清洁天平,并回"0"处于休止状态 | 3 | | |

续表

| 项 目 | 技能测试标准 | 分值 | 得分 | 备 注 |
|---|---|---|---|---|
| 量取 | 1.选用正确的量具 | 3 | | |
| | 2.倾倒液体时,没有溅落 | 3 | | |
| | 3.量取时视线与液面平行 | 3 | | |
| | 4.量取准确,节约用药 | 3 | | |
| | 5.量取时缓慢加入,多余试剂不能倒回原瓶 | 3 | | |
| | 6.保持操作台面洁净 | 3 | | |
| | 7.量取完毕,清洁所使用量具 | 3 | | |
| | 8.量取结束,试剂瓶盖好内盖与外盖 | 3 | | |
| 水分测定操作 | 1.正确取放药丸,用镊子,戴手套 | 5 | | |
| | 2.正确进行研磨,保证丸剂分散成规定粒度 | 5 | | |
| | 3.正确操作电热套装置 | 5 | | |
| | 4.正确安装甲苯法水分测定装置 | 5 | | |
| 实训报告 | 撰写工整,问题回答正确,试验结论正确 | 20 | | |
| 总 分 | | | | |
| 结果总结 | | | | |

# 实训 3.2  六味地黄丸(大蜜丸)重量差异检查

**1.实训目的**

(1)掌握丸剂重量差异检查法的一般操作步骤和技能。

(2)熟悉重量差异检查的意义。

(3)正确书写实验记录和检验报告。

**2.测定依据**

(1)六味地黄丸药品标准[《中国药典》2015年版(一部)正文部分第704页]【检查】应符合丸剂项下有关的各项规定(《中国药典》四部0108)。

(2)重量差异检查[《中国药典》2015年版四部0108]。

**3.实训原理**

本法采用重量差异检查第一法,以本品标示质量为指标,确定重量差异限度范围,以此考察本品丸重的均一性是否符合药品标准规定。

**4.仪器与试剂**

分析天平(感量 0.001 g)、称量瓶、镊子等。

**5.实训内容**

(1)取供试品 10 份,每份 1 丸。分别置称量瓶中称重(准确至 0.01 g),记录数据。

(2)根据标示质量(9 g/丸)和重量差异限度(±6%),确定允许丸重范围和限度增大 1 倍时的允许丸重范围。

(3)将 10 份样品质量放到上述允许丸重范围内进行考察,若均不超过允许丸重范围;或超过的不多于 2 份,且均不能超出限度的 1 倍,则判定为符合规定,否则不符合规定。

**6.注意事项**

(1)称量前后,均应仔细查对供试品的份数。试验过程中,应使用镊子夹持供试品,不得徒手操作。

(2)称量瓶应预先洗净并干燥。

**7.实训结论**

根据试验记录和结果,填写检验报告,对本品重量差异检查作出结论。

**8.复习思考题**

(1)重量差异检查的目的是什么?

(2)重量差异检查中第一法和第二法有何区别?

六味地黄丸重量差异检查实训报告

班级_____  姓名_____  学号_____  实训时间_____  成绩_____

1.实训目的

2.实训原理

3.实训仪器和试剂

4.实训方法与步骤

5.实训记录

(1)允许丸重范围和限度增大 1 倍时的允许丸重范围。

(2)六味地黄丸 10 份供试品的质量。

6.实训结论

填写检验报告单。

**检验报告单**

| 检品名称 | | 生产企业 | |
|---|---|---|---|
| 检品规格 | | 产品批号 | |
| 送检单位 | | | |
| 检验项目 | | | |
| 检验方法 | | | |
| 检验结论 | | | |
| 检验人： | 复核人： | | 检验单位：(盖章)<br>检验时间： |

**六味地黄丸重量差异检查实训考核**

| 项　目 | 技能测试标准 | 分值 | 得分 | 备　注 |
|---|---|---|---|---|
| 着装 | 穿着干净白大衣 | 2 | | |
| 称重 | 1.选择合适的天平 | 3 | | |
| | 2.放置平稳 | 5 | | |
| | 3.每次称重前先调准"0" | 5 | | |
| | 4.选择适当容器作衬垫 | 5 | | |
| | 5.称取时瓶盖内向上放于台面 | 5 | | |
| | 6.称完后即盖上 | 5 | | |
| | 7.药匙应专一,每次用后洗净 | 5 | | |
| | 8.称样正确,称重准确,节约用药 | 5 | | |
| | 9.保持天平、台面清洁 | 5 | | |
| | 10.称毕后清洁天平,并回"0"处于休止状态 | 5 | | |
| 实训报告 | 书写工整,问题回答正确,试验结论正确 | 50 | | |
| 总　分 | | | | |
| 结果总结 | | | | |

# 实训 3.3  双黄连口服液的相对密度及 pH 测定

**1.实训目的**

（1）掌握双黄连口服液的相对密度及 pH 测定两项常规检查的主要内容及方法。

（2）正确书写实验记录和检验报告。

**2.实训原理**

双黄连口服液为合剂，由金银花提取物、黄芩提取物和连翘提取物组成。液体制剂的相对密度与其含药量有关；此外，其有效成分的溶解度、稳定性与溶液的 pH 值有密切关系，且溶液的 pH 值对微生物的生长、防腐剂的抑菌能力也有影响。因此，《中国药典》规定此类制剂采用测定其相对密度及 pH 值来控制质量。

**3.测定依据**

《中国药典》四部 0631，pH 值应为 5.0~7.0；《中国药典》四部 0601，相对密度应不低于1.12。

**4.实训仪器和试剂**

（1）仪器：比重瓶，水浴锅，分析天平，pH 计。

（2）试剂：双黄连口服液（市售）。

**5.实训方法与步骤**

（1）相对密度测定：取洁净、干燥并精密称定质量的比重瓶，装满供试品（温度应低于20 ℃或各品种项下规定的温度）后，插入中心有毛细孔的瓶塞，用滤纸将从塞孔溢出的液体擦干，置 20 ℃（或各品种项下规定的温度）的水浴中，放置 10~20 min，随着供试液温度的上升，过多的液体将不断地从筛孔溢出，随时用滤纸将瓶塞顶端擦干，待液体不再由筛孔溢出，迅速将比重瓶从水浴中取出，再用滤纸将比重瓶的外面擦干，精密称定，减去比重瓶的质量，求得供试品的质量。将供试品倾出，洗净比重瓶，装满新沸过的冷水，再照供试品质量的测定法测得同一温度时水的质量。按下式计算，即得。

$$供试品的相对密度 = \frac{供试品质量}{水质量}$$

（2）pH 值测定：采用 pH 计，不同酸度计的精确与操作方法有所不同，应严格按仪器说明书与注意事项进行操作，一般按以下操作步骤进行。

①选择校正用的标准缓冲溶液。测定前按双黄连口服液标准项下规定，选择两种标准缓冲液（pH 值约相差 3 个 pH 单位的标准缓冲液），使供试液的 pH 值处于两者之间。

②校正酸度计。按所用酸度计说明书规定，开机通电预热仪器数分钟，调节零点和温度补偿（有些仪器不需调零），取与供试液 pH 值较接近的第一种标准缓冲液对仪器进行校正（定

位),使仪器示值与表列数值一致。仪器定位后,再用第二种标准缓冲液核对仪器示值,误差应不大于±0.02pH 单位。若大于此偏差,则应小心调节斜率,使示值与第二种标准缓冲液的表列数值相符。重复上述定位与斜率调节操作,至仪器示值与标准缓冲液的规定数值相差不大于 0.02pH 单位。否则,需检查仪器或更换电极后,再行校正至符合要求。

③制备样品溶液。药典收载的品种基本都是直接取样测定,有少量品种要求先称一定量样品溶解于定量的水中或称一定量样品,加水振摇过滤,取滤液测定。样品溶液准备好后应立即测定,以免空气中的二氧化碳影响测定结果。

④测定样品溶液的 pH 值。取适量双黄连口服液置于洁净、干燥的小烧杯内,先用双黄连口服液冲洗电极数次,再将其浸入小烧杯中,轻轻振摇烧杯,待示数平衡稳定后,读数,重复测定两次,取平均值即可。

⑤测定结束后,复原仪器,并将玻璃电极洗净后浸入洁净的蒸馏水中,甘汞电极洗净擦干后套上胶皮套,关闭电源。

**6.注意事项**

(1)相对密度检查时应注意控制温度、称量时应擦干。

(2)pH 值检查时应注意缓冲液的选择和 pH 计的校正。

**7.实训结论**

根据实训记录和结果,填写检验报告,对本品的相对密度和 pH 值检查作出结论。

**8.复习思考题**

(1)实验中所用仪器、器皿是否要烘干? 为什么?

(2)解释本法适用于含挥发性成分中药制剂中水分测定的原因。

(3)说出中药制剂水分测定的意义。

**双黄连口服液的相对密度及 pH 测定实训报告**

班级_____     姓名_____     学号_____     实训时间_____     成绩_____

1.实训目的

2.实训原理

3.实训仪器和试剂

4.实训方法与步骤

5.实训记录

(1)比重瓶质量

(2)双黄连口服液供试品的质量

(3)水的质量

(4)双黄连口服液 pH 值

6.实训结论

填写检验报告单。

**检验报告单**

| 检品名称 | | 生产企业 | |
|---|---|---|---|
| 检品规格 | | 产品批号 | |
| 送检单位 | | | |
| 检验项目 | | | |
| 检验方法 | | | |
| 检验结论 | | | |

检验人：　　　　　复核人：　　　　　　　检验单位：（盖章）

检验时间：

**双黄连口服液的相对密度及 pH 测定实训考核**

| 项　目 | 技能测试标准 | 分值 | 得分 | 备　注 |
|---|---|---|---|---|
| 着装 | 穿着干净白大衣 | 2 | | |
| 称重量取 | 1.选择合适的天平 | 1 | | |
| | 2.放置平稳 | 3 | | |
| | 3.每次称重前先调准"0" | 3 | | |
| | 4.药匙应专一,每次用后洗净 | 3 | | |
| | 5.称样时慢慢添加,称多的试药不能放回原处 | 3 | | |
| | 6.称样正确,称重准确,节约用药 | 3 | | |
| | 7.保持天平、台面清洁 | 3 | | |
| | 8.称毕后清洁天平,并回"0"处于休止状态 | 3 | | |
| | 9.倾倒液体时,没有溅落 | 3 | | |
| | 10.保持操作台面洁净 | 3 | | |

续表

| 项　目 | 技能测试标准 | 分值 | 得分 | 备　注 |
|---|---|---|---|---|
| 相对密度测定操作 | 1.正确夹持比重瓶 | 5 | | |
| | 2.称重顺序 | 5 | | |
| | 3.排除供试液中气泡 | 5 | | |
| pH 值测定 | 1.正确选择标准缓冲液 | 5 | | |
| | 2.校正 pH 计 | 5 | | |
| | 3.测量结束后,电极的正确处理 | 5 | | |
| 实训报告 | 书写工整,问题回答正确,试验结论正确 | 40 | | |
| 总　分 | | | | |
| 结果总结 | | | | |

# 实训 3.4　GC 法测定藿香正气水中乙醇含量

**1.实训目的**

(1)掌握 GC 法测定中药制剂中乙醇含量的方法。

(2)熟悉气相色谱仪的使用方法和操作过程。

(3)正确书写实验记录和检验报告。

**2.实训原理**

藿香正气水为酊剂,由苍术、陈皮、广藿香等十味药组成,制备过程中所用溶剂为乙醇。由于制剂中含醇量的高低对于制剂中有效成分的含量、杂质的类型与数量以及制剂的稳定性等都有影响。所以,《中国药典》规定对该类制剂需做乙醇含量检查。

乙醇具有挥发性,《中国药典》采用气相色谱法测定各种制剂在 20 ℃时乙醇的含量(%,mL/mL),并采用内标法进行定量。

**3.测定依据**

《中国药典》四部 0711,乙醇含量应为 40%～50%。

**4.实训仪器和试剂**

(1)仪器:气相色谱仪、微量进样器。

(2)试剂:无水乙醇、正丙醇(AR)、藿香正气水(市售)。

**5.实训方法与步骤**

(1)标准溶液的制备

精密量取恒温至 20 ℃的无水乙醇和正丙醇各 5 mL,加水稀释成 100 mL,混匀,即得。

（2）供试品溶液的制备

精密量取恒温至20 ℃的藿香正气水适量10 mL和正丙醇5 mL，加水稀释成100 mL，混匀，即得。

（3）测定法

①校正因子的测定。取标准溶液2 μL，连续注样3次，记录对照品无水乙醇和内标物正丙醇的峰面积，按下式计算校正因子：

$$校正因子 f = \frac{\dfrac{A_s}{C_s}}{\dfrac{A_R}{C_R}}$$

式中　$A_R$——对照品无水乙醇峰面积；

　　　$A_s$——内标物正丙醇峰面积；

　　　$C_s$——内标物正丙醇浓度；

　　　$C_R$——对照品无水乙醇浓度。

②供试品溶液测定。取供试品溶液2 μL，连续注样3次，记录供试品中待测组分乙醇和内标物正丙醇的峰面积，按下式计算含量：

$$含量(C_x) = f \times \frac{A_x}{A_s} \times C_s$$

式中　$A_x$——供试品溶液中乙醇峰面积；

　　　$A_s$——内标物正丙醇峰面积；

　　　$C_x$——供试品溶液中乙醇浓度；

　　　$C_s$——内标物正丙醇浓度。

**6.注意事项**

（1）在不含内标物的供试品溶液的色谱图中，与内标物峰相应的位置不得出现杂质峰。

（2）标准溶液和供试品溶液各连续进样3次，所得校正因子和乙醇含量的相对偏差，均不得大于1.5%，否则应重新测定。

**7.实训结论**

根据实训记录和结果，填写检验报告，对本品的乙醇含量测定作出结论。

**8.复习思考题**

（1）内标物应符合哪些条件？

（2）实验过程中可能引入误差的操作有哪些？

**GC法测定藿香正气水中乙醇含量实训报告**

班级_____　　姓名_____　　学号_____　　实训时间_____　　成绩_____

1.实训目的

2.实训原理

3.实训仪器和试剂

4.实训方法与步骤

5.实训记录

（1）标准溶液和供试品溶液色谱图中无水乙醇和正丙醇峰面积

（2）校正因子

（3）藿香正气水中的乙醇含量

6.实训结论

填写检验报告单。

**检验报告单**

| 检品名称 | | 生产企业 | |
|---|---|---|---|
| 检品规格 | | 产品批号 | |
| 送检单位 | | | |
| 检验项目 | | | |
| 检验方法 | | | |
| 检验结论 | | | |
| 检验人： | 复核人： | | 检验单位：(盖章)<br>检验时间： |

### GC 法测定藿香正气水中乙醇含量实训考核

| 项 目 | 技能测试标准 | 分值 | 得分 | 备 注 |
|---|---|---|---|---|
| 着装 | 穿着干净白大衣 | 2 | | |
| 量取 | 1.选用正确的量具 | 3 | | |
| | 2.倾倒液体时,没有溅落 | 5 | | |
| | 3.量取时视线与液面平行 | 5 | | |
| | 4.量取准确 | 5 | | |
| | 5.量取时缓慢加入,多余试剂不能倒回原瓶 | 5 | | |
| | 6.保持操作台面洁净 | 5 | | |
| | 7.量取完毕,清洁所使用量具 | 5 | | |
| | 8.量取结束,试剂瓶盖好内盖与外盖 | 5 | | |
| GC 仪器操作 | 1.正确开、关气相色谱仪 | 10 | | |
| | 2.按操作规程使用气相色谱仪 | 10 | | |
| 实训报告 | 书写工整,问题回答正确,试验结论正确 | 40 | | |
| 总 分 | | | | |
| 结果总结 | | | | |

## • 项目小结 •

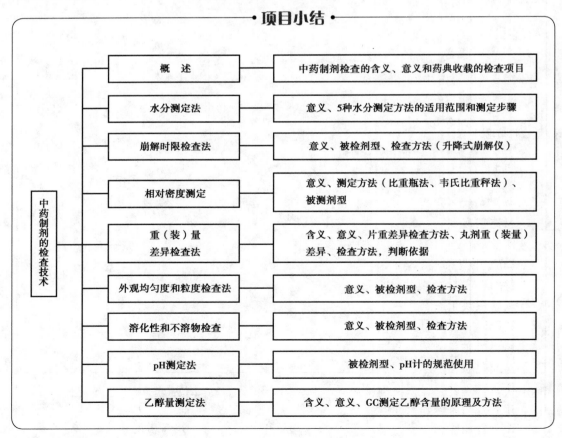

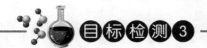 目标检测3

## 一、选择题

（一）A 型题（在每题的 4 个备选答案中,只有一个最佳答案）

1.烘干法测定中药制剂的水分一般要求干燥的温度为(　　)。

　　A.90~100 ℃　　　　　　　B.100~105 ℃　　　　　　　C.110~115 ℃

　　D.115~120 ℃　　　　　　E.120~125 ℃

2.恒重是指供试品连续两次干燥后的重量差异不超过(　　)mg。

　　A.0.1　　　　　　　　　　B.0.2　　　　　　　　　　C.0.3

　　D.0.5　　　　　　　　　　E.1.0

3.比重瓶法测定中药制剂的相对密度时,将装满供试品的比重瓶置(　　)的水浴中。

　　A.10 ℃　　　　　　　　　B.15 ℃　　　　　　　　　C.20 ℃

　　D.30 ℃　　　　　　　　　E.35 ℃

4.中药制剂测定相对密度时,所用的蒸馏水应是(　　)。

　　A.蒸馏水　　　　　　　　B.冷蒸馏水　　　　　　　　C.新沸过冷的蒸馏水

　　D.新沸过热的蒸馏水　　　　　　　　　　　　　　　　E.热蒸馏水

5.采用甲苯法测定水分时,测定前甲苯需用水饱和,目的是(　　)。

　　A.减少甲苯的挥发　　　　　　　　　　B.增加甲苯在水中的溶解度

　　C.避免甲苯与微量水混合　　　　　　　D.减少水的挥发

　　E.降低甲苯在水中的溶解度

6.进行含醇量检查的剂型是(　　)。

　　A.注射剂　　　　　　　　B.口服液　　　　　　　　C.酒剂

　　D.合剂　　　　　　　　　E.糖浆剂

7.进行相对密度检查的剂型是(　　)。

　　A.合剂　　　　　　　　　B.气雾剂　　　　　　　　C.注射剂

　　D.滴眼剂　　　　　　　　E.颗粒剂

8.易挥发液体的相对密度,可进行测定的是(　　)。

　　A.比重瓶　　　　　　　　B.韦氏比重称　　　　　　　C.天平

　　D.量筒　　　　　　　　　E.量杯

（二）X 型题（每题的备选答案中有 2 个或 2 个以上正确答案,少选或多选均不得分）

1.《中国药典》收载的水分测定方法有(　　)。

　　A.常压烘干法　　　　　　B.甲苯法　　　　　　　　C.减压干燥法

　　D.Fajans 法　　　　　　E.气相色谱法

2.酒剂质量检查的项目为(　　)。

　　A.相对密度　　　　　　　B.总固体　　　　　　　　C.含醇量

　　D.重量差异　　　　　　　E.装量差异

3.中药注射剂按照药典要求需进行下列哪些项目的检查? (　　)。

　　A.无菌检查　　　　　　　B.热源检查　　　　　　　C.澄明度检查

　　D.装量差异检查　　　　　　E.pH 值检查

## 二、填空题

1.麝香的化学成分复杂,主要成分为_____。

2.《中国药典》规定,凡检查_____的制剂,不再检查重(装)量差异。

3.水分测定法的烘干法适用于_____的药品,甲苯法适用于_____药品。

4.凡加_____的煎膏剂,不再检查相对密度,但应符合各项煎膏剂项下的规定。

## 三、简答题

1.简答合剂等液体中药制剂作溶液 pH 检查的意义。

2.解释相对密度,并简述比重法测相对密度的过程。

## 四、计算题

　　藿香正气水中乙醇量 GC 测定法中系统适用性试验为:用直径为 0.25~0.18 mm 的二乙烯苯-乙基乙烯苯型高分子多孔小球作为载体,柱温为 120~150 ℃;另精密量取无水乙醇 4 mL、5 mL、6 mL,分别精密加入正丙醇 5 mL(作为内标准)加水稀释至 100 mL,混匀,按照气相色谱法测定,应符合下列要求:①用正丙醇计算的理论塔板数应大于 700;②乙醇和正丙醇两峰的分离度应大于2;③上述 3 份溶液各注射 5 次,所得 15 个校正因子的变异系数不得大于2.0%。本次试验结果:正丙醇出峰保留时间为 $t_R = 5.32$ min、峰宽为 0.61 min;乙醇出峰的保留时间是 3.85 min、峰宽为 0.66 min;所得 15 个校正因子的变异系数不大于1.67%。求:①计算出理论塔板数;②计算乙醇和正丙醇两峰的分离度;③以上试验结果是否符合要求?

# 项目 4　中药制剂的杂质检查技术

-------------------------------------------------------------------------------

📖 **【项目描述】**

　　为了确保用药安全有效,就必须对中药制剂中所含的杂质进行检查,主要包括灰分检查法、重金属检查法、砷盐检查法、农药残留量检查法、甲醇量检查法、可见异物的检查方法,通过学习相关杂质检查的知识和技能,为今后从事药品检验工作奠定一定基础。

📖 **【知识目标】**

➤ 掌握灰分,重金属,砷盐,农药残留量,甲醇量,可见异物的检查方法原理、操作方法、注意事项。

➤ 熟悉一般杂质与特殊杂质的区别。

➤ 了解杂质的来源、分类及限量计算方法。

📖 **【技能目标】**

➤ 熟练掌握各种杂质检查方法的操作步骤和技能。

　　药品的杂质是药品中不具有治疗作用,或对人体有危害或影响药物质量的物质。

　　中药制剂是否优良有效,主要从两方面来评价:首先是中药制剂本身的效力以及有无副作用;其次是所含杂质对人体产生的影响。因此,为了确保用药安全有效,就必须根据杂质对人体的危害性和使用要求,对中药制剂所含的杂质及其限量,作必要的检查和规定。

## 任务 4.1　杂质的来源及分类

### 4.1.1　杂质的定义

　　中药制剂的杂质是指制剂中存在的无治疗作用或影响制剂的疗效和稳定性,甚至对人体健康有害的物质。包括:①毒性物质,如重金属、砷盐等。②本身无毒副作用,但影响药物的稳定性和疗效的物质,如水、铁盐等。③无毒副作用,也不影响药物的稳定性和疗效,但能反映药物的生产工艺和贮存状况是否正常的物质,如氯化物、硫酸盐等。

### 4.1.2　杂质的来源

中药制剂中的杂质主要来源于药材原料、制剂的生产制备过程和贮存过程。

#### 1) 中药材原料

原料药材中可能含有的杂质有:①因药材清洗不净带入的泥沙等。②药材栽培过程中污染的重金属及农药残留;加工炮制过程中的二氧化硫残留等。③掺杂的伪品,如大黄中掺杂的土大黄。

#### 2) 制备过程

生产制备中由于加入的试剂、溶剂未除尽及与生产器皿接触而引入杂质,如酸、碱、甲醇、铁盐、氯化物、硫酸盐、重金属、砷盐等。

#### 3) 贮存过程

贮存过程中由于日光、空气、水分、温度、微生物等外界条件的影响使制剂中的化学成分发生氧化、水解、分解、聚合、霉变等物理化学变化而产生的杂质。

### 4.1.3　杂质的分类

中药制剂的杂质分为一般杂质和特殊杂质两类。

#### 1) 一般杂质

一般杂质是指在自然界中分布比较广泛,普遍存在于药材中,在中药制剂的生产和贮存过程中易引入的杂质。如酸、碱、硅酸盐(泥沙)、氯化物、硫酸盐、铁盐、重金属、砷盐、有机氯类农药、甲醇等。其检查方法均在《中国药典》2015 年版附录中加以规定。对于中药材及其制剂,并非要求每个品种都必须做一般杂质的全面检查,而是根据具体的情况,进行一定项目的检查。

#### 2) 特殊杂质

特殊杂质是指药物在生产和贮存过程中,由于药物本身的性质、生产方法和工艺的不同可能引入或产生的杂质,是某种(类)特定药物中特有的杂质。例如,大黄流浸膏中的土大黄苷、阿胶中的挥发性碱性物质以及附子理中丸、三七伤药片中的乌头碱等。特殊杂质的检查方法收载于《中国药典》2015 年版正文中各有关品种"检查"项下。

2015 年版《中国药典》收载的杂质检查项目主要有水分、灰分、重金属、砷盐、注射剂有关物质、农药残留量、甲醇量、二氧化硫残留量、黄曲霉毒素、可见异物、特殊杂质的检查等。

### 4.1.4　杂质检查的意义

中药制剂质量的优劣主要从两方面来评价,首先是制剂本身的疗效及其毒副作用,其次是所含杂质的多少。杂质的存在严重影响中药制剂的有效性、安全性和稳定性。因此,为了确保中药制剂安全有效、稳定可控,必须对其所含杂质作出限量规定,并以科学、合理的方法严格进行检查。

2005 年版《中国药典》规定了有机磷类、除虫菊酯类农药残留量及甲醇量、注射剂有关物质、不溶性微粒等检查项目,并采用原子吸收分光光度法(AAS)、电感耦合等离子体质谱法(ICPMS)等先进技术,对铅、镉、砷、汞、铜这些严重危害人体健康的重金属及有害元素进行检测,并做了限量规定;2010 年版又增加了二氧化硫残留量测定和黄曲霉毒素测定等检查项目。一些先进检测技术的应用使中药制剂的质量显著提高。

# 任务 4.2　杂质的限量检查

## 4.2.1　杂质的限量

对于中药制剂中存在的杂质,没有必要测定其准确含量,因为只要制剂中杂质含量在一定的限度内,不致对人体有害,不会影响制剂的稳定性和疗效,就可供使用。所以《中国药典》汇总规定的杂质检查均为限量或限度检查,杂质限量是指药物中所含杂质的最大允许量。通常用百分之几(%)或百万分之几(ppm)表示。其表达式如下:

$$杂质限量 = \frac{杂质最大允许量}{样品量} \times 100\%$$

或

$$杂质限量 = \frac{杂质最大允许量}{样品量} \times 10^6$$

在限量检查法中,由于供试品中所含杂质是否超限是与杂质对照品溶液(精密量取一定量的待检杂质标准溶液配制而成)进行比较来确定的,因此杂质的最大允许量也就是杂质标准溶液的浓度($C$)与体积($V$)的乘积。杂质限量($L$)又可用下式计算:

$$L = \frac{CV}{W} \times 100\%$$

或

$$L = \frac{CV}{W} \times 10^6$$

上述公式可用于杂质限量($L$)、杂质标准溶液体积[或样品量($W$)]计算。

**例 1**　石膏重金属限量的计算:取本品 8 g,加冰醋酸 4 mL 与水 96 mL,煮沸 10 min,放冷,加水至原体积,滤过。取滤液 25 mL,依法检查重金属。已知标准铅溶液(每 1 mL 相当于 10 μg 的 Pb )取用量为 2 mL,计算石膏的重金属限量。

**解:**
$$L = \frac{CV}{W} \times 10^6 = \frac{10 \times 10^{-6} \times 2}{8 \times \frac{25}{100}} \times 10^6 = 10 (即百万分之十)$$

答:石膏的重金属限量为百万分之十。

例2　玄明粉重金属检查标准铅溶液用量的计算:取本品 1.0 g,加稀醋酸 2 mL,与水适量溶解使成 25 mL,依法检查重金属,规定含重金属不得超过百万分之二十,问应取标准铅溶液(每 1 mL 相当于 10 μg 的 Pb)多少毫升?

**解:**
$$V = \frac{WL}{C} = \frac{1.0 \times 20 \times 10^{-6}}{10 \times 10^{-6}} \text{ mL} = 2.0 \text{ mL}$$

答:应吸取标准铅溶液 2.0 mL。

### 课堂活动

检查黄连上清丸中砷盐,取标准砷溶液 2 mL(每 1 mL 相当于 1 μg 的 As)制备标准砷斑,砷盐限量为百万分之二,问应取供试品多少克?

#### 4.2.2　杂质检查的方法

利用待检杂质对照品配成的对照液进行杂质限量的检查称为对照法,即限量检查法。具体过程为待检杂质对照品配成对照液,与一定量供试品溶液在相同条件下处理,比较反应结果,从而判断供试品中所含杂质是否超出限量。此法操作简便,不需测定杂质的准确含量。例如重金属、砷盐检查所用的目视比色法,特殊杂质的 TLC 检查等。

中国药典中检查杂质,也有不用标准溶液进行对比,而是在供试品溶液中加入试剂,在一定反应条件下,观察有无正反应出现,即从该测定条件下的反应灵敏度来控制杂质限量,此为灵敏度法。此法操作简便且不须对照品。例如肉桂油中重金属检查:取肉桂油 10 mL,加水 10 mL 与盐酸 1 滴,振摇后,通硫化氢气体使饱和,水层与油层均不得变色。

此外还有准确测量法(含量测定法),此法可测定杂质的准确含量。如重量分析法检查灰分;GC 法测定农药残留量、甲醇量;蒸馏法测定二氧化硫残留量、HPLC 法测定黄曲霉毒素等。

# 任务 4.3　灰分检查法

灰分检查包括总灰分检查和酸不溶性灰分检查。

将纯净而无任何杂质的中药或中药制剂粉碎后,高温炽灼,则植物组织中的有机物全部氧化分解成二氧化碳、水等而逸出,所剩非挥发性物质(植物组织所含的各种盐类)则成灰分而残留。例如,夏枯草中的钾盐,大黄、甘草等的草酸钙等。由此所得灰分称为"生理灰分"。总灰分则包括生理灰分和外来无机杂质。每一种中药及其制剂,在无外来掺杂物时,其生理灰分一般都有一定的含量范围,在此范围内的灰分不属于杂质,但如果总灰分超过生理灰分含量限度范围,则说明有外来杂质掺入。因此,测定总灰分对于保证制剂质量和洁净度有着重要意义。

将中药高温炽灼得到的总灰分加盐酸处理,得到不溶于盐酸的灰分(泥沙等)称为酸不溶性灰分。由于草酸钙等生理灰分可溶于稀盐酸,而泥沙等外来无机杂质难溶于稀盐酸,因此,对于那些生理灰分本身差异较大,特别是含草酸钙较多的中药,酸不溶性灰分能更准确表明其中泥沙等杂质的掺杂程度。如大黄,由于生长条件不同,总灰分为8%~20%,总灰分的测定难以确证是否有外来无机杂质存在,就需要测定酸不溶性灰分。《中国药典》对许多中药材、中药提取物及中药制剂中的灰分作出了限量规定,见表4.1。

表 4.1　某些药材、提取物和中药制剂的灰分检查限量表

| 品　名 | 总灰分 | 酸不溶性灰分 |
|---|---|---|
| 三七 | ≤6.0 | ≤3.0 |
| 山楂 | ≤3.0 | |
| 牛黄 | ≤10.0 | |
| 甘草 | ≤7.0 | ≤2.0 |
| 广藿香 | ≤11.0 | ≤4.0 |
| 车前子 | ≤6.0 | ≤2.0 |
| 红花 | ≤10.0 | ≤5.0 |
| 人参总皂苷 | ≤6.0 | |
| 甘草浸膏 | ≤12.0 | |
| 九味羌活丸 | ≤7.0 | ≤2.0 |
| 安宫牛黄丸 | | ≤1.0 |
| 脑得生丸 | | ≤1.0 |

### 4.3.1　总灰分测定法

**1)测定原理**

供试品在500~600 ℃高温炽灼,使其中有机物完全分解逸出,而无机成分生成灰分残渣,根据残渣质量,计算出供试品中的总灰分含量。

**2)仪器与试剂**

标准筛、托盘天平(感量0.1 g)、分析天平(感量0.001 g)、马福炉、恒温干燥箱(精确至±1 ℃)、坩埚、10%硝酸铵溶液、变色硅胶(干燥剂)等。

**3)操作方法**

取供试品适量,粉碎使能通过2号筛,混合均匀后,取供试品2~3 g(如需测定酸不溶性灰分,可取供试品3~5 g),置炽灼至恒重的坩埚中,称定质量(准确至0.01 g),缓缓炽热,注意避免燃烧,至完全炭化时,逐渐升高温度至500~600 ℃,使完全灰化并至恒重。根据残渣质量,计算供试品中总灰分的含量(%)。

**4)注意事项**

①测定前,坩埚应洗净,干燥至恒重(连续两次干燥或炽灼后的重量差异在0.3 mg以下)。

供试品炽灼后也要至恒重。

②供试品需粉碎使其能通过 2 号筛。

③取供试品 2~3 g(3~5 g)可用托盘天平(感量 0.1 g);称定质量(准确至 0.01 g),应使用分析天平(感量 0.001 g)。称量操作应准确无误,否则影响测定结果。

④移动坩埚应使用坩埚钳或厚纸条,不得徒手操作。

⑤如供试品不易灰化,可将坩埚放冷,加热水或 10% 硝酸铵溶液 2 mL,使残渣湿润,然后置水浴上蒸干,残渣按前法炽灼,至坩埚内容物完全灰化。

⑥炽灼操作时,实验人员不得离去,并注意防止供试品燃烧或引起其他事故。

⑦坩埚应编码标记,盖子与坩埚应编码一致。从高温炉中取出时的温度、先后次序、在干燥器内的放冷时间以及称量顺序,均应前后一致;同一干燥器内同时放置的坩埚最好不超过 4 个,否则不易达到恒重。

⑧坩埚放冷后干燥器内易形成负压,应小心开启干燥器,以免吹散坩埚内的轻质残渣。

⑨ 炽灼至恒重,除另有规定外,是指在规定温度下连续两次炽灼后的重量差异在 0.3 mg 以下,第二次炽灼时间不少于 30 min。

**5) 计算**

$$总灰分含量 = \frac{m_1}{m_2} \times 100\%$$

式中　　$m_1$——炽灼后残渣的质量,g;

　　　　$m_2$——炽灼前供试品的质量,g。

**6) 结果判断**

将计算结果与该品种项下的规定值进行比较,低于规定限度的,总灰分符合规定;高于限度的,则不符合规定。

### 4.3.2　酸不溶性灰分测定法

**1) 测定原理**

取供试品在 500~600 ℃高温炽灼,使其中有机物完全氧化分解逸出,在残留的灰分中加入稀盐酸,溶解其中的草酸钙等生理灰分,滤去酸水,得到难溶性残渣,根据残渣质量,即可计算出供试品中酸不溶性灰分的含量。

**2) 仪器与试剂**

标准筛、托盘天平、分析天平(感量 0.000 1 g)、变色硅胶(干燥剂)、表面皿、坩埚、马弗炉、恒温水浴锅、恒温干燥箱(精确至±1 ℃)、10% 硝酸铵、稀盐酸、硝酸、硝酸银试液、无灰滤纸等。

**3) 操作方法**

取供试品适量,粉碎使能通过 2 号筛,混合均匀后,取供试品 3~5 g,置炽灼至恒重的坩埚中,称定质量(准确至 0.01 g),缓缓炽热,注意避免燃烧,至完全炭化时,逐渐升高温度至 500~600 ℃,使完全灰化并至恒重。在坩埚中小心加入稀盐酸约 1 mL,用表面皿覆盖坩埚,置水浴上加热 10 min,表面皿用热水 5 mL 冲洗,洗液并入坩埚中,用无灰滤纸滤过,坩埚内的残渣用水洗于滤纸上,并洗涤至洗液不显氯化物反应为止。滤渣连同滤纸移至同一坩埚中,干燥,炽灼至恒重。根据残渣质量,计算供试品中酸不溶性灰分的含量(%)。

**4)注意事项**

同总灰分测定法。

**5)计算**

$$酸不溶性灰分含量 = \frac{m_1}{m_2} \times 100\%$$

式中　$m_1$——酸不溶性残渣的质量,g;

$\quad\quad m_2$——炽灼前供试品的质量,g。

**6)结果判断**

将计算结果与该品种项下的规定值进行比较,判断供试品中酸不溶性灰分是否超过规定限量。

### 4.3.3　应用实例

九味羌活丸中总灰分及酸不溶性灰分测定。

九味羌活丸是由羌活、防风、苍术、甘草等九味中药粉碎成细粉,过筛,混匀制成的水丸,其中含有黄芪、甘草和地黄等多种根类药材,易带入泥沙等杂质,因此该品种应进行"总灰分"和"酸不溶性灰分"检查。《中国药典》规定,九味羌活丸中总灰分不得超过7.0%,酸不溶性灰分不得超过2.0%。

(1)总灰分测定

取九味羌活丸5袋,粉碎,过2号筛,混合均匀后,取3~5 g,置炽灼至恒重的坩埚中,称定质量(准确至0.01 g),缓缓炽热,注意避免燃烧,至完全炭化时,逐渐升高温度至500~600 ℃,使完全灰化并至恒重,称定残渣质量,计算供试品中总灰分的含量(%)。

(2)酸不溶性灰分测定

将"总灰分测定"中所得的灰分,在坩埚中小心加入稀盐酸约10 mL,用表面皿覆盖坩埚,置水浴上加热10 min,表面皿用热水5 mL冲洗,洗液并入坩埚中,用无灰滤纸滤过,坩埚内的残渣用水洗于滤纸上,并洗涤至洗液不显氯化物反应为止。滤渣连同滤纸移至同一坩埚中,干燥,炽灼至恒重。根据残渣质量,计算供试品中酸不溶性灰分的含量(%)。

# 任务 4.4　重金属检查法

重金属是指在规定实验条件下能与硫代乙酰胺试液或硫化钠试液作用显色的金属杂质。如银、铅、汞、铜、镉、铋、锑、锡、砷、锌、钴与镍等。中药材中的重金属主要来源于栽培地的土壤、空气和水,工业"三废"的污染及地质有害元素。由于在药品生产过程中遇到铅的机会较多,且铅易蓄积中毒,故以铅作为重金属的代表。

由于实验条件不同,分为 3 种检查方法,第一法(硫代乙酰胺法)、第二法(炽灼法)和第三法(硫化钠法)。3 种方法显示的结果均为微量重金属的硫化物微粒均匀混悬在溶液中所呈现的颜色;如果重金属离子浓度大,加入显色剂后放置时间长,就会有硫化物聚集下沉。

### 4.4.1 第一法(硫代乙酰胺法)

此法适用于溶于水、稀酸或有机溶剂如乙醇的药品,供试品不经有机破坏,在酸性溶液中进行显色,检查重金属。

**1) 测定原理**

硫代乙酰胺在酸性(pH3.5 的醋酸盐缓冲溶液)条件下水解,产生硫化氢,与微量重金属离子作用生成黄色至棕黑色的金属硫化物均匀混悬液,与一定量的标准铅溶液经同法处理后所呈颜色比较,判断供试品中重金属是否超过限量。

**2) 仪器与试剂**

①纳氏比色管 50 mL,应选择外表面无划痕,色泽一致,无瑕疵,管的内径和刻度线的高度均匀一致的质量好的玻璃比色管进行实验。

②配制与贮存标准铅溶液用的玻璃容器均不得含铅。

③试药与试液

a.标准铅溶液。准确称取在 105 ℃ 干燥至恒重的硝酸铅 0.159 9 g,置 1 000 mL 量瓶中,加硝酸 5 mL 与水 50 mL 溶解后,用水稀释至刻度,摇匀,作为贮备液。临用前,精密量取贮备液 10 mL,置 100 mL 量瓶中,加水稀释至刻度,摇匀,即得,限当日使用(每 1 mL 相当于 10 μg 的 Pb)。

b.硫代乙酰胺试液、醋酸盐缓冲液(pH3.5)与维生素 C 等均按《中国药典》2015 年版四部 8000 试剂与标准物质的规定。

c.稀焦糖溶液。取蔗糖或葡萄糖约 5 g,置瓷坩埚中,在玻璃棒不断搅拌下,加热至呈棕色糊状,放冷,用水溶解成约 25 mL,滤过,贮于滴瓶中备用。临用时,根据供试液色泽深浅,取适当量调节使用。

**3) 操作方法**

①取 25 mL 纳氏比色管 3 支,编号为甲、乙、丙。

②在甲管中加入一定量的标准铅溶液与醋酸盐缓冲液(pH3.5)2 mL,加水或各品种项下规定的溶剂稀释成 25 mL。

③乙管中加按该品种项下规定的方法制成的供试液 25 mL。

④丙管中加与乙管相同量的供试品,按该品种项下规定的方法制成溶液,在加水或溶剂稀释成 25 mL,加与甲管相同量的标准铅溶液,然后加水或溶剂稀释使成 25 mL。

⑤如供试液略带颜色,可在甲管中滴加稀焦糖溶液少量或其他无干扰的有色溶液,使其色泽与乙管、丙管一致。

⑥在甲、乙、丙 3 管中分别加硫代乙酰胺试液各 2 mL,摇匀,放置 2 min,同置白纸上,自上向下透视,当丙管中显出的颜色不浅于甲管时,乙管中显出的颜色与甲管比较,不得更深。如丙管中显出的颜色浅于甲管,试验无效,应取样按第二法重新检查。

⑦如在甲管中滴加稀焦糖溶液或其他无干扰的有色溶液,仍不能使颜色一致时,应取样按第二法重新检查。

⑧供试品如含高铁盐而影响重金属检查时,可在甲、乙、丙3管中分别加相同量的维生素C 0.5~1.0 g,再照上述方法检查。

⑨配制供试液时,如使用的盐酸超过1 mL(或与盐酸1 mL相当的稀盐酸),氨试液超过2 mL,或加入其他试剂进行处理者,除另有规定外,甲管溶液应取同样同量的试剂置瓷皿中蒸干后,加醋酸盐缓冲液(pH3.5)2 mL与水15 mL,微热溶解后,移至纳氏比色管中,加标准铅溶液一定量,再用水或各品种项下规定的溶剂稀释成25 mL。

### 4) 注意事项

①标准铅溶液应在临用前精密量取标准铅贮备液新鲜稀释配制,限当日使用(每1 mL相当于10 μg的Pb);配制与贮存标准铅溶液使用的玻璃容器,均不得含有铅。

②硫代乙酰胺试液与重金属反应受溶液的pH值、硫代乙酰胺试液加入量、显色时间等因素的影响,经实验,本重金属检查选用醋酸盐缓冲液(pH3.5)2 mL调节pH值,显色剂硫代乙酰胺试液用量2 mL,显色时间为2 min,是最有利显色反应进行、使呈色最深的条件,故配制醋酸盐缓冲液(pH3.5)时,要用pH计调节溶液的pH值,应注意控制硫代乙酰胺试液的加入量及硫代乙酰胺试液显色剂的显色时间。

③为了便于目视比较,标准铅溶液用量以2.0 mL(相当于20 μg的Pb)为宜,小于1.0 mL或大于30 mL,呈色太浅或太深,均不利于目视比较,故在检查时,如供试品取样量与标准铅溶液的取用量均未指明时,常以标准铅溶液为2.0 mL来计算供试品的取样量,并进行试验。

④供试品中如含有高铁盐,在弱酸性溶液中会使硫代乙酰胺水解生成的硫化氢进一步氧化析出乳硫,影响检查,加入维生素C可将高铁离子还原为亚铁离子而消除干扰。

⑤如供试品自身为重金属的盐,在检查这类药品中的其他金属时,必须先将供试品本身的金属离子除去,再进行检查。如在枸橼酸铁铵中检查铅盐时,利用$Fe^{3+}$在一定浓度的盐酸中形成$HFeCl_6^{2-}$,用乙醚提取除去,再调节供试液至碱性,用氰化钾试液掩蔽微量的铁后进行检查;右旋糖酐铁注射液中重金属检查,也是在一定浓度的盐酸中,用醋酸异丁酯提取除去铁盐后进行检查。

⑥药品本身生成的不溶性硫化物,影响重金属检查,可加入掩蔽剂以避免干扰。如硫酸锌和葡萄糖酸锑钠中铅盐检查,是在碱性溶液中加入氰化钾试液,或在中性溶液中加入酒石酸,使锌离子或锑离子生成稳定的络合物,再依法检查。

⑦为了消除盐酸或其他试剂可能夹杂的重金属,故在配制供试品溶液时,如使用盐酸超过1 mL或与盐酸1 mL相当的稀盐酸或使用氨试液超过2 mL,以及用硫酸或硝酸进行有机破坏,或加入其他试剂进行处理者,除另有规定外,对照溶液应取同样量试液蒸干后,依法检查。

⑧在检查时,标准管(甲管)、供试品管(乙管)与监测管(丙管)应平行操作,同时按顺序加入试剂,试剂加入量、操作条件等应一致。

### 5) 记录与计算

(1)记录

①必须记录标准铅贮备液的来源及标准铅溶液的制备。

②必须记录检查所采用的方法,供试品取样量,供试液的制备或供试品处理的方法,标准

铅溶液取用量等检查各操作过程,以及操作过程中使用的特殊试剂,试剂名称和用量或对检查结果有影响的试剂用量,实际过程中出现的现象及实验结果等。

(2)计算

①标准铅溶液浓度计算。1 mol 硝酸铅$[Pb(NO_3)_2]$的质量为331.21 g,含铅(Pb)为207.2 g;称取硝酸铅0.159 9 g,配成1 000 mL贮备液,含Pb量为:

$$\frac{207.2 \times 0.159\ 9 \times 10^6}{331.21 \times 1\ 000}\ \mu g/mL = 100.0\ \mu g/mL$$

贮备液依法稀释10倍后所得标准铅溶液浓度为每1 mL含10 μg的Pb。

②重金属限量计算。进行检查时,如取供试品1.0 g,与标准铅溶液2.0 mL制成的对照液比较,计算重金属限量。

重金属限量(ppm)＝标准铅溶液体积(mL)×标准铅溶液浓度(μg/mL)/供试品量(g)

= 2.0×10/1.0 ppm= 20 ppm(百万分之二十)

③标准铅溶液取样量计算。根据取供试品量及限量计算,如取供试品2.0 g,依法检查,规定含重金属不得过百万分之五,应取标准铅(Pb)溶液(10 μg/mL)多少毫升?

$V$ ＝重金属限量(ppm)×供试品重(g)/标准铅溶液浓度(μg/mL)

= 5×2.0/10 mL

= 1.0 mL

例如葡萄糖注射液中重金属检查,"取本品适量(约相当于葡萄糖3 g)……依法检查,按葡萄糖含量计算,含重金属不得超过百万分之五",计算标准铅溶液取用量。

#### 6)结果判定

第一法,当丙管中显出的颜色不浅于甲管时,乙管中显出的颜色与甲管比较,乙管所呈颜色浅于甲管,判为符合规定。如丙管中显出的颜色浅于甲管,试验无效,应取样按第二法重新检查。如供试液略带颜色,在甲管中滴加稀焦糖溶液或其他无干扰的有色溶液,仍不能使甲管、乙管、丙管颜色一致时,应取样按第二法重新检查。

### 4.4.2　第二法(炽灼法)

炽灼法适用于难溶或不溶于水、稀酸或乙醇的药品,或受某些因素(如自身有颜色的药品、药品中的重金属不呈游离状态或重金属离子与药品形成配位化合物等)干扰不适宜采用第一法检查的药品,供试品需经有机破坏,残渣经处理后在酸性溶液中进行显色,检查重金属。

#### 1)测定原理

将供试品炽灼破坏后,加硝酸处理,使有机物分解、破坏完全,再按第一法进行检查。

#### 2)仪器与试剂

仪器试液同第一法。

#### 3)操作方法

①取25 mL纳氏比色管两支,编号为甲、乙。

②除另有规定外,当按第一法检查,丙管中显出的颜色浅于甲管,或供试液带颜色,即使在

甲管中滴加稀焦糖溶液或其他无干扰的有色溶液,仍不能使颜色一致,需改用第二法检查时,取各品种项下规定量的供试品,按炽灼残渣检查法(《中国药典》2015 年版四部 0841)进行炽灼处理,然后取遗留的残渣,加硝酸 0.5 mL,蒸干,至氧化氮蒸气除尽后,放冷,加盐酸 2 mL,置水浴上蒸干后加水 15 mL,滴加氨试液至对酚酞指示液显微粉红色,再加醋酸盐缓冲液(pH3.5)2 mL,微热溶解后,移至乙管中,加水稀释成 25 mL。

③直接取该品种炽灼残渣检查项下在 500~600 ℃ 炽灼的遗留残渣,再按②自"……加硝酸 0.5 mL,蒸干至氧化氮蒸气除尽后,……"起,依法操作至"移至乙管中,加水稀释成 25 mL"。

④如不取炽灼残渣项下遗留的残渣,则可取供试品一定量,缓缓炽灼至完全炭化,放冷,加硫酸 0.5~1 mL,使恰湿润,用低温加热至硫酸除尽后,加硝酸 0.5 mL,蒸干,至氧化氮蒸气除尽后,放冷,在 500~600 ℃ 炽灼使完全灰化,再按②自"……放冷,加盐酸 2 mL……"起,依法操作至"移至乙管中,加水稀释成 25 mL"。

⑤如供试品为溶液,则取各品种项下规定量的溶液,蒸发至干,再按②自"……按炽灼残渣检查法……"起,依法操作至"移至乙管中,加水稀释成 25 mL"。

⑥取配制供试液的试剂,置瓷皿中蒸干后,加醋酸盐缓冲液(pH3.5)2 mL 与水 15 mL,微热溶解后,移至甲管中,加标准铅溶液一定量,加水稀释成 25 mL。

⑦在甲、乙两管中分别加硫代乙酰胺试液各 2 mL,摇匀,放置 2 min,同置白纸上,自上向下透视,乙管中显出的颜色与甲管比较,不得更深。

#### 4) 注意事项

①如需取炽灼残渣项下遗留的残渣作重金属检查时,则炽灼温度必须控制为 500~600 ℃。实验证明,炽灼温度在 700 ℃ 以上时,多数金属盐都有不同程度的损失;以铅为例,在 700 ℃ 经 6 h 炽灼,损失达 68%。某些供试品(如安乃近、诺氟沙星等)在炽灼时能腐蚀瓷坩埚而带入较多的重金属,应改用石英坩埚或铂坩埚操作。

②炽灼残渣加硝酸处理,必须蒸干,至氧化氮蒸气除尽,否则会使硫代乙酰胺水解生成的硫化氢,因氧化析出乳硫,影响检查。蒸干后残渣加盐酸处理,使重金属转化为氯化物,在水浴上蒸干以清除多余的盐酸,加水溶解,加入酚酞指示液 1 滴,再逐滴加入氨试液,边加边搅拌,直到溶液刚显微粉红色为止,再加醋酸盐缓冲液(pH3.5),使供试液的 pH 值调节至 3.5。

③其他注意事项同第一法。

#### 5) 记录与计算

同方法一。

#### 6) 结果判定

甲管与乙管比较,乙管所呈颜色浅于甲管,判为符合规定。

### 4.4.3　第三法(硫化钠法)

硫化钠法用来检查能溶于碱而不溶于稀酸(或在稀酸中即生成沉淀)的药品中的重金属。检查时,应根据《中国药典》品种项下规定的方法选用。

#### 1) 测定原理

在碱性条件下,制剂中的重金属离子与硫化钠试液作用,生成有色的金属硫化物混悬液,与一定量标准铅溶液经同法处理所呈现的颜色进行比较,判断供试品中重金属是否超过规定限量。

$$Pb^{2+} + Na_2S \xrightarrow{NaOH} PbS \downarrow + 2Na^+$$

**2)仪器与试剂**

①硫化钠试液按《中国药典》2015 年版四部 8000 试剂与标准物质的规定。

②仪器与其他试液同第一法。

**3)操作方法**

①取 25 mL 纳氏比色管两支,编号为甲、乙。

②除另有规定外,取规定量的供试品置乙管中,加氢氧化钠试液 5 mL 使溶解,再加水稀释使成 25 mL。

③取一定量的标准铅溶液置甲管中,加入氢氧化钠试液 5 mL,并加水使其成 25 mL。

④在甲、乙两管中分别加硫化钠试液 5 滴,摇匀,同置白纸上,自上向下透视,乙管中显出的颜色与甲管比较,不得更深。

**4)注意事项**

注意事项同第一法。

**5)记录与计算**

同方法一。

**6)结果判定**

甲管与乙管比较,乙管所呈颜色浅于甲管,判为符合规定。

### 4.4.4 应用实例

**1)冰片中重金属检查**

《中国药典》收载的冰片为人工合成品,又称合成龙脑。《中国药典》2015 年版采用第一法对冰片进行重金属检查,并规定冰片含重金属不得超过 5 mg/kg。

取 25 mL 纳氏比色管 3 支,甲管中加标准铅溶液 2 mL 与醋酸盐缓冲液(pH3.5)2 mL 后,加乙醇稀释成 25 mL;取冰片 2 g,于乙管中加乙醇 23 mL 溶解后,加稀醋酸 2 mL 制成供试品溶液 25 mL;丙管中加冰片 2 g,加乙醇适量使溶解,再加标准铅溶液 2 mL 与醋酸盐缓冲溶液(pH3.5)2 mL 后,用溶剂稀释成 25 mL;再在甲、乙、丙 3 管中分别加硫代乙酰胺试液各 2 mL,摇匀,放置 2 min,同置白纸上,自上向下透视,当丙管中显出的颜色不浅于甲管时,乙管中显示的颜色与甲管比较,不得更深。若乙管颜色不比甲管深,则冰片重金属含量符合规定;若乙管颜色比甲管深,则冰片重金属含量不符合规定。

**2)地奥心血康中重金属检查**

地奥心血康为薯蓣科植物黄山药和穿山龙薯蓣的根茎提取物,为浅黄色或浅棕黄色粉末;无臭,味微苦,有吸湿性。《中国药典》采用第二法检查重金属,并规定含重金属不得超过百万分之二十。

①供试品溶液的制备。取本品 1.0 g,置已炽灼至恒重的坩埚中,精密称定,缓缓炽灼至完全炭化,放冷至室温,加硫酸 0.5~1 mL 使湿润,低温加热至硫酸蒸气除尽后,加硝酸 0.5 mL,蒸干,至氧化氮蒸气除尽后,放冷,在 500~600 ℃ 炽灼使完全灰化,放冷,加盐酸 2 mL,置水浴上蒸干后加水 15 mL,滴加氨试液至对酚酞指示液显中性,再加醋酸盐缓冲液(pH3.5)2 mL,微热溶解后,移置纳氏比色管中,加水稀释成 25 mL,作为乙管。

②标准对照液的制备。另取配制供试品溶液的试剂,置瓷皿中蒸干后,加醋酸盐缓冲液(pH3.5)2 mL 与水 15 mL,微热溶解后,移置纳氏比色管中,加标准铅溶液 2 mL,再用水稀释成 25 mL,作为甲管。

③显色与结果判断。在甲、乙两管中分别加硫代乙酰胺试液各 2 mL,摇匀,放置 2 min,同置白纸上,自上向下透视,若乙管显出的颜色不比甲管深,则重金属检查符合规定,若乙管颜色比甲管深,则重金属检查不符合规定。

④注意事项。炽灼温度应严格控制在 500~600 ℃。温度过低灰化不完全,重金属不能全部游离;温度过高,则重金属挥发损失,都会影响结果的准确性。

# 任务 4.5　砷盐检查法

砷盐的毒性较大,在中药材种植中,除草剂、杀虫剂和磷酸盐肥料等以及中药制剂在生产过程中使用的无机试剂和搪瓷反应器都会使中药材和中药制剂中含有微量砷。

砷盐检查法是指用于药品中微量砷盐(以 As 计算)的限量检查。即比较供试品溶液与一定量的标准砷溶液在相同条件下处理后所呈现的颜色深浅,判断供试品中砷盐是否符合限量规定。《中国药典》收载了两种砷盐检查法,即第一法(古蔡氏法)和第二法(二乙基二硫代氨基甲酸银法)。

## 4.5.1　第一法(古蔡氏法)

本法只能用于药品中砷盐的限量检查,不能测定砷盐的准确含量。

### 1)检查原理

古蔡氏法是利用金属锌与酸作用产生新生态的氢,与供试品中的微量砷盐反应生成具有挥发性的砷化氢,遇溴化汞试纸产生黄色至棕色的砷斑,与相同条件下一定量的标准砷溶液所产生的砷斑比较,以判定供试品中砷盐是否超过限量。

### 2)仪器与试剂

①仪器。古蔡氏法检砷装置如图 4.1 所示。按《中国药典》规定:有机玻璃旋塞 D 和 E 的孔径应与导气管 C 内径一致,以免生成的色斑直径不同,影响比色的准确度;磨口塞 B,C 管顶端与 D、E 有机玻璃旋塞塞盖间应紧密吻合,以防砷化氢泄漏。

②试剂。标准砷溶液【精密称取 105 ℃ 干燥至恒重的三氧化二砷 0.132 g,置 1 000 mL 量瓶中,加20%氢氧化钠溶液 5 mL 溶解后,用稀硫酸适量中和,再加稀硫酸 10 mL,用水稀释至

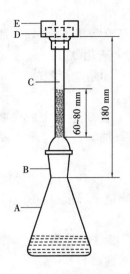

图 4.1　古蔡氏法检砷盐装置
A—磨口锥形瓶;B—磨口塞(中有一孔);
C—导气管(装入醋酸铅棉花);D—有机玻璃旋塞;
E—有机玻璃旋塞

刻度,摇匀,作为贮备液。临用前,精密量取贮备液 10 mL,置 1 000 mL 量瓶中,加稀硫酸 10 mL,用水稀释至刻度,摇匀,即得(每 1 mL 相当于 1 μg As)】;碘化钾试液;酸性氯化亚锡试液;乙醇制溴化汞试液;溴化汞试纸(取质地较疏松的中速定量滤纸条浸入乙醇制溴化汞试液中,1 h 后取出,在暗处干燥,即得);锌粒;醋酸铅棉花(取脱脂棉,浸入醋酸铅试液与水的等容混合液中,湿透后,沥去过多的溶液,并使之疏松,在 100 ℃以下干燥后,贮于磨口塞玻璃瓶中备用)。

#### 3) 操作方法

(1) 标准砷斑的制备

① 装置的准备。取醋酸铅棉花适量(60~100 mg),撕成疏松状,每次少量,用细玻璃棒均匀地装入导气管 C 中,松紧要适度,装管高度为 60~80 mm。用玻璃棒夹取溴化汞试纸 1 片(其大小能覆盖 D 顶端口径而不露出平面外为宜),置旋塞 D 顶端平面上,盖住孔径,盖上旋盖 E 并旋紧。

② 精密量取标准砷溶液 2 mL,置 A 瓶中,加盐酸 5 mL 与水 21 mL,再加碘化钾试液 5 mL 与酸性氯化亚锡试液 5 滴,在室温放置 10 min 后,加锌粒 2 g,立即将准备好的导气管 C 密塞于 A 瓶上,并将 A 瓶置 25~40 ℃水浴中反应 45 min,取出溴化汞试纸,即得。

若供试品需经有机破坏后再行检验砷,则应精密量取标准砷溶液 2 mL 代替供试品,照该品种项下规定的方法处理后,依法制备标准砷斑。

(2) 检查法

取按各品种项下规定方法制成的供试液,置 A 瓶中,按照标准砷斑的制备,自"再加碘化钾试液 5 mL"起依法操作。将生成的砷斑与标准砷斑比较,即得。

#### 4) 注意事项

① 所用仪器和试液等照本法检查,均不应生成砷斑,或经空白试验至多生成仅可辨认的斑痕。

② 新购置的仪器装置,在使用前应检查是否符合要求。可将所使用的仪器装置依法制备标准砷斑,所得砷斑应呈色一致。同一套仪器应能辨别出标准砷溶液 1.5 mL 与 2.0 mL 所呈砷斑的深浅。

③ 制备标准砷斑或标准砷对照液,应与供试品检查同时进行。因砷斑不稳定,反应中应保持干燥及避光,并立即比较。标准砷溶液应于实验当天配制,标准砷贮备液存放时间一般不宜超过 1 年。

④ 第一法(古蔡氏法)反应灵敏度约为 0.75 mg(以 As 计),砷斑色泽的深度随砷化氢的量而定,《中国药典》规定标准砷斑为 2 mL 标准砷溶液(相当于 2 μg 的 As)所形成的色斑,此浓

度得到的砷斑色度适中,清晰,便于分辨。供试品规定含砷限量不同时,采用改变供试品取用量的方法来适应要求,而不采用改变标准砷溶液取量的办法。

⑤药品中存在的微量砷常以三价的亚砷酸盐或五价的砷酸盐存在,五价状态的砷生成砷化氢比三价砷慢,故先加入碘化钾和氯化亚锡为还原剂,使五价砷还原为三价砷。

⑥如供试品中存在锑盐,将干扰砷盐检查,所以本法不适用供试品为锑盐的砷盐检查。但在《中国药典》规定的实验条件下,100 mg 的锑存在不至于干扰测定。实验中加入氯化亚锡不仅可有效地抑制锑的干扰,防止锑化氢与溴化汞试纸作用生成锑斑或与二乙基二硫代氨基甲酸银试液反应,干扰砷盐检查,还可与锌作用,在锌粒表面形成锌锡齐,起去极化作用,从而使氢能均匀连续地发生,有利于砷斑的形成。

⑦供试品和锌粒中可能含有少量硫化物,在酸性溶液中产生 $H_2S$ 气体,干扰实验,故用醋酸铅棉花吸收除去 $H_2S$,因此,导气管中的醋酸铅棉花,要保持疏松、干燥,均匀塞入导气管中部 60~80 mm,不要塞入近下端。

⑧制备溴化汞试纸所用滤纸的质量,对生成砷斑的色泽有影响,用定性滤纸,所显砷斑色调较暗,深浅梯度无规律;用定量滤纸质地疏松者,所显砷斑色调鲜明,梯度规律,因此必须选用质量较好,组织疏松的中速定量滤纸;溴化汞试纸一般宜新鲜制备。

⑨锌粒大小影响反应速度,为使反应速度及产生砷化氢气体适宜,需选用粒径为 2 mm 左右的锌粒。反应温度一般控制在 30 ℃左右,冬季可置温水浴中。如反应太快,宜适当降低反应温度,使砷化氢气体能被均匀吸收。

⑩如供试品为铁盐,需先加酸性氯化亚锡试液,将高铁离子还原为低价铁而除去干扰。如枸橼酸铁铵的砷盐检查。

⑪有机药物中的砷盐检查。可溶于水的脂肪族有机酸如枸橼酸、乳酸及其盐类,氨基己酸与葡萄糖酸钙等,一般可不经有机破坏而直接依法检查砷盐;多数环状结构的有机药物,因砷与杂环分子可能以共价键结合,需先行有机破坏,否则检出结果偏低或难以检出。在进行有机破坏时,所用试剂的含砷量如超过 $1\mu g$,除另有规定外,应取同量的试剂加入砷标准液一定量,按供试品同样处理,制备标准砷斑,再与供试品所生成砷斑的颜色比较。

⑫如供试品为硫化物、亚硫酸盐或硫代硫酸盐等,则在酸性溶液中可生成大量硫化氢或二氧化硫气体,干扰检查;可加硝酸使氧化成硫酸盐以除去干扰,如硫代硫酸钠的砷盐检查。

### 5)记录与计算

(1)记录

必须记录采用的方法,供试品取样量,标准砷溶液取用量,操作过程,使用特殊试剂、试液的名称和用量,实验过程中出现的现象及实验结果等。

(2)计算

①标准砷溶液浓度的计算。1 mol 的三氧化二砷质量为 197.82 g,含砷(As)为 2×74.92 g,称取三氧化二砷 0.132 g 溶于 1 000 mL 溶液中配成的贮备液,每 1 mL 含 As 量为:

$$\frac{2×74.92×0.132×1\ 000}{197.8×1\ 000}\ mg = 0.10\ mg$$

贮备液定量稀释 100 倍后所得标准砷溶液,每 1 mL 含 As 量为 1.0 μg。

②砷限量计算。进行限量检查时,取标准砷溶液 2.0 mL 制成对照液,与供试品溶液在相

同条件下处理比较砷斑或吸收液颜色的深浅,从而确定砷含量是否超过规定,砷限量可用下式计算:

$$砷限量 = \frac{标准砷溶液体积(mL) \times 标准砷溶液浓度(g/mL)}{供试品量(g)} \times 100\%$$

如取标准砷溶液 2.0 mL,标准砷溶液浓度 0.000 001g/ mL,供试品取样 1.0 g,则:

$$砷限量 = \frac{2 \times 0.000\ 001}{1} \times 100\% = 0.000\ 2\%(百万分之二)$$

③供试品取样量计算如已知砷限量为百万分之一,取用标准砷溶液为 2.0 mL,标准砷溶液浓度为 0.000 001 g/ mL,求供试品取样量(g)。

$$供试品量 = \frac{2.0 \times 0.000\ 001}{0.000\ 1} g \times 100\% = 2.0\ g$$

### 6)结果判断

供试品生成的砷斑比标准砷斑色浅,判为符合规定;供试液生成的砷斑比标准砷斑颜色深,则判为不符合规定。

## 4.5.2　第二法(二乙基二硫代氨基甲酸银法)

第二法(二乙基二硫代氨基甲酸银法,简称 Ag-DDC 法)既可检查药品中砷盐限量,又可准确测定砷盐的含量。

### 1)检查原理

利用金属锌与酸作用产生新生态的氢,与药品中的微量砷盐反应生成具有挥发性的砷化氢,用二乙基二硫代氨基甲酸银试液吸收,使二乙基二硫代氨基甲酸银还原生成红色胶态银,与相同条件下一定量的标准砷溶液所产生的颜色进行目视比色,或在 510 nm 波长处以二乙基二硫代氨基甲酸银试液作空白,测定吸光度,与标准砷对照液同法测得的吸光度比较,以判定供试品中砷盐是否符合限量规定或计算砷盐含量。

### 2)仪器与试剂

Ag-DDC 法检砷装置如图 4.2 所示,按《中国药典》规定:磨口塞 B 应密闭,以防砷化氢泄漏;与标准磨口塞 B 相连的导气管 C 一端长度应不低于 80 mm,便于装醋酸铅棉花达 80 mm,另一端长度应不低于 180 mm,尖端内径不可超过 1 mm,以保证产生的砷化氢吸收完全;D 管的标准管与样品管要一致,管内径、色泽、刻线要相同。二乙基二硫代氨基甲酸银试液(置棕色玻璃瓶阴凉处保存),其他试液的配制同第一法。

### 3)操作方法

(1)标准砷对照液的制备

①装置的准备。取醋酸铅棉花适量(80~100 mg),撕成疏松状,每次少量,用细玻璃棒均匀地装入导气管 C 中,松紧要适度,装管高度约 80 mm。精密量取二乙基二硫代氨基甲酸银试液 5 mL,置 D 管中。

②精密量取标准砷溶液 2 mL,置 A 瓶中,加盐酸 5 mL 与水 21 mL,再加碘化钾试液 5 mL 与酸性氯化亚锡试液 5 滴,在室温放置 10 min 后,加锌粒 2 g,立即将准备好的导气管 C 与 A

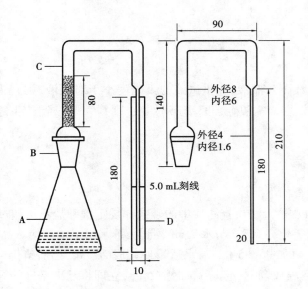

图 4.2  Ag-DDC 法检砷盐装置
A—锥形瓶;B—磨口塞(中有一孔);
C—导气管(装入醋酸铅棉花 60 mg);D—平底玻璃管

瓶密塞,使生成的砷化氢气体导入 D 管中,并将 A 瓶置 25~40 ℃ 水浴中反应 45 min,取出 D 管,添加氯仿至刻度,混匀,即得。

若供试品需经有机破坏后再行检砷,则应精密量取标准砷溶液 2 mL 代替供试品,照该品种项下规定的方法同法处理后,依法制备标准砷对照液。

(2)检查法

准备好 C 管装置,取照该品种项下规定方法制成的供试液,置 A 瓶中,照标准砷对照液的制备,自"再加碘化钾试液 5 mL"起依法操作。将所得溶液与标准砷对照液比较,即得。

### 4) 注意事项

①在二乙基二硫代氨基甲酸银法中,需要加入一定量的有机碱以中和反应中的二乙基二硫代氨基甲酸;《美国药典》配制成 0.5%二乙基二硫代氨基甲酸银的吡啶溶液,其缺点是吡啶有恶臭;《中国药典》2015 年版采用含 1.8%三乙胺和 0.25%二乙基二硫代氨基甲酸银的三氯甲烷溶液,呈色稳定性及试剂稳定性均好,低毒,无臭,与砷化氢产生的颜色在 510 nm 的波长处有最大吸收。如遇室温低,按法操作,标准砷对照液不显色,可将 D 管置 25~40 ℃ 水浴加温使显色。

②二乙基二硫代氨基甲酸银试液在配制后两周内稳定。当供试液中含砷(As)0.75~7.5 μg 时显色反应的线性关系良好,2 h 内稳定,重现性好。本法操作时由于砷化氢气体导入盛有准确 5 mL 的二乙基二硫代氨基甲酸银试液中,在 25~40 ℃ 水浴中反应 45 min 后,有部分三氯甲烷挥发,比色前应添加三氯甲烷至 5.00 mL,摇匀,因二乙基二硫代氨基甲酸银试液带浅黄绿色,测吸光度时要用此试液作空白。

③其他注意事项同第一法(古蔡氏法)。

5）记录与计算

同第一法。

6）结果判断

若供试液的颜色浅于对照液，或供试液的吸光度小于对照液，则判为符合规定；若供试液的颜色深于对照液，或供试液的吸光度大于对照液，则判为不符合规定。

### 4.5.3　应用实例

冰片中砷盐的检查如下所述。

《中国药典》采用古蔡氏法检查冰片中的砷盐并规定含砷盐不得超过百万分之二。

取本品 1 g，加氢氧化钙 0.5 g 与水 2 mL，混匀，置水浴上加热使本品挥发后，放冷，置检砷瓶 A 中，加盐酸中和，再加盐酸 5 mL 与水适量使其成 28 mL，再加碘化钾试液 5 mL 与酸性氯化亚锡试液 5 滴，在室温放置 10 min 后，加锌粒 2 g，立即将已准备好的导气管 C 与 A 瓶密塞，置 25~40 ℃水浴中反应 45 min，取出溴化汞试纸，将生成的砷斑与标准砷斑比较，不得更深。

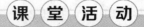

课 堂 活 动

冰片中砷盐检查，加氢氧化钙的作用是什么？

# 任务 4.6　注射剂有关物质检查法

中药注射剂有关物质是指中药材经提取、纯化制成注射剂后，残留在注射剂中可能含有并需要控制的物质。除另有规定外，一般应检查蛋白质、鞣质、树脂等，静脉注射液，还应检查草酸盐、钾离子等。这些物质存在于注射剂中既会影响注射剂的澄明度，又会使患者注射后产生局部疼痛、红肿、组织坏死或出现过敏反应等。故应检查这些杂质并控制其存在量。

### 4.6.1　蛋白质检查法

中药注射剂中如植物蛋白未除尽，注射后由于异性蛋白的缘故易引起过敏反应，故应检查蛋白质。

1）测定原理

此法系基于蛋白质在 pH 值小于等电点时呈正离子，可与磺基水杨酸或鞣酸等试剂结合形成不溶性的沉淀，以此判断蛋白质的存在。

2）仪器与用具

试管，30%磺基水杨酸溶液，鞣酸试液。

### 3）操作方法

除另有规定外,取注射液 1 mL,加新配制的 30%磺基水杨酸溶液 1 mL,混匀,放置 5 min,不得出现浑浊。注射液中如含有遇酸能产生沉淀的成分,如黄芩苷、蒽醌类等,可改加鞣酸试液 1~3 滴,不得出现浑浊。

### 4）注意事项

①如结果不明显,可取注射用水作空白,同法操作,加以比较。

②磺基水杨酸试液应新鲜配制,否则会影响检验结果。

③注射剂含有黄芩苷、蒽醌类等成分时,应改用鞣酸试液检查。否则会影响检验结果的正确性。

### 5）记录

必须记录样品取样量,试液名称和用量,实验过程中出现的现象及实验结果等。

### 6）结果判定

不出现浑浊,判为符合规定;否则判为不符合规定。

## 4.6.2　鞣质检查法

中药注射剂中若含有较多的鞣质,一方面,由于鞣质能与蛋白质结合为不溶性沉淀,会对人体产生刺激,肌注会引起注射部位红肿、出现硬结和疼痛;静脉注射会引起凝血。另一方面,注射剂中含有鞣质,在灭菌和贮存过程中,鞣质被氧化,使注射液颜色加深、产生浑浊甚至生成沉淀,严重影响注射剂的澄明度和稳定性。而在制备中药注射剂时,又很难把鞣质完全除尽。因此,中药注射剂应进行鞣质检查。

### 1）测定原理

利用蛋白质与鞣质反应形成鞣酸蛋白沉淀,判断鞣质的存在。

### 2）仪器与用具

试管,1%鸡蛋清的生理氯化钠溶液,稀醋酸、氯化钠明胶试液。

### 3）操作方法

取注射液 1 mL,加新配制的含 1%鸡蛋清的生理氯化钠溶液 5 mL,放置 10 min,不得出现浑浊或沉淀。如出现浑浊或沉淀,应另取注射液 1 mL,加稀醋酸 1 滴,再加氯化钠明胶试液 4~5 滴,不得出现浑浊或沉淀。

### 4）注意事项

①鸡蛋清生理氯化钠溶液应新鲜配制,否则影响检查结果。

②如结果不明显,可取注射用水作空白,同法操作,加以比较。

③含有聚乙二醇、聚山梨酯等聚氧乙烯基附加剂的注射剂,虽有鞣质也不产生沉淀,对这类注射液应取未加附加剂前的半成品检查。

### 5）记录

必须记录样品取样量,试液名称和用量,实验过程中出现的现象及实验结果等。

6)结果判断

不出现浑浊,判为符合规定;出现浑浊,则判为不符合规定。

### 4.6.3 树脂检查法

树脂是植物组织的正常代谢产物或分泌物。树脂中的树脂酸和树脂醇具有极性基团,有一定的水溶性,在中药注射剂中常有少量存在而又不易除去,但在灭菌后或贮藏过程中容易析出,影响注射剂的澄明度。中药注射剂中如含有树脂,注射后还会引起疼痛。因此中药注射剂应进行树脂检查。

**1)测定原理**

利用树脂在酸性水中溶解度降低析出絮状沉淀,以判断树脂的存在。

**2)仪器与用具**

恒温水浴箱,具塞试管,分液漏斗、蒸发皿等;盐酸、三氯甲烷、冰醋酸。

**3)操作方法**

取注射液 5 mL,加盐酸 1 滴,放置 30 min,应无沉淀析出。如含有遇酸能产生沉淀的成分,可另取注射液 5 mL,加三氯甲烷 10 mL 振摇提取,分取三氯甲烷液,置水浴上蒸干,残渣加冰醋酸 2 mL 使溶解,置具塞试管中,加水 3 mL,混匀,放置 30 min,应无沉淀析出。

**4)注意事项**

①用三氯甲烷提取时,应充分放置,使其分层完全,否则,易出现假阳性。

②如结果不明显,可取注射用水作空白,同法操作,加以比较。

**5)记录**

必须记录样品取样量,试液名称和用量,实验过程中出现的现象及实验结果等。

**6)结果判定**

无沉淀析出,判为符合规定。有沉淀析出,判为不符合规定;如出现絮状物也判为不符合规定。

### 4.6.4 草酸盐检查法

注射剂若含有草酸盐,进入人体后会与钙离子结合成不溶于水的草酸钙而引起血栓,并使血液脱钙,甚至引起痉挛,故供静脉注射用注射剂应检查草酸盐,以保证用药安全。

**1)检查原理**

利用草酸盐与氯化钙反应生成不溶于水的草酸钙,判断草酸盐的存在。

**2)仪器与用具**

试管,稀盐酸、氢氧化钠试液,pH 试纸;3%氯化钙溶液。

**3)操作方法**

除另有规定外,取注射液 2 mL,用稀盐酸调节 pH 值至 1~2,如有沉淀,滤过,滤液用氢氧化钠试液调节 pH 值至 5~6,加 3%氯化钙溶液 2~3 滴,放置 10 min,不得出现浑浊或沉淀。

**4) 注意事项**

如结果不明显,可取注射用水作空白,同法操作,加以比较。

**5) 记录**

必须记录样品取样量,试液名称和用量,实验过程中出现的现象及实验结果等。

**6) 结果判断**

不出现浑浊或沉淀,判为符合规定;否则,判为不符合规定。

### 4.6.5　钾离子检查法

中药注射剂中如钾离子含量过高,可引起明显的局部刺激(疼痛反应)和心肌损害。用于静脉注射时,会引起病人血钾离子浓度偏高,使电解质平衡失调,故应对供静脉注射用注射剂中钾离子进行限量检查。

**1) 检查原理**

利用注射液中的钾离子与四苯硼钠试剂在酸性条件下生成白色沉淀,使供试液浑浊,与一定量的标准钾离子溶液在相同条件下所产生的浊度进行比较,判断注射液中钾离子是否超过规定限度[钾离子浓度控制在 22%(mg/ mL)以下为宜]。

**2) 仪器与用具**

高温炉;纳氏比色管,移液管,量瓶,坩埚等;标准钾离子溶液,稀醋酸,甲醛溶液,3%乙二胺四醋酸二钠溶液,3%四苯硼钠溶液。

**3) 操作方法**

取注射液 2 mL,蒸干,先用小火炽灼至炭化,再在 500~600 ℃炽灼至完全灰化,加稀醋酸 2 mL 使溶解,并转移至 25 mL 量瓶中,加水稀释至刻度,摇匀。取 10 mL 纳氏比色管两支,编号为甲、乙。甲管中精密加入标准钾离子溶液 0.8 mL。乙管中精密加入供试品溶液 1 mL。在甲、乙两管中分别加入碱性甲醛溶液 0.6 mL,3%乙二胺四醋酸二钠溶液 2 滴,3%四苯硼钠溶液 0.5 mL,加水稀释至 10 mL,摇匀。甲、乙两管同置黑纸上,自上向下透视,乙管中显出的浊度与甲管比较,不得更浓。

**4) 注意事项**

①标准钾离子储备液应放冰箱保存,临用前精密量取标准钾离子贮备液新鲜稀释配制。

②供试品在炭化时,应注意缓慢加热,以防止暴沸而造成误差。炽灼温度应控制在 500~600 ℃,灰化必须完全。

**5) 记录**

必须记录样品取样量,标准钾离子取用量,试液名称和用量,实验过程中出现的现象及实验结果等。

**6) 结果判定**

甲管与乙管比较,乙管中显出的浊度浅于甲管,判为符合规定。

### 4.6.6　应用实例

注射用双黄连(冻干)有关物质检查:注射用双黄连(冻干)是由连翘、金银花、黄芩三味中药制成的黄棕色无定形粉末或疏松固体状物;有引湿性。具有清热解毒、疏风解表的功效。是《中国药典》收载的第一个供静脉滴注的冻干注射剂。《中国药典》规定应检查蛋白质、鞣质、树脂、草酸盐与钾离子等有关物质。

①蛋白质检查。取本品 0.6 g,加水 10 mL 使溶解,取 2 mL,滴加鞣酸试液 1~3 滴,不得出现浑浊。若澄清则蛋白质检查符合规定;若出现浑浊,则蛋白质检查不符合规定。

②鞣质检查。取本品 0.6 g,加水 10 mL 使溶解,取 1 mL,加新配制的含1%鸡蛋清的生理氯化钠溶液 5 mL[必要时,用微孔滤膜(0.45 μm)滤过],放置 10 min。不得出现浑浊或沉淀。如出现浑浊或沉淀,则取溶液 1 mL,加稀醋酸 1 滴,再加氯化钠明胶试液 4~5 滴,不得出现浑浊和沉淀。若澄清,则鞣质检查符合规定,若出现浑浊或沉淀,则鞣质检查不符合规定。

③树脂检查。取本品 0.6 g,加水 10 mL 使溶解,取 5 mL,置分液漏斗中,加三氯甲烷 10 mL 振摇提取,分取三氯甲烷液,置水浴上蒸干,残渣加冰醋酸 2 mL 使溶解,置具塞试管中,加水 3 mL,混匀,放置 30 min,应无絮状物析出。若澄清,不出现絮状物,则树脂检查符合规定;若有絮状物析出则树脂检查不符合规定。

④草酸盐检查。取本品 0.6 g,加水 10 mL 使溶解,用稀盐酸调节 pH 1~2,保温滤去沉淀,调节 pH 5~6,取 2 mL,加3%氯化钙溶液 2~3 滴,放置 10 min,不得出现浑浊或沉淀。若澄清,则草酸盐检查符合规定;出现浑浊或沉淀,则草酸盐检查不符合规定。

⑤钾离子检查。取本品 0.12 g,称定,先用小火炽灼至炭化,再在 500~600 ℃ 炽灼至完全灰化,加稀醋酸使溶解,置 25 mL 量瓶中,加水稀释至刻度,混匀,作为供试品溶液。取 10 mL 纳氏比色管两支,甲管中精密加入标准钾离子溶液(每 1 mL 相当于 100 μg K)0.8 mL,加碱性甲醛溶液(取甲醛溶液,用 0.1 mol/L 氢氧化钠溶液调节 pH 8.0~9.0)0.6 mL、3%乙二胺四醋酸二钠溶液 2 滴、3%四苯硼钠溶液 0.5 mL,加水稀释成 10 mL,乙管中精密加入供试品溶液 1 mL,与甲管同时依法操作,摇匀,甲、乙两管同置黑纸上,自上向下透视,乙管中显出的浊度与甲管比较,不得更浓。若乙管中显出的浊度比甲管浅,则钾离子检查符合规定;若乙管中显出的浊度比甲管深,则钾离子检查不符合规定。

# 任务 4.7　农药残留量检查法

农药残留的来源主要有中药材栽培过程喷洒的农药(杀虫剂、杀菌剂、杀螨剂、杀鼠剂及除草剂等),生长环境(土壤、水源、空气等)的污染,此外,中药材在采收、加工、保存、运输中也会造成农药污染。由于农药对人体的危害非常大,所以必须对中药材及其制剂中的农药残留进行控制。

农药按化学成分可分为有机氯化合物、有机磷化合物、拟除虫菊酯、氨基甲酸酯、有机氮化合物等。其中,有机氯类农药例如六六六(BHC)、滴滴涕(DDT)、五氯硝基苯(PCNB)和少数的有机磷农药(如三硫磷)是长期残留的,对接触不明农药的药材,一般应测定有机磷和有机氯类农药的残留量。目前,我国农药残留量的测定大部分采用 GC 法,GC 法适用于易气化且气化后不发生分解的农药。

### 4.7.1　有机氯类农药残留量测定

有机氯类农药化学性质稳定,脂溶性强,残留期长(可达 30~50 年),易在脂肪组织中蓄积,造成慢性中毒,严重危害人体健康。有机氯类农药残留量的测定方法自《中国药典》2000 年版一部开始收载。

**1)仪器与用具**

气相色谱仪,$^{63}$Ni-ECD 电子捕获检测器;超声波处理器;离心机;旋转蒸发仪;色谱柱:SE-54 或 DB-1701 弹性石英毛细管柱(30 m×0.32 mm×0.25 μm);具塞刻度离心管(10 mL),刻度浓缩瓶,具塞锥形瓶(100 mL),移液管等。

丙酮,石油醚(60~90 ℃)和二氯甲烷,无水硫酸钠,氯化钠,硫酸;农药对照品:六六六(BHC)[包括 α-BHC,β-BHC,γ-BHC 和 δ-BHC 4 种异构体],滴滴涕(DDT)[包括 pp′-DDE,pp′-DDD,op′-DDT 和 pp′-DDT 4 种异构体]及五氯硝基苯(PCNB)。

**2)操作方法**

(1)色谱条件与系统适用性试验

①SE-54 色谱柱进样口温度:230 ℃。检测器温度:300 ℃,不分流进样。程序升温:初始温度 100 ℃,以 10 ℃/min 的速率升温至 220 ℃,再以 8 ℃/min 的速率升温至 250 ℃,保持10 min。

②DB-1701 色谱柱进样口温度:220 ℃。检测器温度:300 ℃,不分流进样。程序升温:初始温度 140 ℃,保持 1 min,以 10 ℃/min 的速率升温至 210 ℃,再以 20 ℃/min 的速率升温至260 ℃,保持 4 min。

按上述条件操作,理论板数以 α-BHC 峰计算应不低于 $1×10^6$,两个相邻色谱峰的分离度应大于 1.5。

(2)对照品储备液的制备

精密称取六六六(BHC)[α-BHC,β-BHC,γ-BHC 和 δ-BHC]、滴滴涕(DDT)[pp′-DDE,pp′-DDD,op′-DDT 和 pp′-DDT]及五氯硝基苯(PCNB)农药对照品溶液适量,用石油醚(60~90 ℃)分别制成每 1 mL 含 4~5 μg 的溶液。

(3)混合对照品储备液的制备

精密量取上述各对照品储备液 0.5 mL,置 10 mL 量瓶中,用石油醚(60~90 ℃)稀释至刻度,摇匀。

(4)混合对照品溶液的制备

精密量取上述混合对照品储备液,用石油醚(60~90 ℃)制成每 1 L 分别含 0 μg,1 μg,5 μg,10 μg,50 μg,100 μg,250 μg 的溶液。

(5)供试品溶液制备

①方法 1(药材)。取供试品于 60 ℃干燥 4 h,粉碎成细粉,取约 2 g,精密称定,置 100 mL

具塞锥形瓶中,加水 20 mL 浸泡过夜,精密加丙酮 40 mL,称定质量,超声处理 30 min,放冷,再称定质量,用丙酮补足减失的质量,再加氯化钠约 6 g,精密加二氯甲烷 30 mL,称定重量,超声处理 15 min,直至氯化钠完全溶解,再称定重量,用二氯甲烷补足减失的重量,静置使水相与有机相完全分层,将有机相迅速移入装有适量无水硫酸钠的 100 mL 具塞锥形瓶中,脱水 4 h,精密量取 35 mL,置 100 mL 旋转蒸发瓶中,40 ℃水浴上减压浓缩至近干,加少量石油醚(60~90 ℃)如前反复操作至二氯甲烷及丙酮除净,用石油醚(60~90 ℃)溶解并转移至 10 mL 具塞刻度离心管中,加石油醚(60~90 ℃)精密稀释至 5 mL,小心加入硫酸 1 mL,振摇 1 min,离心(3 000 r/min)10 min,精密量取上清液 2 mL 置刻度浓缩瓶中,连接旋转蒸发器,40 ℃下(或用氮气)将溶液浓缩至适量,精密稀释至 1 mL,即得。同法制备空白样品。

②方法 2(制剂)。取供试品,研成细粉(蜜丸切碎,液体直接量取),精密称取适量(相当于药材 2 g),以下按方法 1 制备供试品溶液。

(6)测定法

按上述色谱条件操作,分别精密吸取供试品溶液和与之相对应浓度的混合对照品溶液各 1 μL,分别连续进样 3 次,取 3 次平均值,按外标法计算供试品中 9 种有机氯农药残留量。

### 3)注意事项

①本试验所用器皿应严格清洗(不能残存卤素离子)。

②供试品溶液制备时,有机相减压浓缩务必至近干,避免待测成分损失。

③为防止假阳性结果,可选择不同极性的色谱柱进行验证,有条件的可采用气-质联用予以确认。

④如样品中其他成分有干扰,可适当改变色谱条件,但需进行空白验证。

## 4.7.2　有机磷类农药残留量测定

有机磷类农药多具有毒性,其残留严重危及人体健康。《中国药典》收载了有机磷类农药(对硫磷、甲基对硫磷、乐果、氧化乐果、甲胺磷、久效磷、二嗪农、乙硫磷、马拉硫磷、杀扑磷、敌敌畏、乙酰甲胺磷)的测定方法。

### 1)仪器与用具

气相色谱仪,氮磷检测器(NPD);超声仪;旋转蒸发仪;多功能真空样品处理器;活性炭小柱;氮吹仪;色谱柱:DB-17MS 或 HP-5 弹性石英毛细管柱;具塞锥形瓶、250 mL 平底烧瓶、棕色量瓶、移液管等。

无水硫酸钠,乙酸乙酯,正己烷,农药对照品:对硫磷、甲基对硫磷、乐果、氧化乐果、甲胺磷、久效磷、二嗪农、乙硫磷、马拉硫磷、杀扑磷、敌敌畏、乙酰甲胺磷。

### 2)操作方法

(1)色谱条件与系统适用性试验

SE-54 色谱柱进样口温度:220 ℃。检测器温度:300 ℃,不分流进样。程序升温:初始温度 120 ℃,以 10 ℃/min 的速率升温至 200 ℃,再以 5 ℃/min 的速率升温至 240 ℃,保持 2 min。以 20 ℃/min 的速率升温至 270 ℃,保持 0.5 min。理论板数按敌敌畏峰计算应不低于 6 000,两个相邻色谱峰的分离度应大于 1.5。

（2）对照品储备液的制备

精密称取对硫磷、甲基对硫磷、乐果、氧化乐果、甲胺磷、久效磷、二嗪农、乙硫磷、马拉硫磷、杀扑磷、敌敌畏、乙酰甲胺磷农药对照品适量,用醋酸乙酯分别制成每 1 mL 约含 100 μg 的溶液,即得。

（3）混合对照品储备液的制备

精密量取上述各对照品储备液 1 mL,置 20 mL 棕色量瓶中,加乙酸乙酯稀释至刻度,摇匀,即得。

（4）混合对照品溶液的制备

精密量取上述混合对照储备液,用乙酸乙酯制成每 1 mL 分别含 0.1 μg,0.5 μg,1 μg,2 μg,5 μg 的溶液,即得。

（5）供试品溶液的制备

药材取供试品粉末（过 2 号筛）约 5 g,精密称定,加无水硫酸钠 5 g,加入乙酸乙酯 50~100 mL,冰浴超声处理 3 min,放置,取上层液滤过,药渣加乙酸乙酯 30~50 mL,冰浴超声处理 2 min,放置,滤过,合并两次滤液,用少量乙酸乙酯洗涤滤纸及残渣,与上述滤液合并。取滤液于 40 ℃下减压浓缩至近干,用乙酸乙酯转移至 5 mL 量瓶中,并稀释至刻度,精密量取 1 mL,置活性炭小柱［120~400 目,0.25 g,内径 0.9 cm（如 Supelclean ENVI-Carb SPE Tubes,3 mL 活性炭小柱）,用乙酸乙酯 5 mL 预洗］上,置多功能真空样品处理器上,用正己烷-乙酸乙酯（1:1）的混合溶液 5 mL 洗脱,收集洗脱液,置氮吹仪上浓缩至近干,精密加入乙酸乙酯 1 mL 使溶解,即得。同法制备空白样品。

（6）测定法

按上述色谱条件操作,分别精密吸取供试品溶液和与之相对应浓度的混合对照品溶液各 1 μL,分别连续进样 3 次,取 3 次平均值,按外标法计算供试品中两种有机磷农药残留量。

**3）注意事项**

①所用玻璃仪器不能用含磷洗涤剂洗涤,应用洗液浸泡洗涤,使用前用丙酮荡洗并挥干溶剂。

②乙酸乙酯提取液减压浓缩时,水浴温度不能高于 40 ℃,且减压浓缩务必至近干,避免待测成分损失。

③为防止假阳性结果,可选择不同极性的色谱柱进行验证,有条件的可采用气-质联用予以确认。

④本项方法的加样回收率应为 70%~110%。

### 4.7.3　应用实例

黄芪的有机氯农药残留量测定:黄芪是中医临床常用的中药,具有补气升阳,固表止汗,利水消肿,生津养血,行滞通痹,托毒排脓,敛疮生肌的功效。黄芪有机氯农药残留量测定,采用 GC 法。

照农药残留量测定法（《中国药典》四部 2341 有机氯农药残留量测定）测定,六六六（总 BHC）不得过 0.2 mg/kg;滴滴涕（总 DDT）不得过 0.2 mg/kg;五氯硝基苯（PCNB）不得过 0.1 mg/kg。

# 任务 4.8　甲醇量检查法

甲醇是无色易挥发液体,对人体视神经危害较大,一般服用量在 7~8 mL 即可引起失明,30~100 mL 可致死亡。因酒剂和酊剂在制备过程中有可能引入甲醇,故《中国药典》规定酒剂和口服酊剂要进行甲醇量测定。除另有规定外,酒剂或酊剂中甲醇量不得过 0.05%(mL/mL)。除另有规定外,均采用 GC 法来测定甲醇的含量。根据气相色谱所用的色谱柱不同,又分为第一法(毛细管柱法)和第二法(填充柱法)。

## 4.8.1　测定原理

第一法:毛细管柱法是采用外标法测定酒剂或酊剂中的甲醇含量。取供试品溶液和对照品溶液分别注入气相色谱仪,记录色谱图,根据色谱图中甲醇峰的峰面积或峰高与其浓度或质量之间的比例关系,计算出供试品中甲醇的含量。

第二法:填充柱法是采用气相色谱内标-校正因子法测定酒剂或酊剂中的甲醇含量。即取含有内标物的供试品溶液和含内标物的对照品溶液,分别注入气相色谱仪,记录色谱图,根据甲醇和内标物的峰面积或峰高与其浓度的比例关系,计算出供试品中甲醇的含量。

## 4.8.2　仪器与试剂

气相色谱仪、氢火焰离子化检测器、色谱柱[填充柱或毛细管柱(以键合交联聚乙二醇为固定液)]、分析天平(感量 0.000 1g)、量瓶(10 mL,100 mL)、微量注射器或自动进样器、顶空进样瓶;正丙醇(内标物)、无水甲醇(对照品)等。

## 4.8.3　操作方法

### 1)第一法(毛细管柱法)

(1)对照品溶液的制备

精密量取甲醇 1 mL,置 100 mL 量瓶中,加水稀释至刻度,摇匀,精密量取 10 mL,置100 mL 量瓶中,加水稀释至刻度,摇匀,即得。

(2)供试品溶液的制备

取供试品作为供试品溶液。

(3)色谱条件与系统适用性试验

用键合交联聚乙二醇为固定液的毛细管柱。柱温:程序升温,40 ℃ 保持 5 min,然后以10 ℃/min 的速率升温至 200 ℃,保持 5 min 。进样口温度 150 ℃;检测器(FID)温度 200 ℃;分流进样;载气 N₂。顶空进样器参数如下:平衡温度为 85 ℃,传输管温度为 110 ℃,进样环温度为 105 ℃,平衡时间为 15~20 min。理论板数按甲醇峰计算应不低于 1 000;甲醇峰与其他色谱峰的分离度应大于1.5。

（4）测定法

分别精密量取对照品溶液与供试品溶液各3 mL，置10 mL顶空进样瓶中，密封，气体进样，测定，按外标法以峰面积计算，即得。

### 2）第二法（填充柱法）

（1）内标溶液的制备

精密量取正丙醇1 mL，置100 mL量瓶中，加水溶解并稀释至刻度，摇匀，即得。

（2）对照品溶液的制备

精密量取甲醇1 mL，置100 mL量瓶中，加水稀释至刻度，摇匀，精密量取10 mL，置100 mL量瓶中，精密加入内标溶液10 mL，用水稀释至刻度，摇匀，即得。

（3）供试品溶液的制备

精密量取内标溶液1 mL，置10 mL量瓶中，加供试液稀释至刻度，摇匀，即得。

（4）系统适用性试验

①校正因子测定。用直径为0.18~0.25 mm二乙烯苯-乙基乙烯苯型高分子多孔小球（80~100目）作为载体，柱温125 ℃，检测器、进样器温度为150 ℃，恒温，待色谱基线稳定后，按气相色谱内标法操作。取对照品溶液1 μL注入气相色谱仪中，连续进样3~5次，测定峰面积，计算校正因子，所得校正因子的平均相对标准偏差不得大于5%。

②理论板数。按甲醇峰计算应不低于1 500。

③甲醇、乙醇和内标物质各相邻色谱峰之间的分离度应大于1.5。

（5）测定法

取供试品溶液1 μL，注入气相色谱仪，测定，即得。

### 4.8.4　注意事项

①如采用填充柱法时，内标物质峰相应的位置若出现杂质峰，可改用外标法测定。

②采用填充柱法时，在使用无水甲醇前必须用本法确定不含正丙醇，而正丙醇必须确定不含甲醇。

③采用填充柱法时，检测器和进样器温度可根据保留时间及分离情况适当调整。

④试验时，应作平行试验，即精密量取供试品和对照品各两份，准确配制供试品溶液和对照品溶液各两份，按规定方法测定。

⑤手工进样量不易精确控制，特别注意留针时间和室温，尽量使操作条件一致。

### 4.8.5　计算

### 1）第一法（毛细管柱法）

$$甲醇含量(V/V\%) = C_R \times \frac{A_x}{A_R} \times 100\%$$

式中　$A_x$——供试品（甲醇）的峰面积；

$A_R$——对照品中甲醇的峰面积；

$C_R$——对照品（甲醇）的浓度（mL/mL）。

### 2）第二法（填充柱法）

（1）校正因子计算

$$校正因子（f）= \frac{\dfrac{A_s}{C_s}}{\dfrac{A_R}{C_R}}$$

式中　$A_s$——内标物质的峰面积（或峰高）；

$A_R$——对照品的峰面积（或峰高）；

$C_s$——对照品溶液中内标物的浓度（mL/mL）；

$C_R$——对照品溶液中对照品的浓度（mL/mL）。

（2）供试品含甲醇量的计算

$$含甲醇量（V/V\%）= f \times \frac{A_x}{A_s'} \times \frac{V_s}{V_x} \times 100\%$$

式中　$f$——校正因子；

$A_x$——供试品溶液中甲醇的峰面积（或峰高）；

$A_s'$——供试品溶液中正丙醇的峰面积（或峰高）；

$V_s$——配制供试品溶液时所取内标溶液体积；

$V_x$——配制供试品溶液时所取样品溶液体积。

### 4.8.6　结果判断

两次测定的平均相对偏差应小于 10%，否则应重新测定。根据测定的平均值计算，将计算结果与药品标准相比较，若供试品含甲醇量低于或等于 0.05%（mL/mL），则符合规定；若含甲醇量高于 0.05%（mL/mL），则不符合规定。

### 4.8.7　应用实例

寄生追风酒甲醇量检查。

本品是由独活、白芍、槲寄生、熟地黄、杜仲（炒）、牛膝、秦艽等十五味药，用白酒浸渍、渗漉，再与糖浆混合而制得。其甲醇量检查采用 GC 法，方法如下所述。

①对照品溶液的制备。精密量取甲醇 1 mL，置 100 mL 量瓶中，加水稀释至刻度，摇匀，精密量取 10 mL 置 100 mL 量瓶中，加水稀释至刻度，摇匀，即得。

②供试品溶液的制备。取供试品作为供试品溶液。

③色谱条件与系统适用性试验。用键合交联聚乙二醇为固定液的毛细管柱。

柱温：程序升温，40 ℃保持 5 min，然后以 10 ℃/min 的速率升温至 200 ℃，保持 5 min。进样口温度 150 ℃；检测器（FID）温度 200 ℃；分流进样；载气 N$_2$。顶空进样器参数如下：平衡温度为 85 ℃,传输管温度为 110 ℃,进样环温度为 105 ℃,平衡时间为 15~20 min。理论板数按甲醇峰计算应不低于 1 000;甲醇峰与其他色谱峰的分离度应大于 1.5。

④测定与结果判断。分别精密量取对照品溶液与供试品溶液各 3 mL,置 10 mL 顶空进样瓶中,密封,气体进样,测定,按外标法以峰面积计算,即得。若供试品含甲醇量低于或等于 0.05%(mL/mL),则符合规定;若含甲醇量高于 0.05%(mL/mL),则不符合规定。

# 任务 4.9　可见异物检查法

可见异物是指存在于注射剂、眼用液体制剂中,在规定条件下目视可以观测到的不溶性物质,其粒径或长度通常大于 50 nm。《中国药典》2015 年版四部 0904 中采用了灯检法和光散射法两种检查方法。

灯检法为注射剂和眼用液体制剂中可见异物检查的常用方法。还用于光散射法检出可见异物的供试品的复核确认。

本实验所用供试品必须按规定随机抽样。

**1)环境、装置与人员**

(1)环境

实验室检测时应避免引入可见异物。当制备注射用无菌粉末和无菌原料药供试品溶液时,或供试品溶液的容器不适于检测(如不透明、不规则形状容器等),需转移至适宜容器中时,均应在 100 级的洁净环境(如层流净化台)中进行。灯检操作应在暗室中进行。

(2)检查装置

①光源。采用带遮光板的日光灯,光照度在 1 000~4 000 lx 范围内可调节。用无色透明容器包装的无色供试品溶液,观察所在处的光照度应为 1 000~1 500 lx;用透明塑料容器包装或用棕色透明容器包装的供试品溶液或有色供试品溶液,观察所在处的光照度应为 2 000~3 000 lx;乳状液或混悬液观察所在处的光照度应约为 4 000 lx。

②背景。不反光的黑色面作为检查无色或白色异物的背景;不反光的白色面作为检查有色异物的背景。

(3)检查人员条件

远距离和近距离视力测验均应为 4.9 或 4.9 以上(矫正后视力应为 5.0 或 5.0 以上);应无色盲。

**2)检视距离**

检查人员调节位置,使供试品位于眼部的明视距离处(指供试品至人眼的清晰观测距离,通常为 25 cm)。

**3)操作方法**

(1)液体供试品的检查方法

除另有规定外,除去容器标签,擦净容器外壁。手持容器颈部(装量在 10 mL 及 10 mL 以下的供试品每次可手持 2 支)轻轻旋转和翻转容器,使药液中存在的可见异物悬浮(注意不使药液产生气泡),并分别在黑色和白色背景下,目视检查,重复3次,总时限为20 s。液体制剂中如有结晶析出,可参照药品使用说明书中溶解结晶方式先进行处理,再进行可见异物检查。

(2)固体供试品的检查方法

除另有规定外,应在100级的洁净环境(如层流净化台)中用适宜的溶剂及适当的方法使药粉全部溶解后,按上述方法检查。配带有专用溶剂的注射用无菌粉末,应先将专用溶剂按溶液型制剂检查合格后,再用以溶解注射用无菌粉末。溶解供试品所选用的适宜溶剂应无可见异物。如为水溶性药物,一般使用不溶性微粒检查用水(参见《中国药典》四部0903不溶性微粒检查法)进行溶解制备,或按各品种项下规定的其他溶剂进行溶解制备。溶剂量应确保药物溶解完全并便于观察。固体供试品溶解所用的适当方法应与其制剂使用说明书中注明的临床使用前处理的方式相同。

### 4)记录

记录光照度,检查供试品的数量,异物存在情况。

### 5)结果判定

各类注射剂、眼用液体制剂在静置一定时间后轻轻旋转时均不得检出烟雾状微粒物,且不得检出金属屑、玻璃屑、长度或最大粒径超过2 mm的纤维和块状物等明显可见异物。微细可见异物(如点状物、2 mm以下的短纤维和块状物等)如有检出,除另有规定外,应分别符合下列规定。

(1)溶液型静脉用注射液、注射用浓溶液

20支(瓶)供试品中,均不得检出明显可见异物。如也未检出微细可见异物,判为符合规定;如检出微细可见异物的供试品仅有1支(瓶),另取20支(瓶)同法复试,均未检出可见异物,判为符合规定;如仍有1支(瓶)或以上供试品检出可见异物,判为不符合规定。

(2)溶液型非静脉用注射液

20支(瓶)供试品中,均不得检出明显可见异物。如也未检出微细可见异物,判为符合规定;如检出微细可见异物超过2支(瓶),判为不符合规定;如不超过2支(瓶),则另取20支(瓶)同法复试,初、复试的40支(瓶)供试品中,检出微细可见异物的供试品不超过2支(瓶),判为符合规定,否则判为不符合规定。

(3)溶液型滴眼剂

20支(瓶)供试品中,均不得检出明显可见异物。如同时也未检出微细可见异物,判为符合规定;如检出微细可见异物超过3支(瓶),判为不符合规定;如不超过3支(瓶),则另取20支(瓶)同法复试,初、复试的40支(瓶)供试品中,检出微细可见异物的供试品不超过3支(瓶),判为符合规定,否则判为不符合规定。

(4)混悬型、乳状液型注射液及滴眼液

20支(瓶)供试品中,均不得检出金属屑、玻璃屑、色块(与药品颜色明显不同的固体物质)、纤维等明显可见异物。

(5)临用前配制的溶液型和混悬型滴眼剂

除另有规定外,应符合相应的可见异物规定。

（6）注射用无菌粉末

5支（瓶）供试品中，均不得检出明显可见异物。如检出微细可见异物，每支（瓶）供试品中检出微细可见异物的数量应符合表4.2的规定；如仅有1支（瓶）不符合规定，另取10支（瓶）同法复试，均符合表4.2的规定，判为符合规定；如仍有1支（瓶）或以上供试品不符合表4.2的规定，判为不符合规定。配带有专用溶剂的注射用无菌粉末，专用溶剂应符合相应的溶液型注射液的规定。

表4.2 注射用无菌粉末中可见异物限度

| 类 别 | | 可见异物限度 |
|---|---|---|
| 化学药 | | ≤4个 |
| 生化药、抗生素药和中药 | ≥2g | ≤10个 |
| | <2g | ≤8个 |

（7）无菌原料药

5份供试品中，均不得检出明显可见异物。如检出微细可见异物，每份供试品中检出微细可见异物的数量应符合表4.3的规定；如仅有1份不符合规定，另取10份同法复试，均符合表4.3的规定，判为符合规定；如仍有1份或以上供试品不符合表4.3的规定，判为不符合规定。

表4.3 无菌原料药中可见异物限度

| 类 别 | 可见异物限度 |
|---|---|
| 化学药 | ≤2个 |
| 生化药、抗生素药和中药 | ≤5个 |

（8）既可静脉用也可非静脉用的注射剂

应执行静脉用注射剂的标准。

# 任务 4.10 特殊杂质检查法

特殊杂质是指在某些药物制剂生产和贮运过程中，由于药物本身的性质、生产方式及工艺条件可能引入的杂质。特殊杂质的检查一般是利用药品和杂质的理化性质及生理作用的差异，采用物理的、化学的、药理的、微生物的方法来进行。《中国药典》中特殊杂质的检查列在有关品种的检查项下。

## 4.10.1 乌头碱的检查

川乌、附子及草乌中含有多种生物碱，其生品结构中 $C_8$、$C_{14}$ 上的羟基分别与乙酸、苯甲酸结合成双酯型（乌头碱型）生物碱,如乌头碱、美沙乌头碱等,这种双酯型生物碱亲酯性强、毒性大。炮制品在加工过程中双酯型生物碱易水解,依次生成毒性较小的单酯型生物碱和不带酯键的胺醇型生物碱。因此,乌头类药材炮制品的毒性均较其生品小。为保证用药安全,《中国药典》规定应进行酯型生物碱的检查。常用的检查方法有 TLC 法,此外也可采用 HPLC 法。

### 三七伤药片中乌头碱的限量检查

三七伤药片是由三七、制川乌、红花、骨碎补、接骨木、雪上一枝蒿等八味药材制成的糖衣片,具有舒筋活血,散瘀止痛之功效。

取本品 30 片,除去包衣,研细,加乙醚 150 mL,振摇 10 min,加氨试液 10 mL,振摇 30 min,放置 2 h,分取乙醚液,回收溶剂至干,残渣用无水乙醇溶解并转移至 2 mL 量瓶中,加无水乙醇至刻度,摇匀,作为供试品溶液。另取乌头碱对照品,加无水乙醇制成每 1 mL 含 1.0 mg 的溶液,作为对照品溶液。照薄层色谱法(2015 年版药典四部 0502)试验,吸取供试品溶液10 μL、对照品溶液 2 μL,分别点于同一硅胶 G 薄层板上,以环己烷-乙酸乙酯-二乙胺(4:3:1)为展开剂,展开,取出,晾干,喷以稀碘化铋钾试液。供试品色谱中,在与对照品色谱相应的位置上出现的斑点应小于对照品的斑点,或不出现斑点。

## 4.10.2 三黄片中土大黄苷的检查（TLC 法）

三黄片由大黄、盐酸小檗碱、黄芩浸膏三味药制成的糖衣或薄膜衣片,具有清热解毒,泻火通便之功效。

取本品小片 2 片或大片 1 片,糖衣片除去糖衣,研细,加甲醇 15 mL,加热回流 30 min,放冷,滤过,滤液作为供试品溶液。另取土大黄苷对照品,加甲醇制成每 1 mL 含 0.3 mg 的溶液,作为对照品溶液。照薄层色谱法(2015 年版药典四部 0502)试验,吸取上述两种溶液各 2 μL,分别点于同一硅胶 G 薄层板上,以三氯甲烷-甲醇-甲酸-水(100:30:2:3)为展开剂,展开,取出,晾干,置紫外光灯(365 nm)下检视。供试品色谱中,在与对照品色谱相应的位置上,不得显相同颜色的荧光斑点。

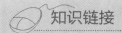

知识链接

### 土大黄苷

正品大黄为蓼科大黄属掌叶组植物,主要含有结合性蒽醌衍生物类、二苯乙烯类、鞣质及番泻苷 A 类成分。伪品大黄如华北大黄、河套大黄为大黄属波叶组植物,以富含二苯乙烯苷类成分为特征,尤其含大量土大黄苷,不含或极少含番泻苷 A 类成分。

土大黄苷在结构上为二苯乙烯的衍生物。《中国药典》自 1985 年版始对大黄药材及其制剂规定检查土大黄苷,其收载的方法主要为荧光分析法和 TLC 法两种,土大黄苷在紫外灯下呈亮蓝紫色荧光,此法简单,但应注意假阳性的发生。

## 实训 4.1　黄连上清丸中砷盐的检查

**1.实训目的**

（1）掌握古蔡氏法检查中药制剂中砷盐的操作步骤和技能。

（2）熟悉古蔡氏法检查砷盐的原理及注意事项。

**2.实训原理**

按《中国药典》2015 版四部 0822 中第一法（古蔡氏法）检查砷盐。古蔡氏法是先将供试品有机破坏，使与有机物结合的砷游离出。再利用金属锌与酸作用产生新生态的氢与供试品中的砷盐反应生成砷化氢气体，遇溴化汞试纸产生黄色至棕色的砷斑，与一定量的标准砷溶液相同条件下所生成的砷斑比较颜色深浅，以判定供试品中砷盐是否超过限量。要求供试品砷斑的颜色不得比标准砷斑的颜色更深。

**3.实训仪器和试剂**

（1）仪器

古蔡氏法检砷装置、分析天平（感量 0.000 1 g）、托盘天平（感量 0.1 g）、恒温水浴锅、马福炉、坩埚、干燥器、量瓶（100 mL、1 000 mL）、量筒（10 mL）、定量滤纸。

（2）试剂

盐酸、碘化钾、锌粒、硫酸、20% 氢氧化钠溶液、酸性氯化亚锡试液、溴化汞试纸、醋酸铅棉花等。

（3）材料

黄连上清丸（水丸或水蜜丸）。

**4.实训方法与步骤**

（1）标准砷溶液的制备

称取三氧化二砷 0.132 g，置 1 000 mL 量瓶中，加 20% 氢氧化钠 5 mL 溶解后，用适量的稀硫酸中和，再加稀硫酸 10 mL，用水稀释至刻度，摇匀，作为标准砷储备液。临用前，精密量取标准砷贮备液 10 mL，置 1 000 mL 量瓶中，加稀硫酸 10 mL，用水稀释至刻度，摇匀，即得（每 1 mL 相当于 1 $\mu$gAs）。

（2）检砷装置的准备

取醋酸铅棉花适量（约 60 mg）撕成疏松状，每次少量，用细玻璃棒均匀地装入导气管 C 中，松紧要适宜，装管高度为 60~80 mm。再于旋塞 D 的顶端平面上放一片溴化汞试纸（试纸大小以能覆盖孔径而不露出平面外为宜），盖上旋塞盖 E 并旋紧，即得。

（3）标准砷斑的制备

精密量取标准砷溶液 2 mL，加氢氧化钙 1.0 g，混匀，干燥后先用小火缓缓炽灼至炭化，再在 500~600 ℃ 炽灼使完全灰化并炽灼至恒重,放冷,残渣置检砷瓶 A 中,加盐酸 7 mL 与水 21 mL,再加碘化钾试液 5 mL 与酸性氯化亚锡试液 5 滴,在室温放置 10 min 后,加锌粒 2 g,立即将照规定方法装妥的导气管 C 密塞于检砷瓶 A 上,并将检砷瓶 A 置 25 ℃ 水浴中,反应 45 min,取出溴化汞纸试,即得。

（4）供试品砷盐检查

取本品水丸或水蜜丸 15 g,研碎（大蜜丸 5 丸,剪碎）,过 2 号筛,取约 1.0 g,精密称定重量,加无砷氢氧化钙 1 g,加少量水,搅匀,烘干,用小火缓缓炽灼至炭化,再在 500~600 ℃ 炽灼使完全灰化并炽灼至恒重（同时作空白,留做标准砷斑用）,放冷,残渣置检砷装置 A 瓶中,加盐酸 7 mL 与水 21 mL,再加碘化钾试液 5 mL 与酸性氯化亚锡试液 5 滴,在室温放置 10 min 后,加锌粒 2 g,立即将照规定方法装妥的导气管 C 密塞于检砷瓶 A 上,并将 A 瓶置 25~40 ℃ 水浴中反应 45 min,取出溴化汞试纸,将生成的砷斑与标准砷斑比较,颜色不得更深（含砷量不得过百万分之二）。

（5）结果判断

供试品砷斑颜色比标准砷斑颜色浅,判为符合规定;供试品砷斑颜色比标准砷斑颜色深,则不符合规定。

**5.注意事项**

①醋酸铅棉花要均匀填充于导气管中部,不要塞入近下端。要松紧适宜保持干燥。

②锌粒的大小以能通过 1 号筛为宜。锌粒较大,反应时间应延长至 1 h。

③制备溴化汞试纸要选用中速定量滤纸,现用现制。

④反应温度控制在 30 ℃ 左右为宜。

**6.实训结论**

根据实训记录和结果,填写检验报告,对本品的砷盐检查做出结论。

**7.实训思考题**

①砷盐检查为什么要加入碘化钾和酸性氯化亚锡试液?

②导气管中醋酸铅棉花的作用是什么?

③供试品砷盐检查加氢氧化钙的目的是什么?

④标准砷斑的制备为什么也要加氢氧化钙并炽灼至恒重?

**黄连上清丸中砷盐的检查实训报告**

班级_____　　姓名_____　　学号_____　　实训时间_____　　成绩_____

1.实训目的

2.实训原理

3.实训仪器和试剂

4.实训方法与步骤

5.实训记录

6.实训结论

填写检验报告单。

**检验报告单**

| 检品名称 | | 生产企业 | |
|---|---|---|---|
| 检品规格 | | 产品批号 | |
| 送检单位 | | | |
| 检验项目 | | | |
| 检验方法 | | | |
| 检验结论 | | | |

检验人：　　　　　　复核人：　　　　　　　　检验单位：（盖章）

检验时间：

**黄连上清丸中砷盐的检查实训考核**

| 项　　目 | 技能测试标准 | 分值 | 得分 | 备　注 |
|---|---|---|---|---|
| 着装 | 穿着干净白大衣 | 2 | | |
| 称重 | 1.选择合适的天平 | 2 | | |
| | 2.放置平稳 | 2 | | |
| | 3.每次称重前先调准"0" | 2 | | |
| | 4.选择适当容器作衬垫 | 2 | | |
| | 5.砝码放于盘中心 | 2 | | |
| | 6.用镊子或纸包住取放砝码 | 2 | | |

续表

| 项　目 | 技能测试标准 | 分值 | 得分 | 备　注 |
|---|---|---|---|---|
| 称重 | 7.称取时瓶盖内向上放于台面 | 2 | | |
| | 8.称完后即盖上 | 2 | | |
| | 9.药匙应专一,每次用后洗净 | 2 | | |
| | 10.称样时慢慢添加,称多的试药不能放回原处 | 2 | | |
| | 11.称样正确,称重准确,节约用药 | 2 | | |
| | 12.保持天平、台面清洁 | 2 | | |
| | 13.称毕后清洁天平,并回"0"处于休止状态 | 2 | | |
| 量取 | 1.选用正确的量具 | 2 | | |
| | 2.倾倒液体时,没有溅落 | 2 | | |
| | 3.量取时视线与液面平行 | 3 | | |
| | 4.量取准确,节约用药 | 3 | | |
| | 5.量取时缓慢加入,多余试剂不能倒回原瓶 | 3 | | |
| | 6.保持操作台面洁净 | 3 | | |
| | 7.量取完毕,清洁所使用量具 | 3 | | |
| | 8.量取结束,试剂瓶盖好内盖与外盖 | 3 | | |
| 供试品溶液制备 | 1.正确取放药丸,用镊子,戴手套 | 5 | | |
| | 2.正确进行研磨,保证丸剂分散成粉状 | 5 | | |
| | 3.正确使用稀硫酸 | 5 | | |
| | 4.正确配制20%氢氧化钠溶液 | 5 | | |
| 古蔡氏法检查 | 1.正确安装砷盐装置 | 5 | | |
| | 2.操作规范,实验条件控制适宜 | 5 | | |
| | 3.认真观察实验现象,比色方法正确 | 5 | | |
| | 4.正确判断实验结果 | 5 | | |
| 实训报告 | 撰写工整,问题回答正确,试验结论正确 | 10 | | |
| 总　分 | | | | |
| 结果总结 | | | | |

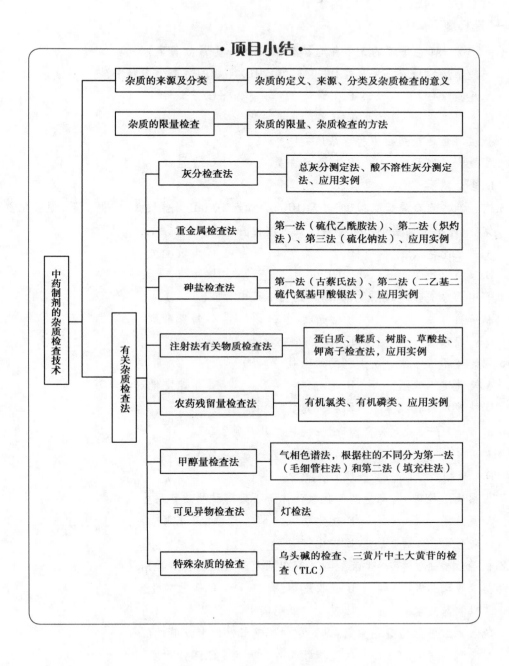

### · 项目小结 ·

中药制剂的杂质检查技术

- 杂质的来源及分类 —— 杂质的定义、来源、分类及杂质检查的意义
- 杂质的限量检查 —— 杂质的限量、杂质检查的方法
- 有关杂质检查法
  - 灰分检查法 —— 总灰分测定法、酸不溶性灰分测定法、应用实例
  - 重金属检查法 —— 第一法（硫代乙酰胺法）、第二法（炽灼法）、第三法（硫化钠法）、应用实例
  - 砷盐检查法 —— 第一法（古蔡氏法）、第二法（二乙基二硫代氨基甲酸银法）、应用实例
  - 注射法有关物质检查法 —— 蛋白质、鞣质、树脂、草酸盐、钾离子检查法，应用实例
  - 农药残留量检查法 —— 有机氯类、有机磷类、应用实例
  - 甲醇量检查法 —— 气相色谱法，根据柱的不同分为第一法（毛细管柱法）和第二法（填充柱法）
  - 可见异物检查法 —— 灯检法
  - 特殊杂质的检查 —— 乌头碱的检查、三黄片中土大黄苷的检查（TLC）

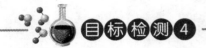

目标检测 4

一、选择题

（一）A 型题（在每题的 5 个备选答案中，只有一个最佳答案）

1．一般杂质的检查方法是在《中国药典》2010 年版的哪部分内容中？（　　）

    A．凡例　　　　　　　　B．附录　　　　　　　　C．正文

    D．索引　　　　　　　　E．目录

2．杂质限量是指药物中所含杂质的（　　）。

    A．最大允许量　　　　　B．最小允许量　　　　　C．含量

    D．含量范围　　　　　　E．多少

3．肉桂油中重金属检查：取肉桂油 10 mL，加水 10 mL 与盐酸 1 滴，振摇后，通硫化氢气使饱和，水层与油层均不得变色。该杂质检查方法为（　　）。

    A．目视比色法　　　　　B．含量测定法　　　　　C．灵敏度法

    D．目视比浊法　　　　　E．HPLC 法

4．若中药总灰分超过限度范围，则说明中药中含有（　　）。

    A．杂质　　　　　　　　B．掺杂物　　　　　　　C．特殊杂质

    D．一般杂质　　　　　　E．有机杂质

5．测定酸不溶性灰分所选择的滤纸是（　　）。

    A．慢速定性滤纸　　　　B．无灰滤纸　　　　　　C．中速定性滤纸

    D．快速定性滤纸　　　　E．层析滤纸

6．灰分测定中，供试品需粉碎，使能通过几号筛？（　　）

    A．1 号筛　　　　　　　B．2 号筛　　　　　　　C．3 号筛

    D．4 号筛　　　　　　　E．5 号筛

7．古蔡氏法检砷时，产生的砷化氢气体与下列哪种物质作用生成砷斑？（　　）

    A．氯化汞　　　　　　　B．碘化汞　　　　　　　C．溴化汞

    D．硫化汞　　　　　　　E．碘化钾

8．在砷盐检查法中，检砷装置导气管中塞入醋酸铅棉花的作用是（　　）。

    A．吸收砷化氢　　　　　B．吸收溴化氢　　　　　C．吸收硫化氢

    D．吸收氯化氢　　　　　E．吸收二氧化碳

9．硫代乙酰胺法检查重金属，是比较供试液管和对照液管的（　　）。

    A．颜色深浅　　　　　　B．沉淀颗粒　　　　　　C．浑浊程度

    D．产生气体量　　　　　E．溶液体积

10．重金属检查中，加入硫代乙酰胺时溶液的最佳 pH 是（　　）。

    A．2.5　　　　　　　　　B．3.5　　　　　　　　　C．4.5

    D．5.5　　　　　　　　　E．7.0

11.重金属检查中,供试品中如含高铁盐可加入何种物质而消除干扰?（　　）

　　A.硫化钠　　　　　　　　B.盐酸　　　　　　　　C.维生素 C

　　D.硫酸　　　　　　　　　E.硝酸

12.古蔡氏检砷法中,加入碘化钾和氯化亚锡的主要作用是（　　）。

　　A.将 $As^{5+}$ 还原为 $As^{3+}$　　　　　　　　B.将 $As^{3+}$ 氧化为 $As^{5+}$

　　C.加快氢气的产生　　　　　　　　D.排除硫化物的干扰

　　E.反应更彻底

（二）X 型题(每题的备选答案中有 2 个或 2 个以上正确答案,少选或多选均不得分)

1.中药制剂的杂质来源于（　　）。

　　A.中药材原料不纯　　　　　　　　B.制剂贮存过程中成分的化学变化

　　C.高压灭菌药物氧化及水解　　　　D.制剂生产中加入的试剂未除尽

　　E.制剂生产过程中与器皿接触

2.药物的杂质对药物的影响有（　　）。

　　A.影响药物的安全性　　　　　　　B.影响药物的有效性

　　C.影响药物的稳定性　　　　　　　D.影响药物的生物利用度

　　E.影响药物的均一性

3.供静脉注射的中药注射剂应检查的有关物质是（　　）。

　　A.草酸盐　　　　　　　　B.树脂　　　　　　　　C.蛋白质

　　D.鞣质　　　　　　　　　E.钾离子

4.关于古蔡氏法检查砷盐的叙述,正确的有（　　）。

　　A.反应生成的砷化氢遇溴化银试纸,产生黄色至棕色的砷斑

　　B.加碘化钾使五价砷还原为三价砷

　　C.金属锌与酸作用可生成新生态的氢

　　D.加酸性氯化亚锡可防止碘还原为碘离子

　　E.在反应中氯化亚锡不会和锌发生作用

5.哪些中药制剂需要进行可见异物检查?（　　）。

　　A.合剂　　　　　　　　　B.注射剂　　　　　　　C.酊剂

　　D.眼用液体制剂　　　　　E.口服液

6.灯检法检查可见异物时,对检查人员的远距离和近距离视力要求均应为（　　）。

　　A.5.0　　　　　　　　　　B.4.9 或 4.9 以上　　　C.4.5

　　D.无色弱　　　　　　　　E.无色盲

7.下列哪些剂型需要进行甲醇量检查?（　　）

　　A.酒剂　　　　　　　　　B.注射剂　　　　　　　C.酊剂

　　D.糖浆剂　　　　　　　　E.合剂

8.《中国药典》附录中收载的可见异物检查法包括（　　）。

A.光散射法 　　　　B.气相色谱法 　　　　C.显微计数法

D.灯检法 　　　　E.光阻法

9.检查中药材和中药制剂中的有机氯类农药残留,测定的成分包括( )。

A.敌敌畏 　　　　B.DDT 　　　　C.BHC

D.乐果 　　　　E.PCNB

10.下列品种中需要进行乌头碱限量检查的有( )。

A.制草乌 　　　　B.六味地黄丸 　　　　C.制川乌

D.附子理中丸 　　　　E.桂附理中丸

## 二、简答题

1.什么是重金属?检查方法有哪些?如供试品溶液有色应如何处理?

2.什么是生理灰分和酸不溶性灰分?酸不溶性灰分的主要成分是什么?

3.中药注射剂应检查的有关物质有哪些?有什么危害?

4.何为可见异物,常见的可见异物包括哪些?

5.可见异物检查时,在什么情况下用光散射法?

6.说出杂质的概念、分类和来源。

## 三、实例分析

鹿角胶中砷盐的检查方法如下所述。

1.标准砷斑的制备:精密量取标准砷溶液(每1 mL相当于1 μg As)2 mL,加氢氧化钙1 g,混匀,置水浴上加热,放冷,加盐酸中和,置检砷瓶A中,加盐酸5 mL与水适量使其成28 mL,再加碘化钾试液5 mL与酸性氯化亚锡试液5滴,在室温放置10 min后,加锌粒2 g,立即将按规定方法装妥的导气管密塞于检砷瓶上,并将检砷瓶置25~40 ℃水浴中,反应45 min,取出溴化汞试纸,即得。

2.供试品检查:取鹿角胶1.0 g,加氢氧化钙1 g,混合,加少量水,搅匀,干燥后,先用小火灼烧使炭化,再在500~600 ℃炽灼使完全灰化,放冷,加盐酸中和,再加盐酸5 mL和水使其成28 mL,照标准砷斑的制备,自"再加碘化钾试液5 mL"起,同法操作。将生成的砷斑与标准砷斑比较,不得更深。

试回答下列问题:

(1)在标准砷斑的制备中为什么要加氢氧化钙1 g?

(2)检砷装置中导气管填充的醋酸铅棉的作用是什么?

(3)加如碘化钾、酸性氯化亚锡试液主要作用是什么?

(4)计算砷盐的限量。

# 项目 5　中药制剂的含量测定技术

## 【项目描述】

中药制剂的含量测定是中药制剂分析的重要检测项目,检测方法主要有高效液相色谱法、气相色谱法、薄层色谱扫描法、紫外-可见分光光度法4种仪器分析法,有少数中成药的含量测定采用了容量分析法、浸出物测定法和挥发油测定法等。如需要建立新检测方法时,则必须验证方法的准确度、精密度等效能指标。

## 【知识目标】

➢ 掌握紫外-可见分光光度法、薄层扫描法、高效液相色谱法、气相色谱法的基本原理和特点。

➢ 熟悉紫外-可见分光光度计、薄层扫描仪、高效液相色谱仪、气相色谱仪的使用方法及操作注意事项。

➢ 了解浸出物测定法、挥发油测定法和容量分析法的原理与方法。

➢ 了解分析方法效能指标验证的原则及内容。

## 【技能目标】

➢ 流动相的过滤与配制、正确使用超声波清洗器、正确使用六通阀进样器、正确使用高压输液泵、正确使用紫外检测器、正确使用色谱工作站;正确使用微量进样器。能正确地点样、扫描、检测等;正确地开、关仪器。

➢ 熟练掌握紫外-可见分光光度计、薄层扫描仪、高效液相色谱仪、气相色谱仪的基本操作。

➢ 能依照药品标准制备对照品溶液和供试品溶液;能正确处理数据、进行含量计算。

中药制剂的含量测定是指用适当的化学方法或仪器分析方法对制剂中的有效成分或特征性成分进行定量分析,根据测定结果是否符合药品标准的规定,判断药品质量的优劣,是控制和评价药品质量的重要指标。

中药制剂的含量测定方法主要有仪器分析法和化学分析法,由于其化学组成复杂,干扰成分较多,故《中国药典》2015 版一部使用仪器分析法测定含量的品种最多。《中国药典》一部含量测定方法应用见表5.1。

表 5.1　《中国药典》2015 版中药制剂含量测定方法应用

| 含量测定方法 | 应用品种数/种 |
| --- | --- |
| 高效液相色谱法 | 850 |
| 气相色谱法 | 51 |
| 紫外-可见分光光度法 | 17 |
| 薄层色谱扫描法 | 29 |
| 浸出物测定法 | 23 |
| 挥发油测定法 | 4 |
| 容量分析法 | 27 |
| 氮测定法 | 11 |

# 任务 5.1　紫外-可见分光光度法

紫外-可见分光光度法(UV-Vis)是通过测定被测物质在紫外光区或可见光区的特定波长处或一定波长范围内的吸光度,对该物质进行定性定量的方法。

中药及其制剂中多数含有在紫外光区(200～400 nm)有吸收的化学成分,在可见光区(400～850 nm)除某些物质对光有吸收外,很多物质本身并没有吸收,但可在一定条件下加入显色剂或经衍生化使其显色,故紫外-可见分光光度法在药品含量测定中应用广泛,并且具有灵敏度高、精确度好、操作简便等优点。由于中药制剂成分复杂,不同组分的紫外-可见吸收光谱互相重叠,干扰测定,因此测定某一种单一组分的专属性不强,主要用于测定中药制剂中某一类总成分的含量。

## 5.1.1　基本原理

### 1) 吸收光谱曲线

不同波长的光能量不同,而某一特定物质对光的吸收也不同,用不同波长的单色光扫描一定浓度的特定物质溶液,测得不同波长处被测物质的吸光度,以波长为横坐标,以吸光度为纵坐标,就可得出吸收光谱曲线。曲线表示特定物质对不同波长光的吸收能力,其中吸收度最大值所对应的波长称为最大吸收波长,以$\lambda_{max}$表示,在药品定量分析时通常以最大吸收波长作为测定波长。

### 2) 朗伯-比尔定律

紫外-可见分光光度法定量分析的依据是朗伯-比尔定律(Lambert-Beer Law),当一束平行的单色光通过被测物质溶液时,在一定浓度范围内,被测物质对光的吸收度与该物质的浓度和液层的厚度成正比。其数学表达式为:

$$A = \lg \frac{1}{T} = Kcl$$

式中　$A$——吸光度；

$T$——透光率；

$K$——吸收系数；

$c$——溶液中被测物质浓度；

$l$——液层厚度，cm。

在单色光波长、溶剂和温度等条件一定时，吸收系数是物质的特性常数，表示物质对某一特定波长光的吸收能力，不同物质对同一波长单色光的吸收能力不同，$K$ 值越大，物质对一定波长光的吸收能力越强，测定的灵敏度越高。因此吸收系数可作为物质定性分析的依据。

由于溶液浓度表示方法不同，吸收系数可分为百分吸收系数和摩尔吸收系数。百分吸收系数以 $E_{1\,\mathrm{cm}}^{1\%}$ 表示，是指一定波长下溶液浓度为 1%（g/100 mL），液层厚度为 1 cm 时的吸光度。摩尔吸收系数以 $\varepsilon$ 表示，是指一定波长下溶液浓度为 1 mol/L，液层厚度为 1 cm 时的吸光度。

### 5.1.2　紫外-可见分光光度计的基本构造

紫外-可见分光光度计的基本结构由光源、单色器、吸收池、检测器和数据处理系统 5 部分构成。

#### 1）光源

为满足全波长范围的测定，仪器必须备有紫外光和可见光区两种光源。

可见光区常用的光源为钨灯和碘钨灯两种，碘钨灯比钨灯发射强度高，寿命长，因此被大多数型号的仪器所采用。

紫外光区的光源常用氢灯、氘灯，其中氘灯是最常用的紫外光光源，其发光强度和使用寿命比氢灯高 3~5 倍。

#### 2）单色器

单色器的作用是将来自光源的连续光谱按波长顺序色散，并从中分离出测定所需波长的谱带。单色器通常由入射狭缝、准直镜、色散元件、聚焦透镜和出射狭缝等组成。

准直镜可将光源发出的发散光转变为平行光投入色散元件，色散元件将此平行光按波长顺序色散，最后由透镜将色散后的单色平行光聚焦进入出射狭缝。

常用的色散元件有棱镜和光栅，多用光栅或光栅与棱镜联用。狭缝的宽度直接影响分光的质量。狭缝过宽，单色光不纯；狭缝过窄，则光强度不够，降低分光光度计的灵敏度。单色器的性能影响单色光的纯度和强度，从而影响分光光度计的灵敏度及选择性。

#### 3）吸收池

用于盛放分析试样，一般有石英和玻璃两种材料。石英池适用于可见光区和紫外光区，玻璃吸收池只能用于可见光区。在高精度的分析测定中（紫外区尤其重要），吸收池要挑选配对。因为吸收池材料的本身吸光特征以及吸收池的光程长度的精度等对分析结果都有影响。

#### 4）检测器

检测器的功能是检测光信号、测量单色光透过被测溶液后光强度变化的一种装置。常用光电管、光电倍增管和光二极管阵列检测器,光电倍增管灵敏度高于光电管,为多数仪器所采用,但其受强光照射易损坏,故安装在暗箱内,因此可使用较窄的单色器狭缝,从而对光谱的精细结构有较好的分辨能力。光二极管阵列检测器已配置到紫外-可见分光光度计上,二极管越多,分辨率越高。

**5) 数据处理系统**

信号处理系统的作用是放大信号,并以适当方式指示或记录下来。常用的信号指示装置有直读检流计、电位调节指零装置以及数字显示或自动记录装置等。很多型号的分光光度计装配有计算机,一方面通过工作站对分光光度计进行操作控制,另一方面可进行数据处理。

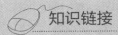

### 知识链接

**紫外-可见分光光度计的分型**

(1)单光束紫外-可见分光光度计

经单色器分光后的一束平行光,固定在某一波长,分别测定样品、空白或参比溶液的吸光度。适用于单波长的含量测定,结果准确。

(2)双光束紫外-可见分光光度计

光源经单色器分光后,通过反射镜分解为强度相等的两束光,一束通过参比池,一束通过样品池。检测器接收和处理参比信号和样品信号,其信号差经处理得响应值。双光束光度计不但能自动记录吸收光谱曲线,还能自动消除光源强度变化引起的误差。

(3)双波长紫外-可见分光光度计

两束不同波长($\lambda_1$和$\lambda_2$)的单色光以一定的频率交替照射样品溶液,测定样品溶液在这两个波长处的吸光度差值$\Delta A$,根据吸光度差值求出被测组分的浓度。本法消除了测量误差,提高测量的灵敏度和选择性。

## 5.1.3 操作方法

### 1) 紫外-可见分光光度计的校正和检定

**(1)波长准确度的校正**

由于环境因素对机械部分的影响,仪器的波长经常会略有变动,因此除应定期对所用的仪器进行全面校正检定外,还应于测定前校正测定波长。常用汞灯中的较强谱线 237.83 nm,253.65 nm,275.28 nm,296.73 nm,313.16 nm,334.15 nm,365.02 nm,404.66 nm,435.83 nm,546.07 nm 与 576.96 nm;或用仪器中氘灯的 486.02 nm 与 656.10 nm 谱线进行校正;钬玻璃在波长 279.4 nm,287.5 nm,333.7 nm,360.9 nm,418.5 nm,460.0 nm,484.5 nm,536.2 nm 与 637.5 nm 处有尖锐吸收峰,也可作波长校正用,但因来源不同或随着时间的推移会有微小的变化,使用时应注意;近年来,常使用高氯酸钬溶液校正双光束仪器,以 10% 高氯酸溶液为溶剂,配制含氧化钬($Ho_2O_3$)4%的溶液,该溶液的吸收峰波长为 241.13 nm,278.10 nm,287.18 nm,

333.44 nm,345.47 nm,361.31 nm,416.28 nm,451.30 nm,485.29 nm,536.64 nm 和 640.52 nm。

仪器波长的允许误差为:紫外光区±1 nm,(500±2) nm。

(2)吸光度准确度的校正

可用重铬酸钾的硫酸溶液检定。取 120 ℃ 干燥至恒重的基准重铬酸钾约 60 mg,精密称定,用 0.005 mol/L 硫酸溶液溶解并稀释至 1 000 mL,在规定的波长处测定并计算其吸收系数,并与规定的吸收系数比较,应符合表5.2 中规定的允差范围。

表 5.2　分光光度法允差范围

| 波长/nm | 235(最小) | 257(最大) | 313(最小) | 350(最大) |
|---|---|---|---|---|
| 吸收系数($E_{1\,cm}^{1\%}$)的规定值 | 124.5 | 144.0 | 48.6 | 106.6 |
| 吸收系数($E_{1\,cm}^{1\%}$)的许可范围 | 123.0~126.0 | 142.8~146.2 | 47.0~50.3 | 105.5~108.5 |

(3)杂散光的检查

可按表5.3 所列的试剂和浓度配制成水溶液,置 1 cm 石英吸收池中,在规定的波长处测定透光率,应符合表5.3 中的规定。

表 5.3　杂散光检查及限度

| 试　剂 | 浓度/(g·mL$^{-1}$) | 测定用波长/nm | 透光率/% |
|---|---|---|---|
| 碘化钠 | 1.00 | 220 | <0.8 |
| 亚硝酸钠 | 5.00 | 340 | <0.8 |

**2)溶剂的要求**

在测定供试品前,应先检查所用的溶剂在供试品所用的波长附近是否符合要求,即将溶剂置 1 cm 石英吸收池中,以空气为空白(即空白光路中不置任何物质)测定其吸光度。溶剂和吸收池的吸光度应符合表5.4 的规定。

表 5.4　以空气为空白测定溶剂在不同波长处吸光度的规定

| 波长范围/nm | 220~240 | 241~250 | 251~300 | 300 以上 |
|---|---|---|---|---|
| 吸光度 | ≤0.40 | ≤0.20 | ≤0.10 | ≤0.05 |

**3)供试品溶液的制备**

中药制剂化学成分比较复杂,且被测成分含量较低,因此须按规定对样品进行前处理,富集被测成分,制备成相应的供试品溶液进行含量测定。前处理操作要求准确可靠,尽量避免因操作不当引起的误差。

### 5.1.4　注意事项

①试验中所用的量瓶和移液管均应经检定、校正,洗净后使用。

②使用的吸收池必须洁净。当吸收池中装入同一溶剂,在规定波长测定各吸收池的透光率,如透光率相差在 0.3%以下者可配对使用,否则必须加以校正。

③取吸收池时,手指只能拿毛玻璃面的两侧。装样品溶液以吸收池体积的 4/5 为度,使用挥发性溶液时应加盖,透光面要用擦镜纸由上而下擦拭干净,检视应无残留溶剂,为防止溶剂挥发后溶剂残留在池子的透光面,可先用蘸有空白溶剂的擦镜纸擦拭,然后再用干擦镜纸拭净。吸收池放入样品室时应注意每次放入的方向相同。使用后用溶剂及水冲洗干净,晾干,防尘保存,吸收池如污染不易洗净时可用硫酸-发烟硝酸(3∶1,$V/V$)混合液稍加浸泡后,洗净备用。如用铬酸钾清洁液清洗时,吸收池不宜在清洁液中长时间浸泡,否则清洁液中的铬酸钾结晶会损坏吸收池的光学表面,并应用水充分冲洗,以防铬酸钾吸附于吸收池表面。

④称量应按《中国药典》规定进行。配制测定溶液时稀释转移次数应尽可能少,转移稀释时所取容积一般应不少于 5 mL。含量测定时供试品应称取 2 份,如为对照品比较法,对照品一般也应称取 2 份。平行操作,每份结果对平均值的偏差应在±0.5%以内。作鉴别或检查可取样品 1 份。

⑤供试品溶液的浓度,除各品种项下已有注明者外,供试品溶液的吸光度应为 0.3~0.7,在此范围吸光度读数误差较小,并应结合所用仪器吸光度线性范围,配制合适的读数浓度。

⑥选用仪器的狭缝谱带宽度应小于供试品吸收带半高宽度的 10%,否则测得的吸光度值会偏低,或以减小狭缝宽度时供试品溶液的吸光度不再增加为准。

⑦测定时除另有规定外,应在规定的吸收峰±2 nm 处,再测几个波长的吸光度,以便核对供试品的吸收峰位置是否正确,并以吸光度最大的波长作为测定波长,除另有规定外,吸光度最大波长应在该品种项下规定的波长±2 nm 以内,否则应考虑试样的同一性、纯度以及仪器波长的准确度。

### 5.1.5 定量分析方法

紫外-可见分光光度法用于中药制剂的含量测定方法一般包括对照品比较法、吸收系数法和标准曲线法 3 种。

#### 1)对照品比较法

按各品种项下的方法,分别配制供试品溶液和对照品溶液各两份,平行操作,对照品溶液中所含被测成分的量应为供试品溶液中被测成分规定量的(100±10)%,所用溶剂应完全一致,在规定波长处分别测定供试品溶液和对照品溶液的吸光度,计算药物含量。《中国药典》一部止咳宝片(吗啡)、灯盏细辛注射剂(总咖啡酸酯)、泌石通胶囊(多糖)、黄杨宁片(环维黄杨星 D)等中药制剂均采用本法测定。

按下式计算供试品溶液的浓度

$$C_{供} = \frac{A_{供}}{A_{对}} \times C_{对}$$

式中　$C_{供}$——供试品溶液的浓度;

　　　$A_{供}$——供试品溶液的吸光度;

　　　$A_{对}$——对照品溶液的吸光度;

$C_{对}$——对照品溶液的浓度。

### 2) 吸收系数法

按药品标准方法配制供试品溶液,不需对照品,在规定的波长及该波长±2 nm 处测定其吸光度,用本法测定时,吸收系数通常应大于 100,并注意仪器的校正和检定。此法在中药制剂中应用少,但在化学药品检测中常用。

根据各品种项下规定的被测成分的百分吸收系数($E_{1\,cm}^{1\%}$)计算供试品溶液的浓度 $C_{供}$(g/100 mL)。

由于

$$A = E_{1\,cm}^{1\%} cl$$

当 $l$ = 1 cm 时

$$C_{供} = \frac{A_{供}}{E_{1\,cm}^{1\%}}$$

### 3) 标准曲线法

本法多用于可见分光光度法,由于影响显色反应的因素较多,有的仪器单色光纯度较差,故测定时应用对照品同时操作。本法适用于批量样品的分析,当仪器和测定条件固定时,曲线可多次使用。

本法主要用于总黄酮的含量测定。在药典中应用广泛,如《中国药典》独一味胶囊(片)、消咳喘糖浆、诺迪康胶囊、夏枯草口服液、垂盆草颗粒和汉桃叶片中的总黄酮的含量测定;另外新血宝胶囊和复方皂矾丸中硫酸亚铁的含量测定也用此法。

(1)绘制标准曲线(工作曲线)

按各品种项下规定的方法,配制一系列不同浓度($C_i$)的对照品溶液(5~7 份),在相同条件下分别测其吸光度($A_i$),以吸光度 $A$ 为纵坐标,浓度 $C$ 为横坐标绘制 $A$-$C$ 曲线,即得标准曲线(又称工作曲线)。

(2)测定法

按各品种项下的规定制备供试品溶液,在相同条件下测定供试品溶液的吸光度,从标准曲线上查出与之对应的 $C$,即可求出被测成分的浓度。也可将一系列对照品溶液的浓度与相应的吸光度进行一元线性回归,求出回归方程(相关系数 $r \geqslant 0.999$),将供试品溶液的吸光度代入回归方程,计算出被测成分的浓度。

回归方程:

$$A = a + bC$$

故

$$C = \frac{1}{b}A - \frac{a}{b}$$

式中　　$A$——供试品溶液吸光度;

　　　　$C$——供试品溶液浓度,g/mL;

　　　　$a$——截距;

　　　　$b$——斜率。

由回归方程可计算供试品溶液浓度($C_{供}$):

$$C_{供} = \frac{1}{b}A_{供} - \frac{a}{b}$$

### 5.1.6　应用实例

**1) 黄杨宁片中环维黄杨星 D 的含量测定**

环维黄杨星 D 为甾体类生物碱,无紫外-可见吸收,故本法采用酸性染料比色法测定其含量。在 pH6.8 缓冲液中,环维黄杨星 D 与溴麝香草酚蓝解离为相应的阳离子和阴离子,两离子结合成有色络合物(离子对),此离子对可定量溶于三氯甲烷,并在 410 nm 下有最大吸收,故可通过测定离子对的吸光度,计算环维黄杨星 D 的浓度,环维黄杨星 D 结构式如图 5.1 所示。

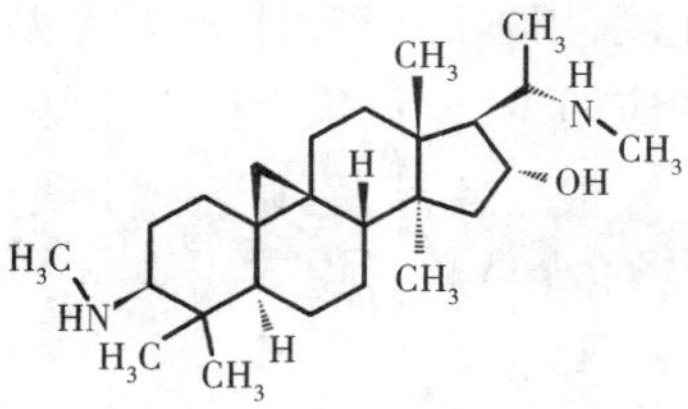

图 5.1　环维黄杨星 D 结构式

### 课 堂 活 动

在制备供试品溶液的过程中,样品须被多次稀释,因此,要计算被测成分的含量,必须根据所测的供试品溶液中组分的浓度,经倒推法计算出样品溶液中组分的浓度。

例如:某中药制剂的供试品溶液制备过程如下图所示:

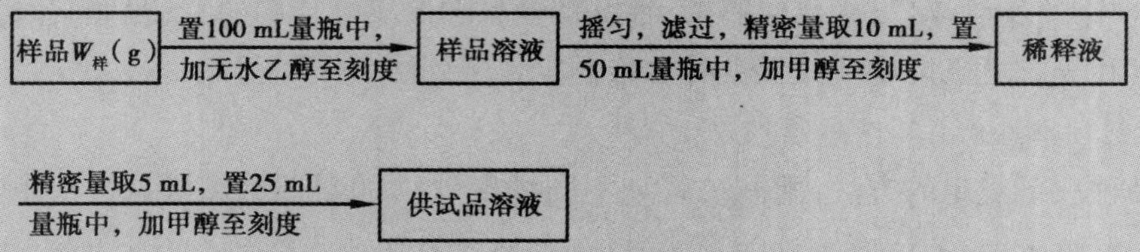

样品 $W_{样}$(g) $\xrightarrow[\text{加无水乙醇至刻度}]{\text{置100 mL量瓶中,}}$ 样品溶液 $\xrightarrow[\text{50 mL量瓶中,加甲醇至刻度}]{\text{摇匀,滤过,精密量取10 mL,置}}$ 稀释液

$\xrightarrow[\text{量瓶中,加甲醇至刻度}]{\text{精密量取5 mL,置25 mL}}$ 供试品溶液

则

$$C_{样} = \dfrac{\dfrac{C_{供} \times 25}{5} \times 50}{10}$$

按下式计算每 1 g 药品中被测成分的含量。

$$含量(mg/g) = \dfrac{C_{供}(mg/mL) \times 50\ mL \times 25\ mL \times 100\ mL}{10\ mL \times 5\ mL \times W_{样}(g)}$$

$$含量(mg/g) = \dfrac{C_{样} \times V_{样}}{W_{样}}$$

中药制剂的含量表示方法有:每 1 g 或每丸(片、袋、粒)含被测组分多少毫克,此时需要测定这种制剂的平均丸(片、袋、粒)重 $\overline{W}$,再按下式计算含量:

$$含量(mg/片、丸、袋) = \dfrac{C_{样} \times V_{样} \times \overline{W}}{W_{样}}$$

或按下式计算药品中被测成分相当于标示量的百分比(化学药品常用):

$$标示含量 = \dfrac{含量(mg/片、丸、袋)}{标示含量(mg/片、丸、袋)} = \dfrac{C_{样} \times V_{样} \times 平均质量}{W_{样} \times 标示含量} \times 100\%$$

本品每片含环维黄杨星 D（$C_{26}H_{46}N_2O$），应为标示量的 90.0%～110.0%。

规格：①每片含环维黄杨星 D 0.5 mg；②每片含环维黄杨星 D 1 mg。

实验步骤及数据：

①对照品溶液的制备：精密称取环维黄杨星 D 对照品 24.96 mg，依法定溶于 250 mL 量瓶中，摇匀，精密量取 10 mL，稀释至 100 mL，摇匀，即得。

②供试品溶液的制备：选取市售黄杨宁片（规格为每片含环维黄杨星 D 0.5 mg）20 片，精密称定质量为 2.113 0 g，研细，精密称取粉末 0.105 4 g，依照规定提取定容于 50 mL 量瓶中，摇匀，离心取上清液，即得。

③测定法：精密量取对照品溶液与供试品溶液 5 mL，分别置分液漏斗中，用酸性染料比色法显色，取上清液，分别测定吸光度为 $A_{对}$＝0.514 4，$A_{供}$＝0.485 3。

④计算。

$$C_{对}=\frac{24.96}{250}\times\frac{10}{100}\times10^3\ \mu g/mL=9.984\ \mu g/mL$$

$$\overline{W}=\frac{2.113\ 0}{20}\ g/片=0.105\ 7\ g/片$$

$$C_{供}=C_{对}\times\frac{A_{供}}{A_{对}}=9.984\ \mu g/mL\times\frac{0.485\ 3}{0.514\ 4}=9.419\ \mu g/mL$$

$$标示含量=\frac{C_{供}\times V_{样}\times\overline{W}}{W_{样}\times标示含量}\times100\%$$

$$=\frac{9.419\ \mu g/mL\times10^{-3}\times50\ mL\times0.105\ 7}{0.105\ 4\times0.5\ mg/片}\times100\%$$

$$=94.46\%$$

**2）汉桃叶片中总黄酮的含量测定**

本品为汉桃叶经提取总黄酮制成的片剂。《中国药典》规定本品每片含总黄酮以无水芦丁（$C_{27}H_{30}O_{16}$）计，不得少于 14 mg。

①对照品溶液的制备：取无水芦丁对照品约 50 mg，精密称定，置 50 mL 量瓶中，加 60%乙醇 35 mL，微热使溶解，放冷，用 60%乙醇稀释至刻度，摇匀。精密量取 10 mL，置 50 mL 量瓶中，加水至刻度，摇匀，即得（每 1 mL 含无水芦丁 0.2 mg）。

②标准曲线的制备：精密量取对照品溶液 1 mL、2 mL、3 mL、4 mL、5 mL、6 mL，分别置 25 mL 量瓶中，各加水至 6 mL，加 5%亚硝酸钠溶液 1 mL，混匀，放置 6 min。加 10%硝酸铝溶液 1 mL，摇匀，放置 6 min，加氢氧化钠试液 10 mL，再加水至刻度，摇匀，放置 15 min；以相应的试剂作空白。照紫外-可见分光光度法（《中国药典》四部 0401），在 500 nm 波长处测定吸光度，以吸光度为纵坐标，浓度为横坐标，绘制标准曲线。

③测定法：取本品 20 片（薄膜衣片），除去包衣，精密称定，总质量为 6.624 g，研细，精密称取约 4 片的质量，精密称定 1.246 8 g，置 100 mL 量瓶中，加 60%乙醇 70 mL，80 ℃加热 30 min，并时时振摇，放冷，加 60%乙醇至刻度，摇匀，滤过，精密吸取续滤液 1 mL，置 25 mL 量瓶中，照标准曲线制备项下的方法，自"加水至 6 mL"起，依法测定吸收度，另精密吸取续滤液 1 mL，加水稀释至 25 mL，摇匀，作空白。依法测定吸光度，从标准曲线上读出供试品中芦丁的量，计算

每片总黄酮含量。

④含量计算

a.分别测定每份对照品溶液的吸光度,制备标准曲线,将所得数据进行线性回归,得回归方程:

$$A = -0.000\ 45 + 10.869\ 6C\ (r = 0.999\ 8)$$

测定数据:20片的总质量为6.624 g,$W_{样} = 1.246\ 8$ g,$A_{供} = 0.314\ 0$,则浓度计算公式为:

$$C = 0.092A + 0.000\ 041\ 3$$

b.计算供试品溶液中芦丁的浓度:

$$C_{供} = (0.092 \times 0.314\ 0 + 0.000\ 041\ 3)\ \text{mg/mL} = 0.028\ 93\ \text{mg/mL}。$$

c.计算每片药品中总黄酮的含量:

$$含量 = \frac{C_{供} \times D_{供} \times V_{样} \times \overline{W}}{W_{样}}$$

$$= \frac{0.028\ 93\ \text{mg/mL} \times 25\ \text{mL} \times 100\text{mL} \times \dfrac{6.624\ \text{g}}{20\ \text{片}}}{1.246\ 8\ \text{g} \times 1\ \text{mL}}$$

$$= 19.2\ \text{mg/片}$$

# 任务 5.2　薄层色谱扫描法

## 5.2.1　概述

薄层色谱扫描法是指用一定波长、一定强度的紫外光或可见光对薄层板上被测斑点进行扫描,测定薄层板上的样品斑点对光的吸收强度或斑点经激发后所产生的荧光强度。将扫描得到的图谱及积分数据用于药品的鉴别、检查或含量测定。

薄层色谱扫描法具有检测灵敏度高、检测速度快、检测范围广、分辨率高等特点,而且测定时样品不易被破坏,可以从薄层板上回收,杂质对色谱系统的干扰少。

薄层色谱扫描法可分为吸收法与荧光法。扫描时测定样品斑点对光的吸收强度的方法称为吸收法,适于有紫外吸收或有颜色的成分;吸收法测定可采用反射法或透射法两种方式进行扫描。反射法是指测定样品斑点对照射光的反射情况进行测定的方法;透射法则是测定照射光穿透样品斑点后光的吸收情况。测定样品斑点经激发后产生的荧光强度的方法称为荧光法,适于有荧光性质的物质。荧光法测定均采用反射法。透射法大多用于凝胶色谱的扫描,非透明介质薄层板的扫描主要为反射式吸收法或荧光扫描法。

薄层色谱扫描可使用单波长和双波长进行测定。单波长薄层扫描适合于分离度好,背景干扰小的薄层色谱。双波长薄层扫描时采用两束不同波长的单色光,先后扫描被测斑点,以样品斑点在两波长下的吸收度之差进行定量,一般选择被扫描斑点的最大吸收波长作为测定波长($\lambda_S$),用此斑点无吸收或最小吸收的波长作为参比波长($\lambda_R$)。此法可减少分离度欠佳的组分间的相互干扰,并减少薄层板的背景干扰,提高测量精密度。

根据扫描时光束的轨迹不同,薄层色谱扫描又可分为线性扫描和锯齿扫描。线性扫描时一般采用一束比待测斑点略宽的狭窄光带沿展开方向做单向等速扫描,它适用于形状较规则的斑点的扫描。锯齿扫描是使用微小正方形光束沿着展开方向扫描,同时在垂直于展开方向进行往复式扫描,扫描过程中光束的运动轨迹呈锯齿形或矩形,它对于形状不规则或分布不均匀的斑点扫描重复性较好,但扫描速度较慢。

### 5.2.2　薄层扫描仪的构造

薄层扫描仪主要由光源、单色器、薄层板台、检测器以及色谱工作站组成。

**1) 光源**

可见光区光源主要使用钨灯(370~700 nm),紫外光区多使用氘灯(200~370 nm)。此外还有汞灯、氙灯等。其中汞灯为线光源,可发射特征辐射光谱。

**2) 单色器**

单色器用来提供一定波长的单色光。其结构与一般的紫外分光光度计类似,通常由入射狭缝、出射狭缝、平行光装置、色散元件等组成。薄层扫描仪多采用光栅作色散元件。

**3) 薄层板台**

扫描时薄层板固定于薄层板台上,薄层板台可横向及纵向移动,以完成对整块薄层板的扫描。

**4) 检测器**

多采用光电倍增管。此外还有监测入射光能量的参比光电倍增管,以减少入射光强度变化对扫描结果的影响。

**5) 色谱工作站**

色谱工作站具有设定仪器参数,接收并存储扫描结果,进行积分和其他计算功能。

### 5.2.3　仪器性能检定

**1) 波长准确度的检查**

可利用汞灯的特征谱线光谱对仪器的波长准确度进行检查。

选取汞灯,在200~700 nm波长范围内以荧光方式对空白硅胶G薄层板扫描吸收图谱,图谱中的峰位波长与汞灯的谱线中相应波长的差即为仪器波长准确度。汞灯谱线的已知波长为253.6 nm、313.0 nm、334.2 nm、365.0 nm、404.7 nm、435.8 nm、546.1 nm、578.0 nm。

日常工作中波长准确度的核对可采用以下方法:配制浓度约为10 mg/mL的磷酸氯喹水溶液,于市售硅胶G板上点样10 μL,用氘灯以反射方式对样品斑点作光谱扫描(220~360 nm),所得的谱图应在(257±10)nm和(343±10)nm处有最大吸收峰。

**2）重复性测定**

对薄层板上同一斑点重复多次扫描,计算结果的标准偏差。例如:取脱水穿心莲内酯对照品适量,加无水乙醇制成每 1 mL 含 1mg 的溶液。取 1 μL 点于硅胶 GF$_{254}$薄层板上,以三氯甲烷-乙酸乙酯-甲醇(4:3:0.4)为展开剂,展开,取出,晾干。按双波长薄层色谱扫描法,连续扫描 10 次,扫描波长分别为 $\lambda_S = 263$ nm,$\lambda_R = 370$ nm,以峰面积的积分值计算相对标准偏差,锯齿扫描应不超过 1.5%,线性扫描应不超过 2.0%。

### 5.2.4　操作方法

**1）制备供试品与对照品溶液**

按各品种项下规定方法,制备供试品溶液和对照品溶液。供试品溶液和对照品溶液应交叉点于同一薄层板上,供试品溶液点样不得少于 2 个,对照品每一浓度不得少于 2 个。平行操作。

**2）系统适用性试验**

按各品种项下要求进行,包括检测灵敏度(用于限量检查)、分离度和重复性,应符合规定。

（1）检测灵敏度

检测灵敏度指用于限量检查时,被测成分能被检出的最低量。一般采用对照品溶液与稀释若干倍的对照品溶液在规定的色谱条件下,于同一薄层板上点样、展开、检视,后者显清晰的斑点对应的点样量,即为检测灵敏度。

（2）分离度

分离度用于鉴别时,对照品溶液与供试品溶液色谱中相应的主斑点,均应显示两个清晰分离的斑点。用于限量检查或含量测定时,要求定量峰与相邻峰之间有较好的分离度,分离度（$R$）的计算公式为:

$$R = \frac{2(d_2 - d_1)}{W_1 + W_2}$$

式中　$d_2$——相邻两峰中后一峰与原点的距离;

　　　$d_1$——相邻两峰中前一峰与原点的距离;

　　　$W_1$、$W_2$——相邻两峰各自的峰宽。

除另有规定外,分离度应大于 1.0。

（3）重复性

重复性是指同一薄层板上同一供试品溶液相同浓度的数个斑点,扫描结果的偏差。如薄层板展开后直接扫描,同一薄层板上平行点样的待测成分斑点(不少于 4 个点)的峰面积测量值的相对标准偏差应不大于 3.0%;如需显色后扫描,其相对标准偏差应不大于 5.0%。

**3）样品测定**

按各品种项下的具体规定,依据不同仪器的结构特点及使用说明,正确选择仪器参数和测定方法进行扫描。

#### 4）注意事项

①除另有规定外,薄层色谱扫描法含量测定应使用市售薄层板。

②薄层色谱分析的各个步骤如点样、展开等,均会影响薄层扫描结果的准确性与重现性,因此在实验的各个步骤均应规范操作。

③扫描时应沿展开方向自下而上进行扫描,不可横向扫描。

④测定记录中应包括薄层色谱扫描图、峰面积积分值、工作曲线、回归方程和相关系数以及测定结果计算等。

⑤根据实际情况,可调整供试品溶液及对照品溶液的点样量,以便测定。

⑥为保证测定结果的准确性,采用外标一点法测定时,供试品斑点应与对照品斑点的峰面积的值相近;采用外标两点法测定时,供试品斑点的峰面积应在两对照品斑点的峰面积值之间。

⑦供试品色谱中待测斑点的比移值($R_f$值)和光谱扫描得到的吸收光谱图或测得的光谱最大吸收与最小吸收应与对照品相符,以保证测定结果的准确性。薄层扫描定量分析应保证供试品溶液的点样量在线性范围内,必要时可适当调整供试品溶液的点样量。

### 5.2.5　含量测定

薄层扫描法的含量测定方法有外标法和内标法,《中国药典》仅采用外标法,外标法是指将一定量的供试品溶液和对照品溶液分别交叉点加在同一块薄层板上,展开,显色,定位,扫描待测组分和对照品斑点,测定相应的吸光度或荧光强度积分值,定量分析计算被测成分的含量。

根据对照品标准曲线性质不同(如按照《中国药典》标准方法检测,则不需要制备标准曲线),外标法又分为外标一点法和外标两点法。若标准曲线通过原点,采用外标一点法;若标准曲线不通过原点,采用外标两点法。对照品溶液的原点数量和点样量也有所不同。

#### 1）外标一点法

一般平行制备供试品溶液两份,每份供试品溶液点加 2 个原点,共点 4 个原点,点样量要相同,对照品溶液点加 2 个原点,点样量相同,顺序如图 5.2 所示。

外标一点法定量公式为:

$$m = FA$$

式中　　$F$——斜率。

测定时,将供试品溶液与对照品溶液在相同条件下分析,供试品中被测组分的质量或浓度计算如下:

$$m_\text{供} = m_\text{对} \times \frac{A_\text{供}}{A_\text{对}}$$

式中　　$m_\text{供}$——供试品扫描斑点中被测成分的质量或浓度;

　　　　$m_\text{对}$——对照品扫描斑点的质量或浓度;

　　　　$A_\text{供}$——供试品扫描斑点中被测成分的吸光度积分值;

　　　　$A_\text{对}$——对照品扫描斑点的吸光度积分值。

### 2) 外标两点法

平行制备供试品溶液两份,点样时每份供试品溶液点加 2 个原点,点样量要相同,共点 4 个原点;对照品溶液共点加 4 个原点,其中 2 个为相同的大体积原点,2 个为相同的小体积原点,点样量不同代表不同的对照品质量,如图 5.3 所示。

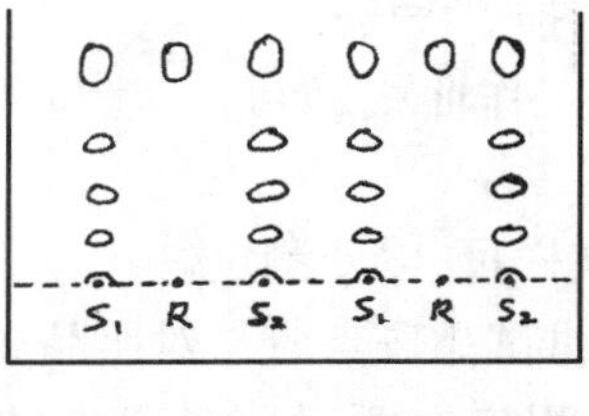

图 5.2  外标一点法薄板点样示意图
$S_1$—第一份供试品;$S_2$—第二份供试品;
$R$—对照品

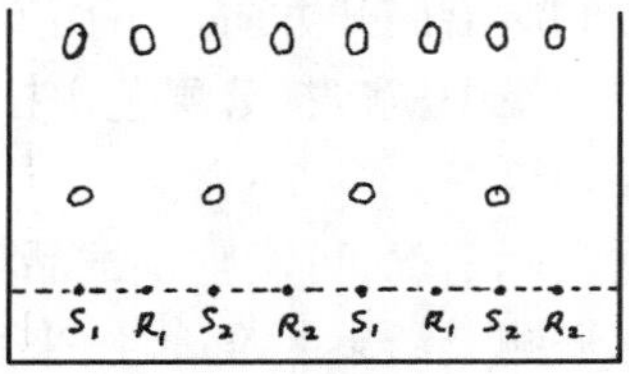

图 5.3  外标两点法薄板点样示意图
$S_1$—第一份供试品;$S_2$—第二份供试品;
$R_1$—大质量对照品;$R_2$—小质量对照品

《中国药典》一部常用的薄层扫描测定法,应用较多,如九分散中马钱子粉、大山楂丸中山楂、益母草口服液(颗粒)中益母草、三妙丸中黄柏、山楂化滞丸中山楂、珠黄散中人工牛黄的含量测定。

外标两点法直线方程为:

$$m = F_1A + F_2$$

式中  $F_1$——斜率;

$F_2$——截距。

$F_1$、$F_2$ 可利用对照品溶液的质量与积分值求出:

由 $m_大 = F_1A_大 + F_2$,$m_小 = F_1A_小 + F_2$,得

$$F_1 = \frac{m_大 - m_小}{A_大 - A_小} \qquad F_2 = \frac{m_小 A_大 - m_大 A_小}{A_大 - A_小}$$

式中  $m_大$——大体积对照品扫描斑点的质量或浓度;

$m_小$——小体积对照品扫描斑点的质量或浓度;

$A_大$——大体积对照品扫描斑点的吸光度积分值;

$A_小$——小体积对照品扫描斑点的吸光度积分值。

则供试品溶液的质量计算公式:$m_供 = F_1A_供 + F_2$。

## 5.2.6  应用实例

益母草颗粒中益母草的含量测定如下所述。

益母草颗粒是益母草经煎煮、浓缩、加入辅料制备而成,每袋装 15 g,益母草中主要化学成分有生物碱类、二萜类、黄酮类、有机酸等,盐酸水苏碱为益母草的指标性成分,属生物碱,易溶于水和乙醇,不溶于乙醚和氯仿,本法采用薄层色谱分离,用碘化铋钾的混合溶液显色,最后扫描测定其含量。

处方:益母草 1 350 g。

含量测定:供试品溶液的制备:取装量差异项下的本品,混匀,取适量,研细,取约 6 g,精密

称定,加沸水 10 mL 使溶解,加稀盐酸调节 pH 至 1~2,通过 732 钠型阳离子交换树脂柱(内径为 2 cm,柱高 15 cm),用水洗脱至洗脱液无色,弃去洗脱液,再用氨溶液(2→13)250 mL 洗脱,收集洗脱液,蒸干,残渣用 70%乙醇溶液溶解并转移至 10 mL 量瓶中,加 70%乙醇至刻度,摇匀,滤过,取续滤液作为供试品溶液。另取盐酸水苏碱对照品适量,精密称定,加 70%乙醇制成每 1 mL 含 2 mg 的溶液,作为对照品溶液。照薄层色谱法(《中国药典》四部 0502)试验,分别精密吸取供试品溶液 8 μL、对照品溶液 2 μL 与 8 μL,分别交叉点于同一硅胶 G 薄层板上,以丙酮-无水乙醇-盐酸(10:6:1)为展开剂,展开,取出,晾干,在 105 ℃加热 15 min 使薄层板上残留盐酸全部挥尽,放冷,喷以 10%硫酸乙醇溶液,在 105 ℃烘干,喷以稀碘化铋钾试液-1%三氯化铁乙醇溶液(10:1)混合溶液至斑点显色清晰,晾干,在薄层板上覆盖同样大小的玻璃板,周围用胶布固定,照薄层色谱法(《中国药典》四部 0502 薄层色谱扫描法)进行扫描,波长:$\lambda_S = 527$ nm,测量供试品吸光度积分值与对照品吸光度积分值,计算,即得。本品每袋含盐酸水苏碱($C_7H_{13}NO_2 \cdot HCl$)不得少于 27.0 mg。

(1)供试品溶液的制备

取装量差异项下的本品 10 袋,称定共 149.78 g,混匀,研细,精密称定试样 6.001 1 g,分别依照规定处理得供试品溶液。

(2)对照品溶液的制备

精密称取盐酸水苏碱对照品 10.07 mg,置 5 mL 量瓶中,加 70%乙醇制成每 1 mL 含 2.014 0 mg 的溶液。

(3)展开剂的配制

取分析纯试剂丙酮 10.0 mL、无水乙醇 6.0 mL、浓盐酸 1.0 mL 置具塞锥形瓶中,混合均匀,即得。

(4)准备薄层板

选取市售高效的硅胶 G 薄层板(10 cm×10 cm),经检视合格后,110 ℃活化 30 min,置干燥箱备用。

(5)点样

用微升毛细管点样,点样量为供试品溶液 8 μL、对照品溶液 2 μL 与 8 μL,依次按照外标两点法点样示意图进行。

(6)展开

将展开剂加入到展开缸内,放入薄层板,立即密闭,展开,展开距离约为 7 cm 时,取出薄层板,晾干。

(7)显色

在 105 ℃加热 15 min,使薄层板上残留盐酸全部挥尽,放冷,喷以 10%硫酸乙醇溶液,在 105 ℃烘干,喷以稀碘化铋钾试液-1%三氯化铁乙醇溶液(10:1)混合溶液至斑点显色清晰,晾干。

(8)扫描测定

照薄层色谱扫描法进行扫描,波长:$\lambda_S = 527$ nm,测量供试品吸光度积分值与对照品吸光度积分值。

（9）根据实验数据

$W_{样}$ = 6.001 1 g，平均袋重为 14.978 1 g，$C_{对}$ = 2.014 0 mg/mL，$A_{对1}$ = 7 438.1，$A_{对2}$ = 25 154.7，$A_{供}$ = 17 988.3，计算：

$$F_1 = \frac{m_大 - m_小}{A_大 - A_小} = \frac{2.014\ 0 \times 8 - 2.014\ 0 \times 2}{25\ 154.7 - 7\ 438.1} = 0.000\ 682\ 1$$

$$F_2 = \frac{m_小 A_大 - m_大 A_小}{A_大 - A_小} = \frac{2.014\ 0 \times 2 \times 25\ 154.7 - 2.014\ 0 \times 8 \times 7\ 438.1}{25\ 154.7 - 7\ 438.1} = -1.045\ 32$$

$$m_供 = F_1 A_供 + F_2 = (0.000\ 682\ 1 \times 17\ 988.3 - 1.045\ 32)\,\mu g = 11.225\ \mu g$$

$$含量 = \frac{\dfrac{m_供}{V_{样点}} \times V_供 \times 平均装量}{W_样} = \frac{11.225 \times 10 \times 14.978\ 1}{8 \times 6.001\ 1}\ mg/袋 = 35.02\ mg/袋$$

# 任务 5.3　高效液相色谱法

## 5.3.1　概述

高效液相色谱法是用高压输液泵将处理好的流动相泵入装有填充剂的色谱柱中，定量加入的供试品被流动相带入柱内进行分离后，各成分依次通过检测器进行检测，数据处理装置对各种测量数据进行记录和处理，完成定性与定量分析。

高效液相色谱法具有分离效能高、灵敏度高、选择性好、分析速度快、适用范围广等特点，特别适用于高沸点、大分子、强极性和热稳定性差的化合物的分析。在中药制剂的含量测定中应用最为广泛。《中国药典》(2015 版)一部共有 850 种中成药含量测定采用高效液相色谱法。

液相色谱法根据固定相的性质不同，可以分为吸附色谱(液-固色谱)和分配色谱(液-液色谱)，前者的固定相为固体，多用硅胶或氧化铝，后者的固定相为液体。根据固定相和流动相的极性差异，液-液分配色谱又分为正相色谱和反相色谱，如果流动相的极性小于固定相的极性，称为正相色谱，适用于极性化合物的分离分析。分析时极性小的组分先出峰，极性大的后出峰。如果流动相的极性大于固定相的极性，称为反相色谱。适用于非极性化合物和中等极性化合物的分离，极性大的组分先出峰，极性小的后出峰。

以微粒硅胶为基质的化学键合相是目前液相色谱法中应用较为广泛的固定相，按照键合有机硅烷的官能团分类，可分为非极性、极性和离子交换键合相等。不同的键合相具有不同的选择性，表现为物质分离的效果不同。其中，十八烷基硅烷键合硅胶，又称 ODS 或 C18，是最常用的非极性键合固定相。极性键合相常用的有氰基(CN)、氨基($NH_2$)键合相等。

在中药制剂的分析中，十八烷基硅烷键合硅胶反相色谱使用最多，流动相通常使用强极性的甲醇-水或乙腈-水系统。

### 5.3.2　高效液相色谱仪的构造

高效液相色谱仪由高压输液系统、进样系统、色谱系统、检测器和数据处理系统组成,如图5.4 所示,仪器应定期检定并符合有关规定。

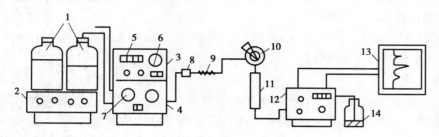

图 5.4　高效液相色谱仪示意图

1—贮液瓶;2—脱气装置;3—梯度洗脱;4—高压输液泵;5—流动相流量显示;6—柱前压力表;7—输液泵头;8—过滤器;9—阻尼器;10—进样装置;11—色谱柱;12—检测器;13—数据处理系统;14—废液储罐

#### 1)高压输液系统

由贮液瓶、脱气装置、高压输液泵、过滤器、梯度洗脱装置等组成。

（1）贮液瓶

储存流动相的容器,使用中应密闭,以防止空气中灰尘和气体进入流动相中,同时减小因有机溶剂挥发影响流动相的组成。贮液瓶的位置应高于输液泵,以保持输液静压差。

（2）脱气装置

完成流动相的脱气任务,如果流动相中含有气体,将会影响高压泵的正常工作、色谱柱的分离效率、检测器的灵敏度以及基线稳定性等。常用的脱气方法有超声脱气法和在线脱气法等,超声脱气法是将流动相的贮液瓶置于超声波提取器中,用超声波震荡 30 min 左右进行脱气。

在线脱气法是指利用仪器专配的脱气装置,实现流动相的即时连续脱气。脱气装置串联在贮液瓶和高压泵之间,其工作原理为流动相在高压泵作用下,进入真空条件下的脱气装置,在脱气管中,流动相中气体分子可穿透具半透膜性质的管壁而被除去。

（3）高压输液泵

输送流动相,是高效液相色谱仪重要的部件之一。对输液泵的要求:耐腐蚀、流速恒定、输出流量范围宽,输出压力高,且泵体易于清洗和维修。目前应用最多的是柱塞往复泵。柱塞往复泵的液缸容积小,因此易于清洗和更换流动相,特别适合于再循环和梯度洗脱,泵的性能好坏直接影响整个系统的质量和分析结果的可靠性。

（4）梯度洗脱装置

梯度洗脱是指按一定规则改变流动相的组成,使流动相性质(溶剂的极性、离子强度和 pH值等)在一定分析周期发生改变,用于分离分析组分数目多、性质差异较大的复杂样品。采用梯度洗脱可以缩短分析时间,提高分离度,改善峰形,提高检测灵敏度,梯度洗脱在《中国药典》中被广泛用于中药制剂的检测。

#### 2)进样系统

进样系统的功能是将试样引入色谱柱,要求其进样量准确、重复性好、密封性好、进样时对色谱系统的压力、流量影响小。常用六通阀进样器或自动进样器。

（1）六通阀进样器

操作时先将进样手柄置于采样位置（LOAD），此时进样系统与定量环接通，处于常压状态，用微量注射器注入供试品溶液，供试品停留在定量环中，然后转动手柄至进样位置（INJECT），使定量环与输液管路接通，高压流动相进入定量环将供试品溶液带入色谱柱。

（2）自动进样器

自动进样器可实现自动取样、进样、清洗等操作，具有节省人力、进样误差小、重复性好等特点，用于大量样品的常规分析。

### 3）色谱系统

色谱系统包括保护柱、色谱柱和恒温箱等。是分离的重要部件，色谱柱管常用不锈钢管，色谱柱填充剂有硅胶和化学键合硅胶。反相色谱使用非极性填充剂，以十八烷基硅烷键合硅胶（又称 C18 或 ODS 柱）最为常用，正相色谱系统使用极性填充剂，常用硅胶等。常用的普通分析柱，内径通常为 4.6 mm，柱长 15~25 cm，填料粒径 5~10 $\mu$m，用于常规的分离分析。快速分析柱的内径一般为 6 mm 或更大，柱长 30~80 mm，填料粒径为 3 $\mu$m 或更小。

### 4）检测器

最常用的检测器是紫外检测器，包括二极管阵列检测器，其他常见的检测器有荧光检测器、示差折光检测器、蒸发光散射检测器、电化学检测器和质谱检测器等。

紫外检测器、荧光检测器、电化学检测器为选择性检测器，其响应值不仅与待测溶液的浓度有关，还与化合物的结构有关；紫外检测器灵敏度高，适用于测定有紫外吸收的物质，二极管阵列检测器可以同时记录待测物的吸收光谱，故可用于待测物的光谱鉴定和色谱峰的纯度检查。荧光检测器灵敏度高、选择性好，适用于测定可产生荧光的物质。电化学检测器根据物质在某些介质中电离后产生的电导率的变化来测定电离物质含量，广泛应用于离子色谱法，检测无机和有机离子。

蒸发光散射检测器、示差折光检测器、质谱检测器为通用型检测器，对所有的化合物均有响应；蒸发光散射检测器指流出物在检测器中被高速氮气喷成雾状液滴，溶剂挥发后，溶质形成微小颗粒，被载气带到检测系统，进入散射室中，从而检验散射光的强度。消除了溶剂干扰以及温度变化带来的基线漂移，灵敏度高；示差折光检测器通过连续测定流通池中溶液折射率来测定试样中各组分浓度，不能用于梯度检测。质谱检测器灵敏度高、选择性好，能同时测出物质的结构特征，但仪器较为昂贵，使用费用高。

---

### 知识链接

超高效液相色谱，又称超高压液相色谱（简称 UHPLC），是以亚二微米小颗粒及新型表面多孔层高效填料技术为核心，为近年来液相色谱领域最活跃的发展技术。

众所周知，色谱柱的柱效与柱长成正比，与颗粒度成反比。如装填良好的不同色谱柱的柱效可以用柱长与颗粒度之比来衡量。因此要获得相同的柱效，小颗粒填料的柱长可以缩短，从而提高分离速度；同时缩短分离时间，降低了溶剂消耗，颗粒度越小，柱效越高，分离度会更好，获得的色谱峰相对高度也会提高，故灵敏度也得到改善。

不同的检测器,对流动相的要求不同。如采用紫外检测器,所用流动相应符合紫外-可见分光光度法项下对溶剂的要求;采用低波长检测时,还应考虑有机相中有机溶剂的截止使用波长,并选用色谱级有机溶剂。蒸发光散射检测器和质谱检测器通常不能使用含不挥发性盐组分的流动相,如磷酸盐。

**5) 色谱工作站**

色谱工作站是一个控制色谱仪运行并采集和处理测量数据的计算机软件,具有校正基线;绘制色谱图;计算保留时间、峰高、峰面积、半峰宽和组分含量等功能。

### 5.3.3　高效液相色谱仪操作方法

**1) 泵的操作**

①用流动相冲洗滤器,再把滤器浸入流动相中,启动泵。

②打开泵的排放阀,用专用注射器从阀口抽出流动相约 20 mL,设置高流速(5 mL/min)或用冲洗键(PURGE)进行泵排气,观察出口处流动相呈连续液流后,将流速逐步回零或停止冲洗,关闭排放阀。

③将流速调节至分析用流速,对色谱柱进行平衡,同时观察压力指示应稳定,用干燥滤纸片的边缘检查柱管各连接处应无渗漏。初始平衡时间一般需约 30 min。如为梯度洗脱,应在程序中设置梯度程序,用初始比例的流动相对色谱柱进行平衡。

**2) 检测器操作**

打开检测器电源,待检测器自检完毕后,设定检测波长、灵敏度等参数。观察基线变化,待其符合要求并稳定后,即认为系统已达到平衡状态。

**3) 进样操作**

（1）六通阀进样器

①进样手柄置于采样位置(LOAD)。

②用供试品溶液清洗配套的注射器,再抽取适量,如用定量环(LOOP)定量,则注射器抽取量应不少于定量环容积的 3~5 倍,用微量注射器定量进样时,进样量不得多于环容积的 50%,在排除气泡后方能向进样器中注入供试品溶液。

③将注射器的平头针直插至进样器底部,注入供试品溶液。

④转动手柄至进样位置(INJECT),供试品溶液被带入色谱柱。

（2）自动进样器

自动进样器是通过色谱工作站自动控制定量阀,取样、进样、复位、样品管路清洗和样品盘的转动,全部按预定程序自动进行。一次可完成上百个样品的分析。自动进样器的进样量可以连续调节,进样重复性高,适合于大量样品的分析。

**4) 色谱数据的收集和处理**

色谱工作站可自动完成数据采集、处理和数据分析。操作中应在最后一峰出完后,继续走一段基线,确认再无组分流出方能结束记录。根据第一张预试的色谱图,适当调整衰减、记录时间等参数,使色谱峰信号在色谱图上有一定强度。含量测定中,一般峰顶不超过记录满量程。

**5)清洗和关机**

①分析完毕后,先关检测器,再用经滤过和脱气的适当溶剂清洗色谱系统,正相柱用正己烷冲洗,反相柱如使用过含盐流动相,则先用水,然后用甲醇-水冲洗,各种冲洗剂一般冲洗15~30 min,特殊情况应延长冲洗时间,最后用甲醇封存色谱柱。

②冲洗完毕后,逐步降低流速至0,关泵,进样器也应用相应溶剂冲洗,可使用进样阀所附专用冲洗接头。

③关断电源,作好使用登记,内容包括日期、检品、色谱柱、流动相、柱压,使用起止时间,仪器完好状态等。

### 5.3.4 测定前准备

**1)流动相的制备与保存**

用高纯度的试剂配制流动相,必要时用紫外-可见分光光度法进行溶剂检查,应符合要求;水应为新鲜制备的高纯水,可用超纯水器制得或用重蒸馏水。凡规定 pH 的流动相,应使用精密 pH 计进行调节。

配制好的流动相应通过 0.45 μm(或 0.22 μm)滤膜滤过,过滤时要分清有机相(脂溶性)滤膜和水相(水溶性)滤膜。过滤有机溶剂用有机膜,过滤水溶液用水膜,若用水膜过滤有机溶剂,则滤膜会被溶解,此溶剂不能再用于实验。混合流动相可在混合前分别滤过,如需混合后滤过,首选有机膜。也可以用混合型滤膜。

流动相用前必须脱气,日常分析时,常用的脱气方法为 0.45 μm 微孔滤膜真空抽滤 2~3次后,再用超声仪超声 40~50 min,即可使用。实验时,应配制足量的流动相以备用。

流动相一般贮存于玻璃、聚四氟乙烯等容器内,应尽量新鲜配制使用。

**2)溶液的配制**

除另有规定外,采用规定溶剂配制对照品溶液和供试品溶液,定量测定时,对照品溶液和供试品溶液均应分别配制两份。供试品溶液在注入液相色谱仪前,一般应经 0.45 μm(或0.22 μm)滤膜滤过。

**3)系统适用性试验**

系统适用性是指按各品种项下要求对色谱系统进行适用性试验,用规定的对照品溶液或系统适用性试验溶液在规定的色谱系统进行试验,必要时,可对色谱系统进行适当调整,应符合要求。各品种项下规定的条件除固定相种类、流动相组分、检测器类型不得改变外,其余如色谱柱内径、长度、载体粒度、流动相流速、混合流动相各组分的比例、柱温、进样量、检测器的灵敏度等,均可适当改变,以适应供试品达到系统适用性试验的要求。

系统适用性试验通常包括理论板数、分离度、重复性和拖尾因子 4 个参数。其中,分离度和重复性尤为重要。

**(1)色谱柱的理论板数(n)**

用于评价色谱柱的效能,由于不同物质在同一色谱柱上的色谱行为不同,采用理论板数作为衡量柱效能的指标时,应指明测定物质,一般为待测组分或内标物质的理论板数。

在规定的色谱条件下,注入供试品溶液或各品种项下规定的内标物质溶液,记录色谱图,按下式计算色谱柱的理论板数:

$$n = 5.54 \left(\frac{t_R}{W_{\frac{h}{2}}}\right)^2 = 16 \left(\frac{t_R}{W}\right)^2$$

式中   $t_R$——保留时间;

      $W_{\frac{h}{2}}$——半峰宽;

      $W$——峰宽。

（2）分离度（$R$）

用于评价待测组分与相邻物质之间的分离程度,是衡量色谱系统效能的关键指标。

无论是定性鉴别还是定量分析,均要求待测峰与其他峰、内标峰或特定的杂质对照峰之间有较好的分离度。除另有规定外,待测组分与相邻共存物之间的分离度应大于1.5。分离度的计算公式为:

$$R = \frac{2(t_{R2} - t_{R1})}{W_1 + W_2}$$

式中   $t_{R2}$——相邻两峰中后一峰的保留时间;

      $t_{R1}$——相邻两峰中前一峰的保留时间;

      $W_1,W_2$——分别为此相邻两峰的峰宽。

分离度示意图如图5.5所示。

（3）重复性

重复性用于评价连续进样后,色谱系统响应值的重复性能。采用外标法时,通常取各品种项下的对照品溶液,连续进样5次,除另有规定外,其峰面积测量值的相对标准偏差应不大于2.0%;采用内标法时,通常配制相当于80%、100%和120%的对照品溶液,加入规定量的内标溶液,配成3种不同浓度的溶液,分别至少进样2次,计算平均校正因子。其相对标准偏差应不大于2.0%。

（4）拖尾因子（$T$）

用于评价色谱峰的对称性。为保证分离效果和测量精度,应检查待测峰的拖尾因子是否符合各品种项下的规定。拖尾因子计算公式为:

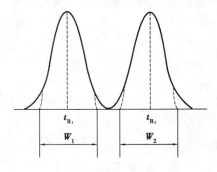

图5.5 相邻两色谱峰分离度

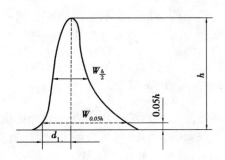

图5.6 拖尾峰示意图

$$T = \frac{W_{0.05h}}{2d_1}$$

式中　$W_{0.05h}$——5%峰高处的峰宽；

　　　$d_1$——5%峰高出峰顶点至峰前沿之间的距离。

除另有规定外，峰高法定量时 $T$ 应为 0.95~1.05。拖尾峰示意图如图 5.6 所示。

**4)注意事项**

①高压泵工作时要留心防止溶剂瓶内的流动相被用完，否则空泵运转也会磨损柱塞、缸体或密封环，最终产生漏液。

②转动六通阀阀芯时不能太慢，更不能停留在采样位置与进样位置之间，否则流动相受阻，使泵内压力剧增，甚至超过泵的最大压力；再转到进样位置时，过高的压力将使柱头损坏。

③为防止缓冲盐和样品残留在进样阀中，每次分析结束后应冲洗进样阀。通常可用水冲洗，或先用能溶解样品的溶剂冲洗，再用水冲洗。

④以硅胶为载体的键合固定相的使用温度通常不超过 40 ℃，提高色谱柱的使用温度可改善分离效果，但不宜超过 60 ℃。

⑤以硅胶为基质的各种键合相对酸和碱很敏感，一般 pH 使用范围为 2.5~7.5，应参阅色谱柱使用说明书，配制好流动相后，必要时测定 pH 值，防止 pH 过酸过碱，以免色谱柱填料不可逆性损坏。

⑥反相色谱柱，如使用缓冲液或含盐溶液作为流动相，试验结束后，应用 10 倍柱体积（如150 mm 柱长，约 15 mL）的低浓度的甲醇-水溶液（10%~20%）冲洗，使色谱柱内的盐完全溶解洗脱出，再用较高浓度的甲醇-水溶液（50%）冲洗，最后用高浓度的甲醇-水溶液（80%~100%）冲洗，使色谱柱中的强吸附物质冲洗出来。

⑦色谱柱需长期保存，反相色谱柱可以贮存于甲醇或乙腈中，正相色谱柱可以贮存于经脱水处理后的正己烷中，并将色谱柱两端密封，以免柱床干枯，室温保存。

⑧使用的流动相应与仪器系统的原保存溶剂互溶，如不互溶，应先取下色谱柱用异丙醇冲洗过渡，进样器和检测器的流通池也应注入异丙醇进行冲洗，而后接上相应的色谱柱，换上本次使用的流动相，再进行操作。

⑨安装和更换色谱柱时一定要使流动相按色谱柱标签上箭头所示方向流动。除另有规定外，不宜反向使用，否则会导致色谱柱柱效明显降低，无法恢复。

⑩色谱柱在使用过程中，应避免压力和温度的急剧变化及任何机械振动。温度的突然变化或者机械振动都会影响柱内固定相的填充状况；柱压的突然升高或降低也会冲动柱内填料，因此在调节流动相流速时应该缓慢进行。

### 5.3.5　含量测定

高效液相色谱法的定量方法有外标法和内标法等，其中外标法在《中国药典》一部中应用较为广泛，如柴黄片、防风通圣丸、健儿消食口服液中黄芩苷的测定；黄连上清丸、复方大青叶合剂、冰黄肤乐软膏中大黄素和大黄酚的测定；金嗓开音丸、小儿咽扁颗粒、银翘解毒颗粒中绿原酸测定；六味地黄丸、桂枝茯苓胶囊、杞菊地黄丸中丹皮酚的测定；障眼明片、心可舒片、消渴丸中葛根素的含量测定等。

外标法是实验室较为常用的定量方法,定量结果准确,精密度高,但要求进样量必须准确,仪器必须有良好的稳定性。

外标法的定量依据是待测组分色谱峰的峰面积或峰高与其浓度或质量在一定范围内成线性关系,如峰面积与浓度,按药品标准方法配制供试品溶液和对照品溶液,分别将供试品溶液和对照品溶液注入液相色谱仪,测定供试品和对照品中待测组分色谱峰的峰面积或峰高,按正比关系计算供试品溶液的浓度,如图 5.7 所示。

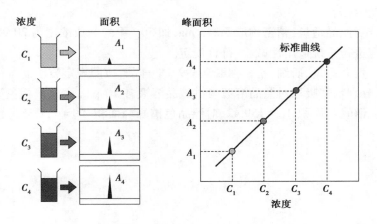

图 5.7 外标法定量示意图

故可利用下式计算供试品中被测成分的浓度:

$$C_{供} = C_{对} \times \frac{A_{供}}{A_{对}}$$

计算出供试品溶液中被测物的浓度($C_{供}$)后,按下式计算供试品中被测物的含量:

$$含量 = \frac{C_{供} \times 稀释倍数 \times 样品溶液体积}{取样量}$$

### 5.3.6　应用实例

六味地黄丸(浓缩丸)中酒萸肉的含量测定如下所述。

六味地黄丸是由熟地黄、酒萸肉、牡丹皮等中药制成的丸剂,马钱苷是酒萸肉的主要成分,属环烯醚萜类化合物,在水与甲醇中极易溶解,可溶于无水乙醇、正丁醇,难溶于乙醚、乙酸乙酯。

含量测定:

色谱条件与系统适用性试验:以十八烷基硅烷键合硅胶为填充剂;以四氢呋喃-甲醇-乙腈-0.05%磷酸溶液(1∶4∶8∶87)为流动相;柱温为 40 ℃,检测波长为 236 nm。理论板数按马钱苷峰计算,应不低于 4 000。

对照品溶液的制备:取马钱苷对照品适量,精密称定,加 50%甲醇制成每 1 mL 含 20 μg 的溶液,即得。

供试品溶液的制备:取本品适量,研细,取约 0.4 g,精密称定,置具塞锥形瓶中,精密加入

50%甲醇 50 mL,称定质量,加热回流 1 h,放冷,再称定质量,用 50%甲醇补足减失的质量,摇匀,滤过,精密量取续滤液 10 mL,加在中性氧化铝柱(100~200 目,4 g,内径为 1 cm)上,用 40%甲醇 50 mL 洗脱,收集流出液及洗脱液,蒸干,残渣用 50%甲醇溶解,并转移至 10 mL 量瓶中,用 50%甲醇稀释至刻度,摇匀,滤过,取续滤液,即得。

测定法:分别精密吸取对照品溶液与供试品溶液各 10 μL,注入液相色谱仪,测定,即得。

本品每 1 g 含酒萸肉以马钱苷($C_{17}H_{26}O_{10}$)计,不得少于 1.4 mg。

实验步骤及数据:

①取马钱苷对照品适量,精密称取 5.245 mg,加 50%甲醇制成浓度为 20.98 μg/mL 的对照品溶液。按规定进行系统适用性试验,符合规定。

②取六味地黄丸适量,研细,精密称取 0.399 5 g 样品,按照规定方法制备得供试品溶液。

③测定法:分别精密吸取对照品溶液与供试品溶液各 10 μL,注入液相色谱仪,测定,得供试品中马钱苷色谱峰峰面积 $A_供$ = 159.42,对照品色谱峰峰面积 $A_对$ = 171.38。色谱图如图 5.8、图 5.9 所示。

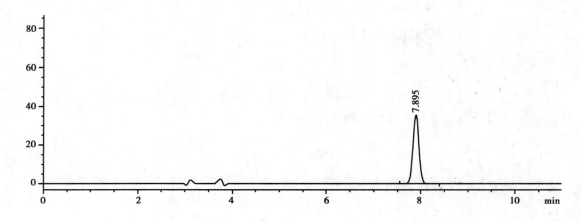

图 5.8 马钱苷对照品的高效液相色谱图

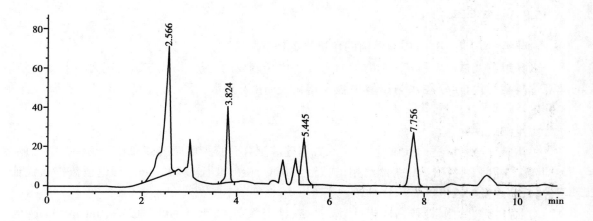

图 5.9 六味地黄丸的高效液相色谱图

④含量计算。

$$C_{供} = C_{对} \times \frac{A_{供}}{A_{对}} = 20.98 \ \mu g/mL \times \frac{159.42}{171.38} = 19.52 \ \mu g/mL$$

$$含量 = \frac{C_{供} \times 稀释倍数 \times 样品溶液体积}{取样量}$$

$$= \frac{19.52 \ \mu g/mL \times 10^{-3} \times \frac{10}{10} \times 50 \ mL}{0.399\,5}$$

$$= 2.44 \ mg/g$$

# 任务 5.4　气相色谱法

## 5.4.1　概述

气相色谱法系采用气体为流动相(载气)流经装有填充剂的色谱柱进行分离测定的色谱方法。物质或其衍生物气化后,被载气带入色谱柱进行分离,各组分先后进入检测器,用数据处理系统记录色谱信号。根据色谱信号进行定性定量分析。

气相色谱法具有分离效能高、选择性好、灵敏度高、分析速度快等特点,适用于沸点较低,且在操作温度下有良好稳定性的中小分子化合物的分析。该法在药品检验中主要用于含挥发油或其他挥发性成分的含量测定,也可用于药品中水分测定、制剂中乙醇量、甲醇量检查和农药残留量的检测。

## 5.4.2　气相色谱仪的构造

气相色谱仪由气路系统、进样系统、分离系统、检测系统和数据处理系统组成。仪器主要部件如图5.10所示,仪器应按要求作定期检定。

**1)气路系统**

气路系统包括气源、气体净化装置及气体流速控制装置。

(1)气源

载气有氮气、氦气、氢气等。常用氮气和氢气作载气。氮气纯度最好使用99.99%的高纯氮。目前氮气和氢气主要由高压钢瓶和气体发生器供给,高压钢瓶的气体纯度高,质量好,但是更换不方便。气体发生器使用方便,但气体纯度不高。可根据供试品的性质和检测器的种类选择载气,氢火焰离子化检测器、电子捕获检测器、火焰光度检测器通常使用氮气作载气,热导检测器多用氢气作载气。

(2)气体净化装置

虽然使用了高纯氮气、氢气,实际工作中仍然要在气源与仪器之间连接气体净化装置,用

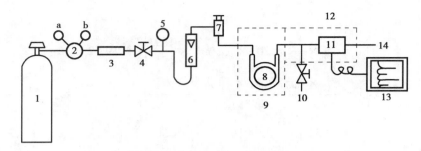

图 5.10　气相色谱仪组成示意图

1—载气瓶;2—减压阀(a.瓶压 b.输出压力);3—净化器;4—稳压阀;
5—柱前压力表;6—转子流量计;7—进样器;8—色谱柱;9—色谱柱恒温箱;
10—馏分收集口;11—检测器;12—检测器恒温箱;13—记录器;14—尾气出口

来除去气体中的杂质,主要是一些永久气体、低分子有机化合物和水蒸气,一般采用装有 5A 分子筛或 13X 分子筛的过滤器吸附有机杂质,采用变色硅胶除去水蒸气。

净化装置中的填料应定期更换或活化,分子筛活化方法是将其从过滤装置中取出,置于坩埚中,置于马弗炉内加热到 400~600 ℃,活化 4~6 h。硅胶变红时需要进行活化,方法是置于烘箱中 140 ℃ 左右加热 2 h 变为蓝色即可再使用。

**2)进样系统**

进样系统包括汽化室和进样器。进样量的大小、进样时间的长短,直接影响到色谱柱的分离和最终定量结果。

汽化室的作用是将注入的液体样品瞬间气化为蒸气,由预热过的载气迅速带入色谱柱。进样器有微量注射器、自动进样器以及顶空进样器等,进样方式分为溶液直接进样,自动进样或顶空进样,溶液直接进样采用微量进样器、微量进样阀或有分流装置的气化室进样。采用溶液直接进样或自动进样时,进样口温度应高于柱温 30~50 ℃;进样量一般不超过数微升;柱径越细,进样量应越少,采用毛细管柱时,一般应分流进样以免过载。

顶空进样适用于固体或液体供试品中挥发性成分的分离和测定,即将样品溶液密封在一个容器(顶空瓶)中,在一定温度下(顶空温度)加热一段时间(顶空时间)使气液两相达到平衡,然后取气相部分进入气相色谱分析,药物中的残留有机溶剂分析通常采用这种顶空方法。分流进样的原理是载气进入汽化室,与供试品蒸气混合,并在毛细管柱入口处分为两路:一路将大部分气样放空;另一路将微量气样引入毛细管柱。这两部分气样的比例称为分流比。分流进样的进样量一般不超过 2 μL,最好控制在 0.5 μL 以下,常用的分流比为 10:1~200:1,样品浓度大或进样量大时,分流比可相应增大,反之则减小。分流进样的适用范围宽,灵活性很大,分流比可调范围广,为毛细管气相色谱的首选进样方式。

**3)分离系统**

分离系统包括色谱柱和柱温箱,是气相色谱法的核心部件。

(1)色谱柱

色谱柱分为填充柱和毛细管柱,填充柱的材质为不锈钢或玻璃,内径为 2~4 mm,长为 2~4 m,吸附剂、高分子多孔小球或涂渍固定液的载体,粒径为 0.15~0.18 mm 或 0.125~0.15 mm,常用载体为经酸洗并硅烷化处理的硅藻土或高分子多孔小球,常用固定液有甲基聚硅氧烷、聚乙二醇等。毛细管柱的材质为玻璃或石英,内壁或载体经涂渍或交联固定液,内径为 0.25 mm、0.32 mm 或 0.53 mm,柱长为 5~60 cm,固定液膜厚 0.1~5.0 μm,常用的固定液有甲基聚硅氧烷、不同比例组成的苯基甲基聚硅氧烷、聚乙二醇等。

（2）柱温箱

柱温箱温度的波动会影响色谱分析结果的重现性,因此要求柱箱控温精度在±1 ℃,柱箱温度波动小于 0.1 ℃/h,温度梯度应小于使用温度的 2%。温度控制分恒温和程序升温两种。程序升温适于多组分、沸点范围宽的样品。可有效改善分离度,缩短分析周期,提高检测灵敏度。

#### 4）检测系统

气相色谱的检测系统由检测器微电流放大器等部件组成,是指示和测定载气中被测组分及其量变化的一种装置。

（1）气相色谱的检测器

气相色谱的检测器有:氢火焰离子化检测器（FID）、热导检测器（TCD）、电子俘获检测器（ECD）、火焰光度检测器（FPD）、氮磷检测器（NPD）等。

氢火焰离子化检测器对碳氢化合物响应良好,适合检测大多数的药物,为常用的检测器,灵敏度最高;氮磷检测器对含氮、磷元素的化合物灵敏度高;火焰光度检测器对含磷、硫元素的化合物灵敏度高;电子俘获检测器适于含卤素的化合物;热导检测器为通用型检测器。除另有规定外,氢火焰离子化检测器用氢气作为燃气,空气作为助燃气。使用氢火焰离子化检测器时,检测器温度一般应高于柱温,并不得低于 150 ℃,以免水汽凝结,通常为 250~350 ℃。

（2）温度控制系统

设置、控制、测量检测器温度的装置。

#### 5）数据处理系统

数据处理系统可分为记录仪、积分仪及色谱工作站等。现代色谱仪多采用色谱工作站进行数据采集和处理,绘制色谱图,同时也对色谱仪的自动进样器、柱温、检测器、温度、载气流速和压力等色谱参数进行设定和控制,使气相色谱分析自动化。因商品规格型号不同,具体操作也不尽相同。

### 5.4.3 操作方法及注意事项

#### 1）供试品及对照品溶液的配制

精密称取供试品和对照品各两份,按各品种项下的规定方法,准确配制供试品溶液和对照品溶液各两份。注入气相色谱仪之前,应采用 0.45 μm 微孔滤膜滤过。

#### 2）开机前操作

①检查仪器上的电源开关,均应处于"关"的位置。

②选好合适的色谱柱,柱的两端应堵有盲堵。

③取下盲堵,分清入口端与出口端,套好石墨密封圈及固定螺母,小心装于仪器上,拧紧固定螺母,但也勿过紧,以不漏气为宜。换下的色谱柱,应堵上盲堵保存。

④开启载气钢瓶上总阀调节减压阀至规定压力。注意：如果采用氮气发生器作为载气气源，则应提前 2~3 h 打开氮气发生器进行平衡。要注意经常更换载气净化器中的填料（因为氮气发生器产生的氮气中氧的含量较高），另外，采用 ECD 作为检测器时，不宜用氮气发生器作为载气气源，应该采用高纯氮钢瓶作为气源。

⑤用表面活性剂溶液检查柱连接处是否漏气，如有漏气，应检查柱两端的石墨密封圈或再略加紧固定螺母。

### 3）开机

①打开各部分电路开关及色谱工作站，设定进样口（汽化室）、柱温箱、检测器温度和载气流量等色谱参数。开始加热。

②待各部分设定参数恒定后，开启氢气钢瓶、空气压缩机总阀，同载气操作。

③按下点火按钮（对于 FID 检测器来说，有些仪器在检测器温度达到一定温度后有自动点火功能），应有"噗"的点火声，用玻璃片置 FID 检测器气体出口处，检视玻璃片上应有水雾，表示已点着火，同时工作站上应有信号响应。注意：对于带有自动点火功能的仪器来说，有时工作站已显示点火成功，但是实际没有点火，所以每次试验都应该用玻璃片进行检视，以确保点火成功。

④调节仪器的放大器灵敏度等，走基线，待基线稳定度达到可接受的范围内，即可进样分析。

### 4）样品的测定

（1）系统适用性试验

系统适用性试验包括理论板数、分离度、重复性和拖尾因子 4 个参数，测定时按各品种项下的要求，应符合药典标准规定。

（2）测定

精密吸取供试品和对照品溶液，按各品种项下的规定进行测定。测定时，每份测定校正因子用对照溶液各进样 2 次，2 份共 4 个校正因子测定值的平均标准偏差不得大于 2.0%。多份供试品溶液测定时，每隔 5 批应再测对照品 2 次，供试品溶液测定后，应再测定对照品溶液 2 次，核对下仪器是否稳定。

（3）手动进样的注意事项

用微量注射器手动进样时，精密度决定于操作的准确程度，各步操作应尽量一致。

①选用合适的注射器。气相色谱分析常用的是 10 μL 微量注射器，其进样量一般不要少于 1 μL。如果进样量要控制在 1 μL 以下，就应采用 5 μL 或 1 μL 的注射器。此时要注意：5 μL 或 1 μL 的注射器往往是将样品抽在针尖内，因此观察不到针管中的液面，故很可能抽入气泡。取样时应反复推拉针芯，以确保针尖内没有气泡。

②注射速度要快。注射速度慢会使样品的汽化过程变长，导致样品进入色谱柱的初始谱带变宽。正确的注射方法应当是：取样后，一手持注射器，并用食指放在针芯的末端（防止汽化室的高气压将针芯吹出），另一只手保护针尖（防止插入隔垫时弯曲），先小心地将注射针头穿过隔垫，随即以最快的速度将注射器插到底，同时迅速将样品注射入汽化室（注意不要使针芯弯曲），然后快速拔出注射器。注射器在汽化室中停留的时间不宜长，且每次注射的过程应严格控制前后一致。

③避免样品之间的相互干扰。取样之前先用样品溶剂洗针至少3次(抽满针管的2/3,再排出),再用样品溶液洗针至少3次,然后取样(多次上下抽动),这样基本上可以消除样品之间的相互干扰。

**5)原始记录**

气相色谱分析的原始记录,除按一般药品检验记录的要求记录外,应注明仪器型号、色谱柱型号、规格及批号;进样口、柱温箱及检测器温度,载气流速和压力,进样体积,进样方式,并附色谱图及打印结果。

**6)关机**

分析完毕后,待各组分流出后,先关闭氢气和空气,再进行降温操作,将进样口、柱温箱、检测器以及顶空进样器的温度均设为40 ℃(或更低),待各组件的温度降到40 ℃以下时,依次关闭载气,工作站和气相色谱仪。取下色谱柱后应将柱两端用盲堵堵上,放在盒内,妥善保存。

**7)注意事项**

①使用任何一种检测器,启动仪器前应先通载气,关机时一定要先关检测器电源,然后关载气,以防损坏检测器。

②进样密封硅橡胶垫使用前应加热老化,除去挥发性物质,并注意经常更换,另外也要注意经常更换衬管上端的密封硅橡胶圈。

③与填充柱一样,新毛细管柱需要老化,以除去残留溶剂及低分子量的聚合物。此外,用过的柱也应定期老化,尤其是出现基线漂移,某些色谱峰开始拖尾时,应该进行老化以除去样品中的难挥发物在柱头的积累。

④毛细管柱如不使用,应小心存放,可用硅橡胶块将两端封闭,置于盒中。

⑤氢气是易燃易爆气体,所以在操作中要特别小心。无论什么原因导致火焰熄灭时,应尽快关闭氢气阀门,直到故障排除后,重新使用时,再打开氢气阀门。有些仪器有自动保护功能,火焰熄灭时能自动关闭氢气。

### 5.4.4　定量分析

气相色谱法的定量分析方法有内标法、外标法和面积归一化法,前两种在《中国药典》一部中均有应用,由于面积归一化法要求所有成分均要流出色谱柱,得到色谱峰,故应用较少。

**1)内标法**

(1)内标法原理

内标法是在样品和对照品中添加内标物质,通过组分与内标物的峰面积比,对组分进行定量。内标物与待测物同时进样可减少进样误差对定量结果的影响。但其操作较为烦琐,选择内标物比较困难。

内标物选择原则:理化性质要与待测物相近;在样品中不存在且不与样品中组分发生化学反应;与待测物能完全分离,但又不能相距太远;与待测物的峰面积比为0.7~1.3最好,因此要根据待测物的浓度确定内标物的添加量。

《中国药典》一部多数中成药采用内标法,如西瓜霜润喉片中冰片、麝香舒活搽剂中樟脑、麝香祛痛搽剂同时测定樟脑、薄荷脑、冰片；冰硼散中冰片、十滴水软胶囊中樟脑的含量测定。

内标法是根据待测组分与内标物的峰面积比与其浓度比在一定浓度范围内呈线性关系，对组分进行定量分析，对照品溶液和供试品溶液中分别加入相同量的内标溶液，在相同条件下分别测定其中被测组分和内标物的色谱峰峰面积，依据图5.11所示标准曲线定量。

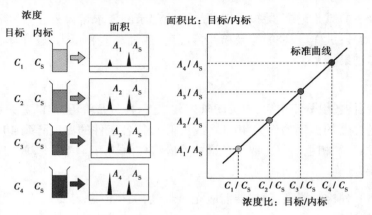

图5.11　内标法定量关系图

（2）计算方法

校正因子的测定：按照药品标准配制校正因子测定用的对照品溶液，取一定量注入气相色谱仪，记录色谱图，测定对照品和内标物的峰面积或峰高，按下式计算校正因子（$f$）：

$$f = \frac{\dfrac{A_{内}}{C_{内}}}{\dfrac{A_{对}}{C_{对}}}$$

式中　$A_{内}$——内标物的峰面积；

$A_{对}$——对照品的峰面积；

$C_{内}$——内标物的浓度；

$C_{对}$——对照品的浓度。

按药品规定方法测定含内标物质的供试品溶液，记录色谱图，根据对照品和内标物的保留时间，确定供试品色谱峰中被测组分和内标物的色谱峰，测定其峰面积，按下式计算供试品溶液中被测组分的浓度：

因　　　　　　　　　　　　$$f = \frac{\dfrac{A'_{内}}{C'_{内}}}{\dfrac{A_{供}}{C_{供}}}$$

故　　　　　　　　　　　　$$C_{供} = f \times \frac{A_{供} \times C'_{内}}{A'_{内}}$$

式中　$A'_{内}$——供试品中内标物的峰面积；

$A_{供}$——对照品的峰面积；

$C'_{内}$——供试品溶液中内标物的浓度；

$C_{供}$——供试品中被测成分的浓度。

**2）外标法**

详见高效液相色谱法项下。

《中国药典》一部气相色谱法定量分析的品种如：神香苏合丸中丁香、苏合丸中冰片和丁香、复合牛黄清胃丸中冰片、小儿感冒口服液中广藿香的含量测定。

### 5.4.5　应用实例

速效救心丸中冰片的含量测定如下所述。

速效救心丸是由川芎、冰片两味中药制备而成的棕黄色的滴丸，药典以薄荷脑为内标物质，采用气相色谱法测定冰片的含量。本品规格每丸重 40 mg。

（1）含量测定

①色谱条件与系统适用性试验。改性聚乙二醇 20M（PEG-20M）毛细管柱（柱长为30 m，柱内径为 0.53 mm，膜厚度1.0 μm）；柱温 150 ℃；进样口温度为 200 ℃；检测器温度为200 ℃；分流进样。理论板数按龙脑峰计算应不低于 5 000。

②校正因子测定。取薄荷脑对照品适量，精密称定，加乙酸乙酯制成每 1 mL 含 2.5 mg 的溶液作为内标溶液。另取龙脑对照品 0.125 g，精密称定，置 50 mL 量瓶中，用乙酸乙酯溶解并稀释至刻度，摇匀，精密量取 2 mL，置 10 mL 量瓶中，再精密加入内标溶液 2 mL 和三氯甲烷 1 mL，用乙酸乙酯稀释至刻度，摇匀，吸取 1 μL，注入气相色谱仪，测定，计算校正因子。

③测定法。取重量差异项下的本品，研细，取 50 mg，精密称定，置 10 mL 量瓶中，加三氯甲烷 1 mL 使其溶解，精密加入内标溶液 2 mL，用乙酸乙酯稀释至刻度，摇匀，吸取 1 μL，注入气相色谱仪，测定，即得 。

本品每丸含冰片以龙脑（$C_{10}H_{18}O$）计，应为 2.9~4.4 mg。

（2）实验步骤与数据

①校正因子测定。取薄荷脑对照品适量，精密称定25.43 mg，加乙酸乙酯 10 mL 制成内标溶液，作为内标溶液。另取龙脑对照品，精密称定125.8 mg，置 50 mL 量瓶中，用乙酸乙酯溶解并稀释至刻度，摇匀，精密量取 2 mL，置 10 mL 量瓶中，再精密加入内标溶液 2 mL 和三氯甲烷 1 mL，用乙酸乙酯稀释至刻度，摇匀，吸取 1 μL，注入气相色谱仪，测定，薄荷脑峰面积 864.7，龙脑峰面积 869.4，计算校正因子。

②样品测定。取重量差异项下的本品，测得平均丸重为 0.039 5 g，研细，精密称定 49.70 mg，置 10 mL 量瓶中，加三氯甲烷 1 mL 使溶解，精密加入内标溶液 2 mL，用乙酸乙酯稀释至刻度，摇匀，吸取 1 μL，注入气相色谱仪，测定，样品中薄荷脑面积为 854.8，样品中龙脑面积为 804.6，色谱图如图 5.12，图 5.13 所示。

③计算。对照品溶液与供试品溶液中内标物质薄荷脑的浓度：

$$C_{内} = \frac{\dfrac{25.43\ \text{mg}}{10\ \text{mL}} \times 2\ \text{mL}}{10\ \text{mL}} = 0.508\ 6\ \text{mg/mL}$$

对照品溶液中龙脑的浓度：

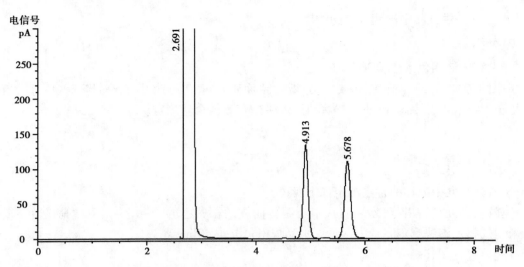

图 5.12 对照品气相色谱图(龙脑 5.878 min)薄荷脑(4.913 min)

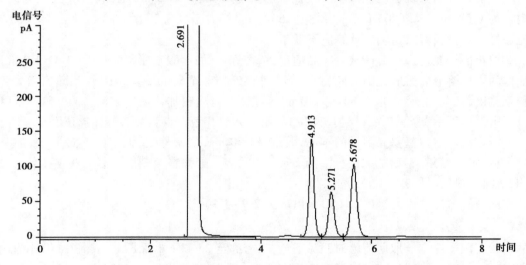

图 5.13 速效救心丸样品气相色谱图(龙脑 5.878 min)薄荷脑(4.913 min)

$$C_{\text{对}} = \dfrac{\dfrac{125.8\ \text{mg}}{50\ \text{mL}} \times 2\ \text{mL}}{10\ \text{mL}} = 0.503\ 2\ \text{mg/mL}$$

计算校正因子:

$$f = \dfrac{\dfrac{A_{\text{内}}}{C_{\text{内}}}}{\dfrac{A_{\text{对}}}{C_{\text{对}}}} = \dfrac{\dfrac{864.7}{0.508\ 6}}{\dfrac{869.4}{0.503\ 2}} = 0.984\ 0$$

计算供试品溶液中薄荷脑的浓度:

$$C_{\text{供}} = f \times \dfrac{A_{\text{供}} \times C'_{\text{内}}}{A'_{\text{内}}} = 0.984\ 0 \times \dfrac{804.6}{854.8} \times 0.508\ 6 = 0.471\ 1\ \text{mg/mL}$$

计算供试品中薄荷脑的含量:

$$含量 = \frac{C_{供} \times 样品溶液体积 \times 平均丸重}{取样量}$$

$$= \frac{0.471\,1 \times 10 \times 0.039\,5\ \text{g/丸}}{49.70} = 3.744\ \text{mg/丸}$$

# 任务 5.5   浸出物测定法

浸出物测定法是根据中药制剂中某类化学成分的溶解特性,选择适宜的溶剂提取,在一定条件下除去溶剂,称量浸提物的质量,并以此判断药品的质量。此法适用于有效成分尚不清楚或尚无确切定量分析方法和现有含量测定方法不能完全反映其内在质量的中药制剂。

## 5.5.1   水溶性浸出物测定法

本法包括冷浸法和热浸法。后者适用于不含或少含淀粉、黏液质等成分的样品。在中成药检测中较少用。除另有规定外,供试品需粉碎,过 2 号筛,并混合均匀。

**1)冷浸法**

取供试品约 4 g,称定质量,置 250~300 mL 的锥形瓶中,精密加入水 100 mL,塞紧,冷浸,前 6 h 内时时振摇,再静置 18 h,用干燥滤器迅速滤过,弃去初滤液,精密量取续滤液 20 mL,置已干燥至恒重的蒸发皿中,在水浴蒸干后,于 105 ℃ 干燥 3 h,移置干燥器中,冷却 30 min,迅速精密称定质量,除另有规定外,以干燥品计算供试品中水溶性浸出物的含量(W/W%)。

**2)热浸法**

取供试品 2~4 g,称定质量,置 100~250 mL 的锥形瓶中,加入水 50~100 mL,塞紧,称定质量,静置 1 h 后,连接回流冷凝管,加热至沸腾,并保持微沸 1 h,放冷后,取下锥形瓶,密塞,再称定质量,用水补足减失的质量,摇匀,用干燥滤器滤过,弃去初滤液,精密量取续滤液 25 mL,置已干燥至恒重的蒸发皿中,在水浴蒸干后,于 105 ℃ 干燥 3 h,移置干燥器中,冷却30 min,迅速精密称定质量,除另有规定外,以干燥品计算供试品中水溶性浸出物的含量(W/W%)。

**3)含量计算**

(1)冷浸法

$$浸出物含量(W/W) = \frac{浸出物质量(g) \times 100\ \text{mL}}{取样量(g) \times (1 - 含水量\%) \times 20\ \text{mL}} \times 100\%$$

(2)热浸法

$$浸出物含量(W/W) = \frac{浸出物质量(g) \times 精密加水量(\text{mL})}{取样量(g) \times (1 - 含水量\%) \times 25\ \text{mL}} \times 100\%$$

**4)应用实例**

暑症片中水溶性浸出物的测定。

取暑症片 20 片,研细,混匀,称取细粉约 4 g,精密称定,依照水溶性浸出物-冷浸法测定,浸出物含量不得少于 25.0%。

### 5.5.2　醇溶性浸出物测定法

本法是以甲醇、乙醇或正丁醇为溶剂,提取药品中相应的醇溶性成分,并计算其含量。正丁醇浸出物测定法主要用于含较多皂苷类成分的制剂,更具专属性。本法以乙醇和正丁醇使用较多,药典中刺五加片、复方益肝丸、消络痛片、消炎利胆片、化积口服液、安坤宝颗粒等均规定了醇浸出物的含量限度。

**1) 甲醇、乙醇浸出物的测定**

按照水溶性浸出物测定法。除另有规定,以各品种项下规定浓度的乙醇、甲醇代替水,提取药品中相应的醇溶性成分。

**2) 正丁醇浸出物的测定**

按各品种项下规定的方法测定。一般来说,水溶液制剂可直接用水饱和的正丁醇提取数次,合并提取液,置已干燥恒重的蒸发皿中,蒸干,置 105 ℃ 干燥 3 h,移置干燥皿中,冷却 30 min,迅速精密称定质量,计算供试品中正丁醇浸出物的含量($W/V\%$)。固体制剂可先加水溶解,移至分液漏斗中,用水饱和的正丁醇提取数次,合并提取液,照上述方法蒸干,干燥,称定浸出物质量,计算出制剂中正丁醇浸出物的含量($W/W\%$)。

**3) 应用实例**

(1) 治咳川贝枇杷露中正丁醇提取物测定(《中国药典》一部 1117 页)

精密量取本品 100 mL,加水 50 mL,混匀,加水饱和的正丁醇振摇提取 3 次(100 mL,100 mL,80 mL,合并正丁醇提取液,加正丁醇饱和的水洗涤 2 次,每次 80 mL,取正丁醇提取液,置已干燥至恒重的蒸发皿中,蒸干,置 105 ℃ 干燥 5 h,移置干燥器中,冷却 30 min,迅速精密称定质量,计算,即得。本品每 100 mL 含正丁醇提取物不得少于 60 mg。

(2) 消炎利胆片中醇溶性浸出物测定(《中国药典》一部 1416 页)

取本品 20 片,除去包衣,研细,取约 2 g,精密称定,精密加入无水乙醇 100 mL,依照水溶性浸出物-热浸法测定,按干燥品计算浸出物含量不得少于 36%。

### 5.5.3　挥发性醚浸出物测定法

本法以乙醚为溶剂,对制剂中醚溶性成分进行提取,并计算其在制剂中的含量。主要用于含挥发性成分较多的制剂,专属性较强。药典中九味羌活丸、沉香化气丸、安中片、丹香清脂颗粒等品种规定了醚浸出物测定的限度。

**1) 测定法**

取供试品(过 4 号筛)2~5 g,精密称定,置五氧化二磷干燥器中,干燥 12 h,精密称定质量($m_s$),置索氏提取器中,加乙醚适量,除另有规定外,加热回流提取 8 h,取乙醚液,置已干燥至恒重的蒸发皿中,放置,挥去乙醚,残渣置五氧化二磷干燥器中,干燥 18 h,精密称定($m_1$),缓缓加热至 105 ℃,并于 105 ℃ 干燥至恒重($m_2$)。其减失质量即为挥发性醚浸出物的质量

$(m_1-m_2)$。计算,即得。

**2)计算公式**

$$挥发性醚浸出物(\%) = \frac{105\ ℃\ 干燥前浸出物质量 - 105\ ℃\ 干燥后浸出物质量}{供试品质量} \times 100\%$$

**3)应用实例**

沉香化气丸中醚溶性浸出物测定(《中国药典》一部990页)

取本品20丸,研细,混匀,取2 g,精密称定,按照挥发性醚浸出物测定法测定,本品含挥发性醚浸出物不得少于0.40%。

### 5.5.4 注意事项

①浸出物测定,供试品应测定2份,2份的相对平均偏差应小于5%。

②凡以干燥品计算,操作时同时取供试品测定水分含量,计算时扣除水分的量。凡未规定水分检查的制剂,浸出物含量可不以干燥品计。

③对于浸出物含量较高的供试品,在水浴上蒸干时应注意,先蒸至近干,然后旋转蒸发皿使浸出物均匀平铺于蒸发皿中,最后再蒸干。

④挥发性醚浸出物测定时"残渣置五氧化二磷干燥器中,干燥18 h",这一步操作主要目的是除去醚浸出物中的水分,以防止在下一步加热操作中水分蒸发干扰测定,如果水分较多,应及时更换干燥器中的五氧化二磷干燥剂。蜜丸测定挥发性醚浸出物时,供试品应尽量剪碎,以提高浸出效率。

# 任务 5.6 挥发油测定法

多数常用中药都含有挥发油,挥发油化学成分复杂,含量差异较大,不易精制。《中国药典》收载了挥发油测定法,采用水蒸气蒸馏法对中药制剂中挥发油总量进行测定,以控制药品质量。如正骨水、牡荆油胶丸和满山红油滴丸等中挥发油的测定。

### 5.6.1 测定原理

挥发油的测定法主要利用了挥发油的挥发性和亲脂性,先用水蒸气蒸馏法将其提取完全,经冷凝后流入测定管,挥发油(或溶于二甲苯)与水不相溶而分层,从而读取油的体积并求算出含量。

### 5.6.2 测定装置

挥发测定装置如图5.14所示,A 为 1 000 mL(或 500 mL、2 000 mL)的硬质圆底烧瓶,上接挥发油测定管 B，B 的上端连接回流冷凝管 C。以上各部分均用玻璃磨口连接。测定管 B 应有 0.1 mL 的刻度。全部仪器应充分洗净干燥，并检查结合部分是否严密，以防挥发油逸出。装置挥发油测定器的支管分岔处应与基准线平行，挥发油测定装置如图 5.14 所示。

### 5.6.3　测定方法

供试品需粉碎后过 2~3 号筛，混匀再测定。

#### 1) 甲法

本法适用于测定相对密度在 1.0 以下的挥发油。取供试品适量(相当于挥发油 0.5~1.0 mL)，称重(准至 0.01 g)，置烧瓶中，加水 300~500 mL(或适量)与玻璃珠数粒，振摇混合后，连接挥发油测定器与回流冷凝管。自冷凝管上端加水使充满挥发油测定器的刻度部分，并溢流入烧瓶时为止。置电热套中或用其他适宜方法缓缓加热至沸，并保持微沸约 5 h，至测定器中油量不再增加，放置片刻，开启测定器下端的活塞，将水缓缓放出，至油层上端到达刻度 0 线上面 5 mm 处为止。放置 1 h 以上，再开启活塞使油层下降至其上端恰与刻度 0 线平齐，读取挥发油量，计算即得。

#### 2) 乙法

本法适用于测定相对密度在 1.0 以上的挥发油。取水约 300 mL 与玻璃珠数粒，置烧瓶中，连接挥发油测定器。自测定器上端加水使充满刻度部分，并溢流入烧瓶时为止，再用移液管加入二甲苯 1 mL，然后连接回流冷凝管。将烧瓶内容物加热至沸，并继续蒸馏，其速度以保持冷凝管的中部呈冷却状态为度。30 min 后，停止加热，放置 15 min 以上，读取二甲苯的容积。然后照甲法自"取供试品适量"起，依法测定，自油层中减去二甲苯量，即为挥发油量，计算即得。

### 5.6.4　应用实例

牡荆油胶丸中牡荆油的测定。

牡荆油胶丸为牡荆油与适量稀释剂经加工制成的胶丸，含量测定：取本品 100 丸，加醋酸溶液(1→10)500 mL，照挥发油测定法(《中国药典》四部 2204)测定，所得油量按相对密度为 0.897 计算，即得。

本品每丸含牡荆油应为标示量的 85.0%~110.0%。规格为每丸含牡荆油 20 mg。

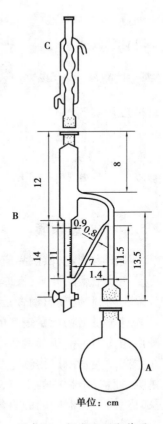

单位：cm

图 5.14　挥发油测定装置

## 任务 5.7　容量分析法

容量分析法即滴定分析法,主要分为酸碱滴定法、氧化还原滴定法、沉淀滴定法、配位滴定法。4 种方法在中药制剂检测中均有应用,但由于中药制剂的复杂性,本法仅用于测定其中总生物碱和矿物药的含量。

### 5.7.1　酸碱滴定法

酸碱滴定法适于测定含生物碱、有机酸等成分的中成药,多数生物碱在水中溶解度较小,测定时先将其用无水乙醇溶解,再精密加入准确过量的硫酸滴定液,使部分酸与生物碱反应,后用氢氧化钠滴定液中和剩余的酸。根据消耗的酸与碱的用量计算总生物碱的含量。如北豆根片、止喘灵注射液、颠茄片中总生物碱的测定。

应用实例:北豆根片中总生物碱的测定。

取本品 20 片,精密称定,研细,精密称取适量(约相当于总生物碱 80 mg)置具塞锥形瓶中,加乙酸乙酯 25 mL,振摇 30 min,滤过,用乙酸乙酯 10 mL 分 3 次洗涤容器和滤渣,洗液与滤液合并,置水浴上蒸干,残渣加无水乙醇 10 mL 使溶解,精密加硫酸滴定液(0.01 mol/L)25 mL 与甲基红指示剂 2 滴,用氢氧化钠滴定液(0.02 mol/L)滴定,即得。每 1 mL 硫酸滴定液(0.01 mol/L)相当于 6.248 mg 蝙蝠葛碱($C_{38}H_{44}N_2O_6$)。

本品含总生物碱以蝙蝠葛碱($C_{38}H_{44}N_2O_6$)计,应为标示量的 90.0%~110%。

### 5.7.2　氧化还原滴定法

氧化还原滴定法适于测定含铁、雄黄的中药制剂。雄黄(主要成分为 $As_2S_2$)的含量测定多采用直接碘量法,一般先用硫酸分解,使转变成亚砷酸,中和至 pH 为 8,以淀粉作指示剂,用碘滴定液滴定至溶液显紫色。

应用实例:克痢痧胶囊中雄黄的测定。

取装量差异项下的本品内容物,研细,取约 2.8 g,精密称定,置 250 mL 凯氏烧瓶中,加硫酸钾 2 g,加硫酸铵 3 g 与硫酸 12 mL,置电热套中加热至溶液呈乳白色,放冷,用水 50 mL 分 4 次转移至 250 mL 锥形瓶中,加热微沸 5 min,放冷,加酚酞指示液 2 滴,用氢氧化钠溶液(40→100)中和至溶液显微红色,放冷,用 0.25 mol/L 硫酸溶液中和至褪色,加碳酸氢钠 5 g,摇匀后,用碘滴定液(0.05 mol/L)滴定,至近终点时,加淀粉指示液 2 mL,滴定至溶液显紫色。每 1 mL 碘滴定液(0.05 mol/L)相当于 5.348 mg 的二硫化二砷($As_2S_2$)。

本品每粒含雄黄以二硫化二砷($As_2S_2$)计,应为 6.3~10.8 mg。

### 5.7.3 沉淀滴定法

沉淀滴定法适用于测定含朱砂、红粉中药制剂,朱砂的主要成分是硫化汞,测定时先加硫酸与硝酸钾,在加热回流下分解消化有机物,使硫化汞游离,并能溶于水中,加入高锰酸钾氧化除尽溶液中的硝酸盐,过剩的高锰酸钾再用硫酸亚铁还原。如冰硼散、万氏牛黄清心丸、小儿金丹片、保赤散、益元散、琥珀抱龙丸、暑症片中朱砂的含量测定。

应用实例:冰硼散中朱砂的含量测定。

含量测定。取本品约 3 g,精密称定,置锥形瓶中,加硫酸 10 mL 与硝酸钾 1.5 g,加热使朱砂溶解,放冷,加水 50 mL,并加 1% 高锰酸钾溶液至显粉红色,再滴加 2% 硫酸亚铁溶液至红色消失后,加硫酸铁铵指示液 2 mL,用硫氰酸铵滴定液(0.1 mol/L)。每 1 mL 硫氰酸铵滴定液(0.1 mol/L)相当于 11.63 mg 的硫化汞(HgS)。

本品每 1 g 含朱砂以硫化汞(HgS)计,应为 40~60 mg。

### 5.7.4 配位滴定法

配位滴定法(EDTA)适合测定含 $Zn^{2+}$、$Ca^{2+}$、$Mg^{2+}$ 等矿物药的中药制剂,如马应龙麝香痔疮膏中煅炉甘石粉、化痔栓中次没食子酸铋的测定。炉甘石中主含 $ZnCO_3$,不溶于水,可溶于稀盐酸,因此络合滴定法测定时以三氯甲烷溶散,稀盐酸溶解,氨的缓冲液调 pH,用乙二胺四乙酸二钠滴定测得。

应用实例:马应龙麝香痔疮膏中煅炉甘石粉的测定。

取本品约 2 g,精密称定,置具塞锥形瓶中,加三氯甲烷 20 mL,振摇使溶散,移入分液漏斗中,用稀盐酸强力振摇提取 4 次,每次 10 mL,合并稀盐酸液,置 50 mL 量瓶中,加稀盐酸至刻度,摇匀。精密量取 10 mL,置锥形瓶中,加入浓氨试液与氨-氯化铵缓冲液(pH10.0)各 10 mL,摇匀,加磷酸氢二钠试液 10 mL,振摇,滤过,锥形瓶与残渣用氨-氯化铵缓冲液(pH10.0)-水(1:4)的混合溶液洗涤 3 次,每次 10 mL,合并洗液与滤液,加 30% 三乙醇胺溶液 15 mL 与铬黑T 指示剂少量,用乙二胺四乙酸二钠滴定液(0.05 mol/L)滴至溶液由紫红色变为纯蓝色,即得。每 1 mL 乙二胺四乙酸二钠液(0.05 mol/L)相当于氧化锌(ZnO)4.069 mg。本品每 1 g 含煅炉甘石粉以氧化锌(ZnO)计,不得少于 60.0 mg。

**课 堂 活 动**

请大家叙述滴定度的概念及其含义,写出容量分析法测定含量的计算公式。试写出北豆根片中总生物碱含量的计算公式。

# 任务 5.8　分析方法的效能指标选定原则及验证

中药质量标准分析方法验证的目的是证明采用的方法是否适合于相应检测要求。在建立中药质量标准时,分析方法需经验证;在处方、工艺等变更或改变原分析方法时,也需对分析方法进行验证。方法验证过程和结果均应记载在药品质量标准起草说明或修订说明中。

需验证的分析项目有:鉴别试验、限量检查和含量测定,以及其他需控制部分(如残留物、添加剂等)的测定。中药制剂溶出度、释放度等检查中,其溶出量等检测方法也应作必要验证。

验证内容有:准确度、精密度(包括重复性、中间精密度和重现性)、专属性、检测限、定量限、线性、范围和耐用性。应视具体方法拟订验证的内容。表 5.5 列出的分析项目和相应的验证内容可供参考。

## 5.8.1　准确度

准确度是指用该方法测定的结果与真实值或参考值接近的程度,一般用回收率(%)表示。准确度应在规定的范围内测试。用于定量测定的分析方法均需做准确度验证。

### 1)测定方法的准确度

可用已知纯度的对照品做加样回收测定,即于已知被测成分含量的供试品中再精密加入一定量的已知纯度的被测成分对照品,依法测定。用实测值与供试品中含有量之差,除以加入对照品量计算回收率。

在加样回收试验中须注意对照品的加入量与供试品中被测成分含有量之和必须在标准曲线线性范围之内;加入的对照品的量要适当,过小则引起较大的相对误差,过大则干扰成分相对减少,真实性差。

$$回收率 = \frac{测定值}{加入值} = \frac{C - A}{B} \times 100\%$$

式中　$A$——供试品溶液中被测成分量;

$\quad\quad B$——加入对照品量;

$\quad\quad C$——为实测值。

### 2)数据要求

在规定范围内,取同一浓度的供试品溶液,用 6 个测定结果进行评价,或设计 3 个不同浓度,每个浓度各分别制备 3 份进行测定,用 9 个测定结果进行评价,一般中间浓度加入量与所取供试品含量之比控制在 1:1 左右。应报告样品取样量、供试品溶液中含有量、对照品加入量、测定结果和回收率(%)计算值,以及回收率(%)的相对标准偏差($RSD\%$)或可信限。

### 5.8.2　精密度

精密度是指在规定的测试条件下,同一个均匀供试品,经多次取样测定所得结果之间的接近程度。精密度一般用偏差、标准偏差的相对标准偏差表示。

精密度包含重复性、中间精密度和重现性。用于定量测定的分析方法均应考察精密度。

**1)重复性**

在相同操作条件下,由同一个分析人员在较短的间隔时间内测定所得结果的精密度称为重复性,在规定范围内,取同一浓度的供试品,用 6 个测定结果进行评价,或设计 3 个不同浓度,每个浓度各分别制备 3 份进行测定,用 9 个测定结果进行评价。

**2)中间精密度**

在同一个实验室,不同时间由不同分析人员用不同设备测定结果之间的精密度称为中间精密度;为考察随机变动因素对精密度的影响,应进行中间精密度试验。变动因素为不同日期、不同分析人员、不同设备等。

**3)重现性**

在不同实验室,由不同分析人员测定结果之间的精密度,称为重现性,当分析方法将被法定标准采用时,应进行重现性试验。例如建立药典分析方法时,通过不同实验室的复核检验得出重现性结果。复核检测的目的、过程和重现性结果均应记载在起草说明中,应注意重现性试验用样品本身的质量均匀性和贮存运输中的环境影响因素,以免影响重现性测定结果。

**4)数据要求**

均应报告标准偏差、相对标准偏差或可信限。

### 5.8.3　专属性

专属性是指在其他成分可能存在的情况下,采用的方法能正确测定出被测成分的特性。鉴别试验、限量检查、含量测定等方法均应考察其专属性。

**1)鉴别试验**

应能与可能共存的物质或结构相似化合物区分。不含被测成分的供试品,以及结构相似或组分中的有关化合物,均不得干扰测定。显微鉴别、色谱及光谱鉴别等应附相应的代表性图像或图谱。

**2)含量测定和限量检查**

以不含被测成分的供试品(除去含待测成分药材和饮片或不含待测成分的模拟复方)试验说明方法的专属性。色谱法、光谱法等应附代表性图谱,并标明相关成分在图中的位置,色谱法中的分离度应符合要求。必要时可采用二极管阵列检测和质谱检测,进行峰纯度检查。

### 5.8.4　检测限

检测限是指供试品中被测成分能被检测出的最低量。确定检测限常用的方法如下所述。

**1）直观法**

用一系列已知浓度的供试品溶液进行分析，试验出能被可靠地检测出的最低浓度或量。可用于非仪器分析法，也可用于仪器分析法。

**2）信噪比法**

信噪比法是仅适用于能显示基线噪声的分析方法，即将已知低浓度供试品溶液测出的信号与空白样品测出的信号进行比较，计算出能被可靠地检测出的最低浓度或量。一般以信噪比为 3:1 或 2:1 时相应浓度或注入仪器的量确定检测限。

**3）数据要求**

应附测试图谱，说明测试过程和检测限结果。

### 5.8.5　定量限

定量限是指供试品溶液中被测成分能被定量测定的最低量，其测定结果应具有一定的准确度和精密度。用于杂质限量检查的定量分析方法应确定定量限。

常用信噪比法确定定量限。一般以信噪比为 10:1 时相应浓度或注入仪器的量进行确定。

### 5.8.6　线性

线性是指在设计的范围内，测试结果与供试品中被测物的浓度直接呈正比关系的程度。应在规定的范围内测定。可用一份贮备液经精密稀释，或分别精密称样，制备一系列供试品溶液进行测定，至少制备 5 个浓度的供试品。以测得的响应信号作为被测物浓度的函数作图，观察是否呈线性，再用最小二乘法进行线性回归。必要时，响应信号可经数学转换，再进行线性回归计算。

数据要求：应列出回归方程、相关系数和线性图。

### 5.8.7　范围

范围是指能达到一定精密度、准确度和线性，测试方法适用的高低限浓度或量的区间。

范围应根据分析方法的具体应用和线性、准确度、精密度结果及要求确定。对于有毒的、具特殊功效或药理作用的成分，其范围应大于被限定含量的区间。溶出度或释放度中的溶出量测定，范围应为限度的 ±20%。

### 5.8.8　耐用性

耐用性是指在测定条件有小的变动时，测定结果不受影响的承受程度，为使方法能为常规检验提供依据，开始研究分析方法时，就应考虑其耐用性。如果测试条件要求苛刻，则应在方法中写明。典型的变动因素有：被测溶液的稳定性，样品提取次数、时间等。液相色谱法中典型的变动因素有：流动相的组成比例或 pH 值，不同厂牌或不同批号的同类型色谱柱，柱温，流速及检测波长等。气相色谱法变动因素有：不同厂牌或批号的色谱柱、固定相，不同类型的担体、柱温、进样品和检测器温度等。薄层色谱的变动因素有:不同厂牌的薄层板,点样方式及薄层展开时温度及相对湿度的变化等。

经试验,应说明小的变动能否通过设计的系统适用性试验,以确保方法有效。

中药制剂的检验包括鉴别、检查、含量测定及制剂溶出度检查,这些检验项目须验证的效能指标内容见表5.5。

表 5.5　检验项目和验证内容

| 项目<br>内容 | 鉴别 | 限量检查 | | 含量测定<br>及溶出量测定 |
|---|---|---|---|---|
| | | 定量 | 限度 | |
| 准确度 | − | + | − | + |
| 重复性 | − | + | − | + |
| 中间精密度 | − | +① | − | +① |
| 重现性② | + | + | + | + |
| 专属性③ | + | + | + | + |
| 检测限 | − | − | + | − |
| 定量限 | − | + | − | − |
| 线性 | − | + | − | + |
| 范围 | − | + | − | + |
| 耐用性 | + | + | + | + |

注:①已有重现性验证,不需验证中间精密度。
　　②重现性只有在该分析方法将被法定标准采用时做。
　　③如一种方法不够专属,可用其他分析方法予以补充。

表5.5中列举了在不同类型的分析方法验证中被认为是最重要的项目,"−"表示通常不需要验证的项目,"+"表示通常需要验证的项目,如遇特殊情况,仍应根据具体分析对象和情况而定。

# 实训 5.1　六味地黄丸中牡丹皮的含量测定

**1.实训目的**

(1)掌握高效液相色谱仪的使用方法与操作步骤。

(2)掌握外标法定量分析的原理和操作要点。

(3)能正确计算六味地黄丸中丹皮酚的含量。

**2.实训原理**

六味地黄丸中牡丹皮主要化学成分为丹皮酚,丹皮酚为白色或微黄色有光泽的针状结晶,无色针状结晶(乙醇),气味特殊,易溶于乙醇和甲醇中,能随水蒸气挥发,且在紫外光区有强烈吸收。药典用反相高效液相色谱法测定丹皮酚的含量,以此控制六味地黄丸中牡丹皮的质量。

**3.鉴别依据**

(1)六味地黄丸药品标准(《中国药典》一部正文部分704页)

【处方】　熟地黄 160 g、酒萸肉 80 g、牡丹皮 60 g、山药 80 g、茯苓 60 g、泽泻 60 g。

【含量测定】　色谱条件与系统适用性试验,以十八烷基硅烷键合硅胶为填充剂;以甲醇-水(70∶30)为流动相;检测波长为 274 nm。理论板数按丹皮酚峰计算应不低于 3 500。

①对照品溶液的制备。取丹皮酚对照品适量,精密称定,加甲醇制成每 1 mL 含 20 μg 的溶液,即得。

②供试品溶液的制备。取本品水蜜丸或小蜜丸,切碎,取约 0.3 g,精密称定;或取重量差异项下的大蜜丸,剪碎,取约 0.4 g,精密称定,置具塞锥形瓶中,精密加入 50%甲醇 50 mL,密塞,称定质量,超声处理(功率 250 W,频率 33 kHz)45 min,放冷,再称定质量,用 50%甲醇补足减失的质量,摇匀,滤过,取续滤液,即得。

③测定法。分别精密吸取对照品溶液 10 μL 与供试品溶液 20 μL,注入液相色谱仪,测定,即得。

本品含牡丹皮以丹皮酚($C_9H_{10}O_3$)计,水蜜丸每 1 g 不得少于 0.90 mg;小蜜丸每 1 g 不得少于 0.70 mg;大蜜丸每丸不得少于 6.3 mg。

(2)高效液相色谱法(《中国药典》四部 0512)

**4.实训仪器和试剂**

(1)仪器:高效液相色谱仪、分析天平(精度 0.000 1 g、0.000 01 g)、微量注射器、超声波提取器、具塞锥形瓶、量瓶、移液管等。

(2)试剂:甲醇,丹皮酚对照品,六味地黄丸(大蜜丸)市售品。

**5.实训方法与步骤**

(1)对照品溶液制备

用分析天平(精度 0.000 01 g)精密称定丹皮酚对照品 10 mg,称量范围为 0.009 50~0.010 50 g,置 50 mL 量瓶中,加甲醇至刻度,摇匀,用移液管精密量取 10 mL 置 100 mL 量瓶中,加甲醇稀释至刻度,摇匀,制成每 1 mL 含 20 μg 的溶液,即得。

(2)色谱条件与系统适用性试验

以十八烷基硅烷键合硅胶为填充剂;以甲醇-水(70∶30)为流动相;检测波长为 274 nm。用对照品溶液进样测得,理论板数按丹皮酚峰计算应不低于 3 500。分离度应大于 2,重复性、拖尾因子应符合有关规定。

(3)供试品溶液制备

取本品水蜜丸或小蜜丸,切碎,精密称取 0.3 g,称量范围为 0.270 0~0.330 0 g,或取重量差异项下的大蜜丸,剪碎,精密称取 0.4 g,称量范围为 0.360 0~0.440 0 g,置具塞锥形瓶中,移液管精密加入 50%甲醇 50 mL,密塞,称定质量,置超声波提取器中超声处理(功率 250 W,频率 33 kHz)45 min,放至室温,再称定质量,用 50%甲醇补足减失的质量,摇匀,滤纸滤过,取续滤液即得。

（4）测定

用微量进样器分别精密吸取对照品溶液 10 μL 与供试品溶液 20 μL，注入液相色谱仪，记录色谱图，比较对照品色谱峰与供试品色谱峰的保留时间，确定供试品中丹皮酚色谱峰位置。

（5）按下式计算供试品中被测成分的浓度（mg/mL）、含量（mg/丸）

$$C_{供} = \frac{A_{供}}{A_{对}} \times C_{对}$$

$$含量 = \frac{C_{供} \times 样品溶液体积 \times 平均丸重}{取样量} g/丸$$

**6.注意事项**

（1）甲醇必须为色谱纯，水则必须为去离子水，使用期限不得超过 2 d，逾期则要重新配制。

（2）对照品用称量天平精度必须在万分之一以下，以确保称量精度。

（3）流动相瓶口不准用密封带封死，以保证内外压力相等，不要随便更换流动相接口，A 瓶（棕色）固定为水，B 瓶（白色）固定为甲醇或乙腈；流动相的流速不要超过 3.0 mL/min。

（4）采用外标法定量时，必须精确控制进样量。

**7.实训结论**

将测定结果与药典标准相比较，若在规定的范围内则判定为符合规定。

**8.复习思考题**

（1）为什么选丹皮酚作为测定的指标性成分？

（2）外标法定量的操作要点是什么？ 如何消除进样误差？

（3）怎样保证分析结果的准确度？

# 实训 5.2 　 桂林西瓜霜中冰片的含量测定

**1.实训目的**

（1）掌握气相色谱仪的使用方法与操作步骤。

（2）掌握内标-校正因子定量分析方法的操作要点。

（3）能正确利用公式计算校正因子和冰片中龙脑的含量。

**2.实训原理**

冰片又名龙脑，为无色透明或白色半透明的片状松脆结晶，冰片具挥发性，易升华。在乙醇、乙醚中易溶。合成冰片含龙脑及异龙脑，《中国药典》一部中冰片的含量多采用气相色谱法测定，本法以环己酮为内标物，龙脑为对照品，用内标法测定其含量，以此控制药品质量的优劣。

**3.鉴别依据**

（1）桂林西瓜霜（《中国药典》2015 版一部正文部分 1333 页）

【处方】　西瓜霜、煅硼砂、黄柏、黄连、山豆根、射干、浙贝母、青黛、冰片、无患子果(炭)、大黄、黄芩、甘草、薄荷脑。

【含量测定】　色谱条件与系统适用性试验:改性聚乙二醇20M(PEG-20M)毛细管柱(柱长为30 m,内径为0.53 mm,膜厚度为1 μm);柱温为程序升温,初始温度为60 ℃,保持4 min,以2 ℃/min的速率升温至100 ℃,再以10 ℃/min的速率升温至140 ℃,保持4 min;分流进样。理论板数按环己酮峰计算应不低于5 000。

①校正因子测定:取环己酮适量,精密称定,加无水乙醇制成每1 mL含2 mg的溶液,作为内标溶液。另取龙脑对照品20 mg,精密称定,置10 mL量瓶中,用内标溶液溶解并稀释至刻度,摇匀,吸取1 μL注入气相色谱仪,计算校正因子,即得。

②测定:取本品约0.5 g,精密称定,置具塞锥形瓶中,精密加入内标溶液10 mL,密塞,称定质量,超声处理(功率500 W,频率40 kHz)20 min,放冷,再称定质量,用无水乙醇补足减失的质量,摇匀,离心,吸取上清液1 μL,注入气相色谱仪,测定,即得。

本品每1 g含冰片以龙脑($C_{10}H_{18}O$)计,不得少于30.0 mg。

(2)气相色谱法(《中国药典》四部0521)

**4.实训仪器和试剂**

(1)仪器:气相色谱仪、分析天平(精度0.000 1 g、0.000 01 g)、微量注射器、超声波提取器、具塞锥形瓶、量瓶、滤纸、分液漏斗、研钵等。

(2)试剂:无水乙醇,环己酮、龙脑对照品、桂林西瓜霜市售品。

**5.实训方法与步骤**

(1)对照品溶液制备

用分析天平(精度0.000 01g)精密称定环己酮对照品50 mg,称量范围为0.049 50~0.050 50 g,置25 mL量瓶中,加无水乙醇至刻度,作为内标溶液,同一天平精密称定龙脑对照品20 mg,称量范围为0.019 50~0.020 50 g,置10 mL量瓶中,用内标溶液溶解并稀释至刻度,摇匀,即得。

(2)色谱条件与系统适用性试验

按药典标准设置色谱条件,系统适用性试验用对照品溶液进样测得,理论板数按环己酮峰计算应不低于5000,环己酮峰与龙脑峰的分离度应大于2,重复性、拖尾因子应符合有关规定。

(3)校正因子测定

用微量注射器取1 μL对照品溶液,注入气相色谱仪,记录色谱峰。确定环己酮和龙脑的色谱峰,测量其峰面积。按下式计算校正因子($f$):

$$f = \frac{\dfrac{A_{内}}{C_{内}}}{\dfrac{A_{对}}{C_{对}}}$$

(4)供试品溶液的制备

取桂林西瓜霜10片,置研钵中研成细粉,用分析天平(精度0.000 1 g)精密称取0.5 g,称量范围为0.450 0~0.550 0 g,置具塞锥形瓶中,精密加入环己酮内标溶液10 mL,密塞,称定质量,超声处理(功率500 W,频率40 kHz)20 min,放冷,再称定质量,用无水乙醇补足减失的质量,摇匀,离心,取上清液即得。

（5）测定供试品

用微量进样器吸取供试品溶液 1 μL,注入气相色谱仪,记录色谱图,测定供试品中龙脑峰和环己酮峰的面积。

（6）计算浓度、含量

按下式计算供试品溶液中龙脑的浓度：

$$C_{供} = f \times \frac{A_{供} \times C'_{内}}{A'_{内}}$$

按下式计算桂林西瓜霜中冰片的含量：

$$含量 = \frac{C_{供} \times 供试品溶液体积}{取样量}$$

**6.注意事项**

（1）测定校正因子一般要求平行进样 3 次,以 3 次测定值的平均值计算校正因子。

（2）对照品用称量天平精度必须在万分之一以下,以确保称量精度。

（3）实验前,必须对气相色谱仪的气路系统进行检漏,如有漏气,及时处理。

（4）在开启仪器总电源之前,必须先通入载气,实验结束后,先关机,后关载气。

**7.实训结论**

将测定结果与药典标准比较,若高于限度值,则判定为符合规定。

**8.复习思考题**

（1）气相色谱法可以测定哪些成分？

（2）制备供试品溶液时采用超声波处理应注意什么问题？

（3）内标-校正因子定量的方法与原理是什么？

# 实训 5.3　清胃黄连丸中盐酸小檗碱的含量测定

**1.实训目的**

（1）掌握薄层扫描法的操作步骤。

（2）掌握外标两点法定量分析方法的基本原理。

（3）能正确利用公式计算黄连和黄柏中盐酸小檗碱的含量。

**2.实训原理**

黄连为清胃黄连丸中的君药,其主要成分是小檗碱,小檗碱属季铵型生物碱,可离子化而呈强碱性,其 pH 值为 11.50,能溶于水。小檗碱的盐酸盐在水中的溶解度较小,难溶于乙醇,易溶于甲醇。因此本法以盐酸-甲醇(1∶100)的混合溶液提取盐酸小檗碱。由于盐酸小檗碱在紫外光下显亮黄色荧光。故本法用薄层荧光扫描法对其进行定量分析。

**3.鉴别依据**

（1）清胃黄连丸(大蜜丸)(《中国药典》2015 版一部正文部分 1544 页)

【处方】　黄连 80 g、石膏 80 g、桔梗 80 g、甘草 40 g、知母 80 g、玄参 80 g、地黄 80 g、牡丹皮 80 g、天花粉 80 g、连翘 80 g、栀子 200 g、黄柏 200 g、黄芩 200 g、赤芍 80 g。

【含量测定】　供试品溶液制备:取重量差异项下的本品,剪碎(直径 2 mm 以下),取约 0.3 g,精密称定,置具塞锥形瓶中,精密加盐酸-甲醇(1:100)的混合溶液 25 mL,密塞,称定质量,浸渍 10 h 以上,超声处理(功率 250 W,频率 33 kHz)45 min,放冷,再称定质量,用甲醇补足减失的质量,摇匀,滤过,取续滤液作为供试品溶液。

①对照品溶液制备:取盐酸小檗碱对照品适量,精密称定,加盐酸-甲醇(1:100)的混合溶液制成每 1 mL 含 20 μg 的溶液。

②测定:精密吸取供试品 2~3 μL,对照品溶液 2 μL 与 4 μL ,分别交叉点于同一硅胶 G 薄层板上,以环己烷-乙酸乙酯-甲醇-异丙醇-浓氨试液(12:6:3:3:1)为展开剂,放入展开缸一侧的槽内,另槽加入等体积的浓氨试液,预平衡数分钟后,展开,取出,挥干溶剂后,照薄层色谱法(《中国药典》四部 0502)进行荧光扫描,激发波长:$\lambda = 334$ nm,测量供试品吸光度积分值与对照品吸光度积分值,计算,即得。

本品每丸含黄连、黄柏以盐酸小檗碱($C_{20}H_{18}NO_4 \cdot HCl$)计,不得少于 22.0 mg。

【规格】　每丸重 9 g。

(2)薄层扫描法(《中国药典》四部 0502)

**4.实训仪器和试剂**

(1)仪器

分析天平(精度 0.000 1 g、0.000 01 g)、具塞锥形瓶、超声波提取器、薄层扫描仪、硅胶 G 薄层板、定量点样器等。

(2)试剂

盐酸、乙酸乙酯、环己烷、异丙醇、甲醇、浓氨试液等、盐酸小檗碱对照品、清胃黄连丸(大蜜丸)市售品。

**5.实训方法与步骤**

(1)对照品溶液制备

用分析天平(精度 0.000 01 g)精密称定盐酸小檗碱对照品 4 mg,置 10 mL 量瓶中,加盐酸-甲醇(1:100)的混合溶液至刻度,精密量取 5 mL,置 100 mL 量瓶中,加盐酸-甲醇(1:100)的混合溶液稀释至刻度,摇匀,即得。

(2)供试品溶液的制备

取重量差异项下大蜜丸 9 g,剪碎,置研钵中研成细粉,用分析天平(精度 0.000 1 g)精密称取 0.3 g,置具塞锥形瓶中,精密加盐酸-甲醇(1:100)的混合溶液 25 mL,密塞,称定质量,浸渍提取 10 h 以上,超声处理 45 min,放至室温,再称定质量,用甲醇补足减失的质量,摇匀,滤过,取续滤液作为供试品溶液。

(3)测定

用微升毛细管精密吸取供试品 2 μL 或 3 μL,对照品溶液 2 μL 与 4 μL,分别交叉点于同一硅胶 G 薄层板上,按规定点样形成 8 个原点,展开缸一侧的槽内放入展开剂环己烷-乙酸乙酯-甲醇-异丙醇-浓氨试液(12:6:3:3:1),另槽加入等体积的浓氨试液,预平衡 30 min 后,放入薄层板,展开,取出挥干溶剂后,在薄层板上覆盖同样大小的玻璃板,周围用胶布固定,比较对照品与供试品斑点颜色和位置,确定供试品中盐酸小檗碱的斑点位置,照薄层色谱法(四部0502)分别对两种斑点进行荧光扫描,波长:$\lambda = 334$ nm,测量供试品吸光度积分值与对照品吸光度积分值。

(4)计算浓度、含量

首先,按下式计算标准曲线的斜率和截距:

$$F_1 = \frac{m_大 - m_小}{A_大 - A_小}$$

$$F_2 = \frac{m_小 A_大 - m_大 A_小}{A_大 - A_小}$$

按下式计算供试品中盐酸小檗碱的质量:

$$m_供 = F_1 A_供 + F_2$$

按下式求出供试品中盐酸小檗碱的含量:

$$含量 = \frac{m_供 \times 供试品溶液体积 \times 平均丸重}{取样量}$$

**6.注意事项**

(1)供试品溶液和对照品溶液均应平行制备两份。

(2)扫描时应沿展开方向自下而上进行扫描,不能横向扫描。

**7.实训结论**

对比测定结果与药典标准,若处于含量限度之内,则判定为符合规定。

**8.复习思考题**

(1)为什么要用盐酸-甲醇(1:100)提取盐酸小檗碱?

(2)外标二点法的点样要求是什么?

(3)外标二点法定量的基本原理是什么?

# 实训 5.4　风湿骨痛胶囊中乌头碱的含量测定

**1.实训目的**

(1)掌握紫外-可见分光光度法的基本原理。

(2)掌握用标准曲线法进行定量分析的操作要点和步骤。

(3)能正确计算乌头总生物碱的含量。

**2.实训原理**

风湿骨痛胶囊中的川乌、草乌中均含有乌头碱,乌头碱为二萜类酯型生物碱,易溶于三氯甲烷、无水乙醇,难溶于水。药典采用酸性染料比色法,测定风湿骨痛胶囊中制川乌、制草乌中乌头碱的含量,从而全面准确地控制其毒性。

**3.鉴别依据**

(1)风湿骨痛胶囊(《中国药典》2015 版一部正文部分 687 页)

【处方】 制川乌、制草乌、红花、甘草、木瓜、乌梅、麻黄。

【含量测定】 对照品溶液的制备。取乌头碱对照品 10 mg,精密称定,加三氯甲烷制成每 1 mL 中含乌头碱 0.1 mg 溶液摇匀,即得。

①标准曲线的制备。精密量取对照品溶液 1 mL、2 mL、3 mL、4 mL、5 mL,分别置分液漏斗中,依次精密加入三氯甲烷至 20 mL,再精密加入醋酸盐缓冲液(pH 3.0)(取无水醋酸钠 0.15 g,用水溶解,加冰醋酸 5.6 mL,用水稀释至 500 mL,摇匀,并在 pH 计上校正)10 mL 和 0.1%溴甲酚绿溶液(取溴甲酚绿 0.2 g,加 0.05 mol/L 氢氧化钠溶液 3.2 mL 使溶解,用水稀释至 200 mL,摇匀)2 mL,强力振摇 5 min,静置 20 min,分取三氯甲烷层,用干燥滤纸滤过,以相应试剂为空白,滤液照紫外-可见分光光度法(《中国药典》四部 0401),分别在 412 nm 波长处测定吸收度,以吸收度为纵坐标,浓度为横坐标,绘制标准曲线。

②测定法。取装量差异项下的本品内容物,混匀,研细,取 1 g,精密称定,置具塞锥形瓶中,精密加入乙醚-三氯甲烷-无水乙醇(16:8:1)的混合溶液 25 mL 和氨试液 1.5 mL,摇匀,称定质量,置快速混匀器上振荡 3 次,每次 2 min,放置过夜,再称定质量,用上述混合溶液补足减失的质量,再置快速混匀器上振荡 2 min,静置,倾取上清液,精密量取 5 mL,置分液漏斗中,加乙醚 5 mL,用 0.05 mol/L 硫酸溶液振摇提取 4 次,每次 10 mL,分取硫酸提取液,滤过,合并滤液,置另一分液漏斗中,加浓氨试液 4 mL,摇匀,用三氯甲烷振摇提取 4 次,每次 10 mL,分取三氯甲烷液,滤过,合并滤液,回收溶剂至干,滤渣于 105 ℃加热 1 h,放冷,用三氯甲烷分次溶解,转移至 25 mL 量瓶中,加三氯甲烷至刻度,摇匀。精密量取 20 mL,置分液漏斗中,照标准曲线制备项下的方法,自"精密加入醋酸盐缓冲液 10 mL"起,依法测定吸收度,从标准曲线上读出供试品溶液中含乌头碱的量(μg),计算,即得。

本品每粒含乌头总生物碱以乌头碱($C_{34}H_{47}NO_{11}$)计,应为 0.25~0.80 mg。

【规格】 每粒装 0.3 g。

(2)紫外-可见分光光度法(《中国药典》四部 0401)

**4.实训仪器和试剂**

(1)仪器

分析天平(精度 0.000 1 g、0.000 01 g)、具塞锥形瓶、紫外-可见分光光度计、分液漏斗等。

(2)试剂

三氯甲烷、醋酸钠、冰醋酸、乙醚、硫酸、浓氨、溴甲酚绿、无水乙醇、氢氧化钠等,乌头碱对照品、风湿骨痛胶囊供试品。

**5.实训方法与步骤**

(1)对照品溶液制备

用分析天平(精度 0.000 1 g)精密称定经 105 ℃干燥至恒重的乌头碱对照品 10 mg,称量范围为 0.009 5~0.010 5 g,在 100 mL 量瓶中,加三氯甲烷溶解至刻度,摇匀,即得。

(2)标准曲线的制备

用移液管精密量取对照品溶液 1.0 mL、2.0 mL、3.0 mL、4.0 mL、5.0 mL,分别置分液漏斗中,依次精密加入三氯甲烷至 20 mL,再精密加入醋酸盐缓冲液(pH3.0)10 mL 和 0.1%溴甲酚绿溶液 2 mL,强力振摇 5 min,静置 20 min,分取三氯甲烷层,用干燥滤纸滤过,以相应试剂为空白,滤液照紫外-可见分光光度法(《中国药典》四部 0401),分别在 412 nm 波长处测定吸收度,以吸收度为纵坐标,浓度为横坐标,绘制标准曲线,并计算回归方程 $A = a + bC$ 和相关系数 $r$。

(3)供试品溶液的制备

取装量差异项下 10 粒胶囊内容物,研钵研细,用分析天平(精度 0.000 1 g)精密称取 1 g,称量范围为 0.600 0~1.400 0 g,置具塞锥形瓶中,精密加入乙醚-三氯甲烷-无水乙醇(16∶8∶1)的混合溶液 25 mL 和氨试液 1.5 mL,摇匀,称重,置快速混匀器上振荡 3 次,每次 2 min,放置过夜,再称定质量,用上述混合溶液补足减失的质量,再置快速混匀器上振荡 2 min,静置,取上清液,精密量取 5.0 mL,置分液漏斗中,加乙醚 5 mL,用 0.05 mol/L 硫酸溶液振摇提取 4 次,每次 10 mL,分层取硫酸提取液,用滤纸滤过,合并滤液,置另一分液漏斗中,加浓氨试液 4 mL,摇匀,用三氯甲烷振摇提取 4 次,每次 10 mL,分取三氯甲烷液,滤过,合并滤液,减压蒸馏回收溶剂至干,滤渣于 105 ℃加热 1 h,放至室温,用三氯甲烷分次溶解,转移至 25 mL 量瓶中,加三氯甲烷至刻度,摇匀。精密量取 20 mL,置分液漏斗中。精密加入醋酸盐缓冲液(pH3.0)10 mL 和 0.1%溴甲酚绿溶液 2 mL,强力振摇 5 min,静置 20 min,分取三氯甲烷层,用干燥滤纸滤过,即得供试品溶液。

(4)测定

供试品溶液和空白对照液分别在 412 nm 波长处测定吸收度,记录数据。

(5)计算浓度、含量

按下式计算供试品溶液中总乌头碱的浓度和含量:

$$C_{供} = \frac{1}{b}A_{供} - \frac{a}{b}$$

$$含量 = \frac{C_{供}(\text{mg/mL}) \times 稀释倍数 \times 样品体积(\text{mL}) \times 平均装量(\text{g/粒})}{取样量(\text{g})}$$

### 6.注意事项

(1)有机相中混入水分会影响测定结果。因此有机提取液中须加入脱水剂(如无水硫酸钠)除去微量的水分。

(2)两相溶液萃取时,应充分振摇和放置,待溶液完全分层后才可分液,以提高萃取效率。

(3)酸性染料比色法测定时,应严格控制水相的 pH。

### 7.实训结论

比较测定结果与药典标准,若不低于限度值,则判定符合规定。

### 8.复习思考题

(1)紫外-可见分光光度计由哪些部分组成,如何操作?

(2)乌头总生物碱有何特点,供试品前处理操作的原理是什么?

(3)A-C 标准曲线如何制备?

**仪器分析法含量测定实训报告**

班级_____　　姓名_____　　学号_____　　实训时间_____　　成绩_____

1.实训目的

2.实训原理

3.定量依据

4.实训仪器和试剂

5.实训方法与步骤

6.实训记录

实验的色谱图(对照品溶液和供试品溶液)分别为:

7.实训结论

填写检验报告单。

**检验报告单**

| 检品名称 | | 生产企业 | |
|---|---|---|---|
| 检品规格 | | 产品批号 | |
| 送检单位 | | | |
| 检验项目 | | | |
| 检验方法 | | | |
| 检验结果与结论 | | | |
| 检验人:　　　　　复核人: | | 检验单位:(盖章)<br>检验时间: | |

## 仪器分析法含量测定实训考核

| 项 目 | 技能测试标准 | 分值 | 得分 | 备 注 |
|---|---|---|---|---|
| 着装 | 穿着干净实验服 | 2 | | |
| 准备 | 1.阅读各品种项下的含量测定方法 | 2 | | |
| | 2.确定其测定原理、方法 | 2 | | |
| | 3.熟悉测定步骤及细节 | 2 | | |
| | 4.选用精度为 0.000 01 的分析天平 | 2 | | |
| | 5.选用分析纯或色谱纯试剂 | 2 | | |
| | 6.准备所需样品、对照品及其他试药 | 2 | | |
| | 7.正确称量定量 | 2 | | |
| | 8.准备所需玻璃仪器和设备 | 2 | | |
| | 9.配制所需试液 | 2 | | |
| | 10.检查分析仪器是否处于完好状态 | 2 | | |
| 对照品溶液的制备 | 1.规范精密称取所需对照品 | 2 | | |
| | 2.按各品种项下规定配制、定容 | 2 | | |
| | 3.进样前如需过滤,正确选用 0.45 $\mu$m 滤膜 | 2 | | |
| | 4.如用内标物,按规定进行配制、定容 | 2 | | |
| | 5.平行制备两份对照品溶液 | 2 | | |
| 供试品溶液的制备 | 1.正确取样、研细、混匀、称量,平行两份 | 2 | | |
| | 2.按各品种项下规定方法进行提取处理 | 2 | | |
| | 3.规范进行稀释定容等操作 | 2 | | |
| | 4.如需用滤膜过滤,正确选用 0.45 $\mu$m 滤膜 | 2 | | |
| 含量测定 | 1.按开机程序正确开启仪器、平衡预热 | 3 | | |
| | 2.规范进行仪器校正、操作 | 2 | | |
| | 3.色谱法要进行系统适用性试验,应符合要求 | 5 | | |
| | 4.对照品溶液的进样、测定 | 5 | | |
| | 5.供试品溶液正确进样、测定 | 5 | | |
| | 6.正确进行清洗,规范关机 | 5 | | |

| 项　目 | 技能测试标准 | 分值 | 得分 | 备　注 |
|---|---|---|---|---|
| 记录结果<br>分析 | 1.正确进行原始记录 | 5 | | |
| | 2.色谱法要分析色谱图,确定被测成分色谱峰 | 5 | | |
| | 3.采集数据,正确分析结果、计算 | 5 | | |
| | 4.根据药品标准判定含量是否符合规定 | 5 | | |
| 清场 | 清理操作台面,使之洁净 | 5 | | |
| 实训报告 | 撰写工整,问题回答正确,试验结论准确 | 10 | | |
| 总　分 | | | | |
| 结果总结 | | | | |

## • 项目小结 •

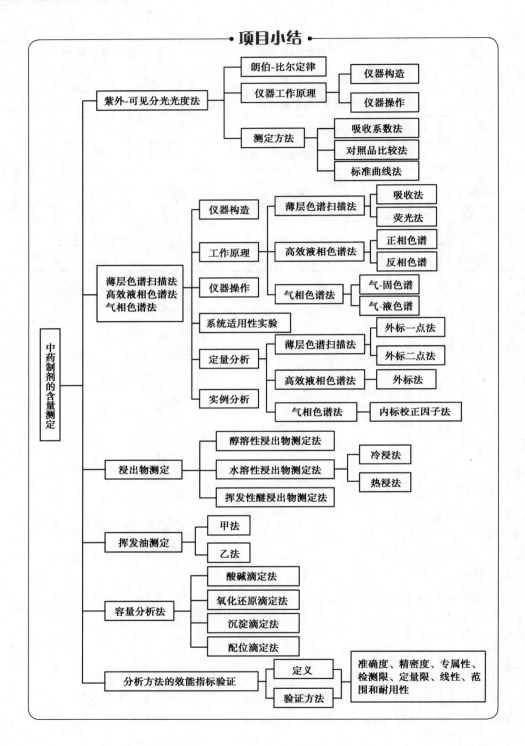

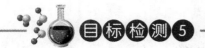目标检测5

# 一、选择题

（一）A 型题（在每题的备选答案中，只有一个最佳答案）

1.薄层扫描法测定时，对斑点的扫描应（　　）进行。

　　A.沿薄层展开方向　　　B.逆薄层展开方向　　　C.横向扫描　　　D.任何方向均可

2.中药制剂分析中下列哪些成分的含量最适合采用 HPLC 法测定？（　　）。

　　A.冰片　　　　　　　　　　　　　　B.炽灼残渣

　　C.总生物碱　　　　　　　　　　　　D.黄芩苷、葛根素等单体成分

3.在测定条件有小的变动时，测定结果不受影响的承受程度的效能指标是指（　　）。

　　A.准确度　　　　　　　B.精密度　　　　　　C.耐用性　　　　D.选择性

4.薄层扫描法定量分析中，点样时供试品溶液与对照品溶液应（　　），以减少薄层板厚薄不均带来的影响。

　　A.与薄层板边缘离开一定距离　　　　B.点在同一薄层板上

　　C.交叉点样　　　　　　　　　　　　D.距薄层板底边 1 cm 左右

5.对中药制剂含量测定方法作方法学考察时，回收率应为（　　）。

　　A.99.8% ~ 100.2%　　　B.98% ~ 102%　　　C.95% ~ 105%　　　D.90% ~ 110%

6.对下列含量测定方法的有关效能指标描述正确的是（　　）。

　　A.精密度是测定结果与真实值接近的程度

　　B.准确度是经多次取样测定同一均匀样品，各测定值彼此接近的程度

　　C.中药制剂含量测定方法的准确度一般以回收率表示，而精密度一般以标准偏差或相对标准偏差表示

　　D.线性范围是指测试方法能达到一定线性的高、低浓度区间

7.对分析方法的重复性考察的因素是（　　）。

　　A.不同实验室和不同分析人员　　　　B.不同仪器和不同批号的试剂

　　C.不同分析环境　　　　　　　　　　D.不同测定日期

8.中药制剂分析中，采用 HPLC 法进行指标成分定量测定时最常用的色谱柱是（　　）。

　　A.十八烷基硅烷键合硅胶（ODS）　　　B.氰基柱

　　C.氨基柱　　　　　　　　　　　　　D.硅胶 G

9.回收率试验是在已知被测物含量（$A$）的试样中加入一定量（$B$）的被测物对照品进行测定，得总量（$C$），则（　　）。

　　A.回收率（%）= （$C-B$）/$A$×100%　　　B.回收率（%）= （$C-A$）/$B$×100%

　　C.回收率（%）= $B$/（$C-A$）×100%　　　D.回收率（%）= $A$/（$C-B$）×100%

10.醇溶性浸出物的测定采用（　　）作为提取溶剂。

　　A.甲醇　　　　　　　　B.乙醇　　　　　　　C.正丁醇　　　D.甲醇、乙醇或正丁醇

（二）X 型题（每题的备选答案中有 2 个或 2 个以上正确答案，少选或多选均不得分）

1.紫外-可见分光光度法用于中药制剂的含量测定方法有（　　）。

　　A.外标法　　　　　　B.吸收系数法　　　　　C.标准曲线法　　　D.对照品比较法

2.高效液相色谱法可以测定中药制剂中( )成分的含量。

    A.大黄素　　　　　　　B.盐酸小檗碱　　　　　C. 冰片　　　　　D.黄芩苷

3.气相色谱法可以测定中药制剂中( )成分的含量。

    A.冰片　　　　　　　　　　　　　　　　B.乙醇

    C.遇热易分解　　　　　　　　　　　　　D.黄芩苷、水苏碱等单体

4.影响薄层色谱扫描法含量测定结果的因素有( )。

    A.薄层板的质量　　　　　B.点样量　　　　　C.展开效果　　　　D.显色

## 二、填空题

1.高效液相色谱法测定中药制剂中组分的含量具有_____、_____、_____、_____、_____等特点。

2.薄层色谱扫描法的定量分析方法有_____、_____。

3.应用高效液相色谱法进行中药制剂分析时,定性依据是_____;定量依据是_____。

4.高效液相色谱仪的基本结构有_____、_____、_____、_____、_____。

5.比色法测定中药制剂中黄酮类化合物常用的方法是_____,常用的对照品是_____。

## 三、计算题

1.牛黄上清丸中黄芩的含量测定方法如下:取样品 10 丸,剪碎,研细混匀,精密称定(1.002 g),精密加入稀乙醇 50 mL,称定质量,超声处理 30 min,置水浴上回流 3 h,放冷,称定质量,用稀乙醇补充减失的溶剂量,静置,取上清液,作为供试液,分别精密吸取黄芩苷对照液(60 μg/mL)和供试液各 5 μL,注入高效液相色谱仪,测定,即得,药典规定,每丸含黄芩以黄芩苷计算,不得少于 15 mg,试计算黄芩苷的含量(已知 $A_{供}=4\,728\,936$,$A_{对}=3\,884\,164$,平均丸重 5.894 g)。

2.气相色谱法测定川贝枇杷糖浆中薄荷脑的含量具体方法及数据如下,试计算其含量,并判断其是否符合规定。

校正因子测定。精密称定环己酮 75.15 mg,置 5 mL 量瓶中,加无水乙醇适量溶解并稀释至刻度,作为内标溶液。另精密称取薄荷脑对照品 73.26 mg,置 5 mL 量瓶中,加环己烷溶解并稀释至刻度,摇匀。精密量取 1 mL,置 20 mL 量瓶中,精密加入内标溶液 1 mL,加环己烷至刻度,摇匀。吸取 1 μL,注入气相色谱仪,计算校正因子。

测定法。精密量取本品 50 mL,加水 250 mL,照挥发油测定法(附录 XD)试验,自测定器上端加水使充满刻度部分并溢流入烧瓶为止,加环己烷 3 mL,连接回流冷凝管,加热保持微沸 4 h,放冷,将测定器中的液体移至分液漏斗中,冷凝管及挥发油测定管内壁用少量环己烷洗涤,并入分液漏斗中,分取环己烷液,水液再用环己烷提取 2 次,每次 3 mL,用铺有无水硫酸钠 0.5 g 的漏斗滤过,合并环己烷液,置 20 mL 量瓶中,精密加入内标溶液 1 mL,加环己烷至刻度,摇匀,即得。吸取 1 μL,注入气相色谱仪,测定,即得。本品每 1 mL 含薄荷脑($C_{10}H_{20}O$)应不少于 0.20 mg。

实验数据:$m_{内}$ 为 75.15 mg、$m_{对}$ 为 73.26 mg;对照品中内标物峰面积 851 302.0、对照品薄荷脑峰面积 798 023.5、供试品中内标物峰面积 841 603.2、供试品薄荷脑峰面积 814 180.5。

3.复方黄连素片小檗碱含量测定的方法学考察中加样回收率数据见下表。

| 实验号 | 取样相当小檗碱含量/mg | 添加小檗碱的量/mg | 测出小檗碱的总量/mg | 回收率/% | 平均回收率/%以及 RSD |
|---|---|---|---|---|---|
| 1 | 0.688 2 | 0.625 5 | 1.326 0 | | |
| 2 | 0.675 2 | 0.625 5 | 1.305 0 | | |
| 3 | 0.664 9 | 0.625 5 | 1.275 0 | | |
| 4 | 0.668 2 | 0.625 5 | 1.277 4 | | |
| 5 | 0.665 0 | 0.625 5 | 1.277 7 | | |
| 6 | 0.667 7 | 0.625 5 | 1.294 5 | | |

试计算回收率,并判断是否符合要求?

# 项目6 中药制剂中各类化学成分的分析

📖【项目描述】

　　中药成分复杂,既含有多种有效成分,又有无效成分,也包含有毒成分。提取其主要有效成分并进一步加以分离、纯化,得到有效单体是中药研究领域中的一项重要内容。为数众多的中药剂型,各有不同的制备方法和存在形式,因此应根据剂型的特点、被测成分的理化性质、存在状态以及各成分之间相互产生干扰的程度等进行综合考虑。

📖【知识目标】

➤掌握生物碱、黄酮、三萜皂苷、醌类类成分的特点及分析方法。

➤了解其他类成分(挥发性成分、木脂素、环烯醚萜类)的特点及分析方法。

📖【技能目标】

➤应用光谱法、色谱法分析中药制剂中的主要成分。

## 任务 6.1　生物碱成分分析

　　生物碱是生物界除生物体必需的含氮化合物(如氨基酸、蛋白质和 B 族维生素等)之外的所有含氮有机化合物,因其结构中氮原子上的未共用电子对而大多具有碱性。不少中药含有生物碱类成分,如麻黄(麻黄碱)、黄连(小檗碱)、黄柏(小檗碱)、乌头(乌头碱)、延胡索(延胡索乙素)、粉防己(粉防己碱)、颠茄(莨菪碱、东莨菪碱)等。在植物体内,生物碱往往和植物酸性成分结合成盐的状态存在。

　　生物碱类成分一般为固体,多数无色,味苦而辛辣,游离状态下几乎不溶或难溶于水,能溶于氯仿、乙醚、乙醇、丙酮、苯等有机溶剂,成盐后水溶性增大,但也有不少例外,如麻黄碱(Ephedrine)可溶于水,也能溶于有机溶剂;烟碱、麦角新碱(Ergometrine)等在水中也有较大的溶解度。

　　中药制剂中有含有生物碱类成分的中药,常选择生物碱作为制剂定性或定量的依据。

### 6.1.1　含生物碱成分中药制剂的定性鉴别

生物碱可与多种制剂发生化学反应,其中常用定性鉴别的反应有生物碱沉淀反应、显色反应、色谱鉴别等。应该指出的是中药制剂包含一味或多味中药材,其成分复杂,各成分之间相互干扰,因此在进行定性鉴别时,首先要制备供试品溶液,经提取分离生物碱类成分后进行。

**1) 沉淀反应**

大多数生物碱在酸性水溶液中可与某些试剂生成不溶于水的复盐或分子复合物,这些试剂称为生物碱沉淀试剂。

生物碱的沉淀试剂根据其组成有碘化物复盐(碘-碘化钾,碘化铋钾,碘化汞钾),重金属盐(磷钼酸、磷钨酸、硅钨酸),大分子酸(苦味酸、苦酮酸),其他类(雷氏铵盐试剂)。

生物碱的沉淀反应可以检查中药制剂中生物碱的存在,当某些沉淀试剂与生物碱生成的沉淀组成恒定时,还可用于中药制剂中生物碱成分的含量测定。但需注意的是中药水浸出液中尚有蛋白质、多肽和鞣质等成分,也可与生物碱沉淀试剂生成沉淀,产生假阳性从而导致错误结论。因此,用此反应进行中药制剂中生物碱成分的分析时,要用适宜的方法先行处理样品供试液,排除干扰。

如马钱子散中生物碱成分的鉴别。取马钱子散 1 g,加浓氨试液数滴及氯仿 10 mL,浸泡数小时,滤过,取滤液 1 mL 蒸干,残渣加稀盐酸 1 mL 使溶解,加碘化铋钾试液 1~2 滴,即生成黄棕色沉淀。

**2) 显色反应**

生物碱在一定 pH 条件下可与一些酸性染料(多为磺酸肽类)生成有色络合物,可被氯仿等有机溶剂定量提出。这些呈色反应多用于检识和区别纯品生物碱,而较少用于中药制剂。但有时也利用一些专门检出某些生物碱的特殊反应,帮助判断生物碱的种类和结构类型。如结构中具有酯键的酯碱如乌头碱等,可与异羟肟酸铁试剂反应产生紫红色,这些特点可用于中药制剂中生物碱成分的分析。

**3) 色谱鉴别**

(1) 薄层色谱法

首先用适当的溶剂提取生物碱,提取液经浓缩后直接或经过必要的净化后,点在薄层板上,层析后喷洒生物碱显色剂,再根据生物碱的特性,选择特异的颜色反应或荧光,并应用纯品对照,或标准药材对照,同时需作阴性对照后确定。如用硅胶为吸附剂时,一般应用碱性系统展开剂较多,或使生物碱的薄层分离在碱性环境下进行。

(2) 纸色谱法

多为薄层色谱所代替,利用缓冲纸色谱来快速鉴别乌头中双酯类生物碱和醇胺类生物碱有其独到之处。

(3) 高效液相色谱法

在恒定的高效液相色谱条件下,各种生物碱都具有一定的保留时间,可作为定性鉴别的参数。一般要求取得两个色谱系统的保留时间,或应用二极管阵列检测器作出鉴定。

（4）气相色谱法

适用于具挥发性且过热不分解的生物碱分离和鉴定，如麻黄碱、苦参碱、颠茄类生物碱的含量测定。目前在应用上有一定的局限性。

### 6.1.2　含生物碱成分中药制剂的定量分析

#### 1) 经典化学方法

（1）重量法

重量法多为测定中药制剂中总生物碱的含量。本法可用于混合总碱、未知结构或分子量相差较大的生物碱的含量测定。缺点是挥发性生物碱不宜用此法，在蒸发提取溶剂或加热、干燥时能分解破坏以及加碱使生物碱游离时可发生水解的生物碱也不可用此法。本法取样量大，得到的残渣在称量的准确度内方可应用。应用本法要求定量的将生物碱提取完全，并尽可能除去杂质，需注意选择合适的提取溶剂。

（2）容量法

①酸碱滴定法。

a.游离生物碱不溶于水，可先将生物碱溶于过量标准酸溶液中，再用标准碱溶液回滴。

b.游离生物碱能溶于水或水-乙醇溶液中的可直接滴定。

c.生物碱盐在水或乙醇介质中，用强碱溶液滴定。一般使其溶于90%乙醇溶液中，可用标准碱乙醇液滴定，用酚酞作指示剂。

②两相滴定法。因边滴边使游离生物碱溶于有机溶剂中，不致影响终点的观察。更重要的是由于游离生物碱进入有机相，明显地增大了生物碱盐的电离常数 $pKa$。生物碱盐在两相中的水解为 $pKa(D) = pKa - \log(1 + PC)$，即与分配系数 $PC$ 有关。一般的测定方法是称取生物碱盐类溶于水中（加氯化钠少许），然后加一定量有机溶剂，用氢氧化钠标准溶液进行滴定，并不断搅拌振摇。常用的有机溶剂有氯仿、乙醚等，以氯仿用得较多，常用的指示剂如酚酞。

如滴定剂选用酸性染料作为生物碱的两相滴定，则称之为酸性染料滴定法。利用在一定的 pH 条件下，酸性染料能与生物碱结合而定量地被有机溶剂提出，当滴定到达终点时，由于稍过量的酸性染料，使水层产生颜色而指示终点。为了保证酸性染料与生物碱的结合，可在水层中加入缓冲溶液。

$$BH^+ + In^- \longrightarrow BHIn$$

在使用本方法测定生物碱含量时，应注意选择合适的 pH、合适的酸性染料和合适的有机溶剂。

酸性染料现以溴酚蓝、溴麝香草酚蓝及溴甲酚绿应用较多。有机溶剂应用最多的是氯仿，其次是苯和二氯乙烷。要求有机溶剂应对生物碱与酸性染料结合物有很好的溶解度。

③络合滴定法。重金属盐类如碘化铋钾、碘化汞钾和碘化镉钾等可使生物碱或其盐生成沉淀，将沉淀溶解，然后用络合滴定剂直接滴定原来沉淀中的重金属；或者滤出沉淀，滴定滤液中剩余的过量的重金属而求得生物碱含量。本测定方法手续烦琐，目前仅用于原料药材的生物碱含量测定，在中药制剂中应用较少。

④沉淀容量法。利用多数生物碱与硅钨酸、雷氏盐、四苯硼钠等试剂,生成沉淀,组成一定,直接或间接测定其含量。例如生物碱或其盐类与一定量四苯硼钠溶液作用,过量的四苯硼钠用阳离子表面活性剂如氯化十六烷基吡啶或氯化烃基二甲基苄基铵溶液回滴过量的四苯硼钠,以溴酚蓝为指示剂,终点时多一滴以上季铵盐溶液与溴酚蓝生成鲜蓝色络合物以指示终点,此方法也多用于原料药材的生物碱含量测定。

**2)光谱法**

(1)雷氏盐比色法

生物碱与雷氏盐生成沉淀后,将沉淀分离,溶于丙酮,于520~526 nm波长处比色测定吸收度,换算生物碱的含量。根据其吸收值 $A$ 按下式直接测得样品质量而不需绘制标准曲线。

$$W = \left(\frac{A}{\varepsilon}\right) \times M \times V$$

式中　$M$——生物碱雷氏盐沉淀的分子量;

　　　$W$——生物碱雷氏盐沉淀的质量,mg;

　　　$A$——吸收度;

　　　$\varepsilon$——克分子消光系数;

　　　$V$——丙酮毫升数。

本方法可不需要标准对照品,但需注意生物碱生成单盐或双盐,并要注意样品的净化。

(2)酸性染料比色法

在一定 pH 的介质中,生物碱 B 与氢离子 $H^+$ 结合成盐($BH^+$),与某些酸性染料的阴离子 $In^-$ 结合成有色化合物$[BH^+In^-]$,它能定量地被有机溶剂提取出来,此结合物碱化或酸化后,即定量放出染料可进行比色,或测定该有色的有机溶液。

应用本法的关键在于介质的 pH、酸性染料的种类和有机溶剂的选择。含有 1 个 N 原子的生物碱与酸性染料(溴酚蓝)生成分子 1:1 的结合物,与 2 个 N 原子的生物碱生成分子 1:2 的结合物(pH 应较低,为 3.0~5.8)。此外,应防止操作时混入水分。同时也须注意带入水相中过量染料影响测定的结果。

(3)苦味酸盐法

凡是在弱酸或中性溶液中能与苦味酸定量发生沉淀的生物碱,都可按本方法测定含量。

①滤取生物碱-苦味酸盐沉淀,加碱使生物碱-苦味酸盐解离,然后以有机溶剂提出生物碱,将苦味酸的碱性水溶液进行比色,再换成生物碱的含量。

②在 pH 为 7 的缓冲液中,使生物碱与苦味酸结合成盐,用氯仿提取此盐,然后再以 pH 为 11 的碱性缓冲液使氯仿中苦味酸盐解离,并将苦味酸提取到碱性水溶液中再进行比色。

③直接在 pH 为 4~5 的缓冲溶液中,用氯仿提取生物碱苦味酸盐,将氯仿提取液直接进行比色。

(4)其他

如色谱-光谱连用技术、导数光谱法等。

### 3）色谱法

**（1）高效液相色谱**

生物碱类成分进行高效液相色谱分析时，可采用正相、反相和离子对色谱，其中以反相高效液相色谱应用较多。

基本流程如下所述。

①样品供试液制备：样品根据生物碱通性提取、净化、定容制备供试液。

②标准液配制：先配成标准储备液，再配制成系列标准液。

③系统适应性：色谱柱、流动相、流速、检测器、测试波长。

④选择定量方式，并相应进样、检测、计算含量。

**（2）薄层色谱法**

薄层色谱技术在生物碱类成分分离和测定，需结合生物碱的通性选择合适的提取溶剂制成供试品溶液，需要采用化学方法或结合生物碱的特性进行提取和纯化。在薄层直接扫描定量时，需首先作一工作曲线，其次需要找出线性范围。采用薄层直接扫描定量还需要随行对照品进行，同时要考察稳定性，同板、异板效应和精密度等。

**（3）气相色谱法**

气相色谱法适用于有挥发性的，遇热不分解的生物碱类。游离碱或盐都只能得到一个游离碱的色谱峰，但生物碱盐在急速加热器中产生的酸对色谱柱和检测器不利，所以一般多经提取后进柱。例如麻黄碱、苦参碱和颠茄类生物碱。

## 6.1.3　应用实例

含小檗碱的中药制剂分析。

小檗碱是中药黄连与黄柏等主要的有效成分，也是中药制剂中较常见的生物碱，其结构如图 6.1 所示。

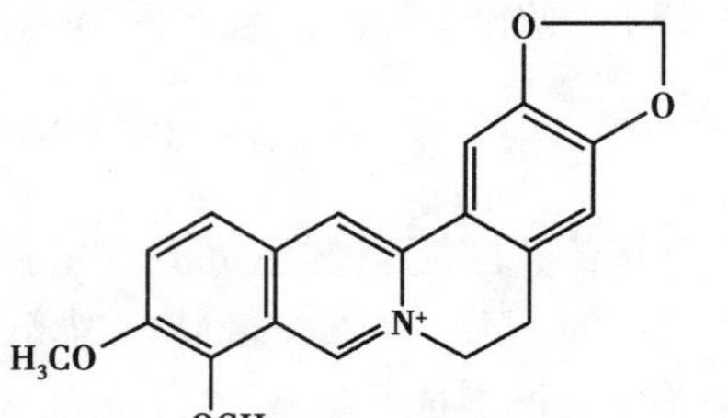

图 6.1　小檗碱结构图

小檗碱自水或稀乙醇中析出黄色针状结晶，含 5.5 个分子结晶水，$mp$145 ℃，100 ℃ 干燥后仍保留 2.5 个分子结晶水，加热至 110 ℃ 呈黄棕色，160 ℃ 分解。盐酸小檗碱呈黄色结晶，带 2 分子结晶水，220 ℃ 左右分解转为棕红色，继续加热至 285 ℃ 左右完全溶解。具有紫外吸收，在 331～353 nm 波长处均有较强吸收。在小檗碱盐酸盐水溶液中，加入氢氧化钠使其呈强碱性，然后滴加丙酮数滴，即生成丙酮小檗碱，为黄色结晶性物，有一定熔点，可作为鉴别用。如在其酸性水溶液中加漂白粉（或通入氯气），溶液即变樱红色。小檗碱就具生物碱通性，遇生物碱沉淀试剂生成沉淀。

含有小檗碱的中药制剂有万氏牛黄清心丸、安宫牛黄丸、香连丸、左金丸等。左金丸主要有黄连、吴茱萸组成。其定性定量分析如下所述。

**1) 定性鉴别**

①取本品,置显微镜下观察:纤维束鲜黄色,壁稍厚,纹孔明显(黄连)。非腺毛2~6细胞,胞腔内有的充满红棕色物;腺毛头部多细胞,椭圆形,含棕黄色至棕红色物,柄2~5细胞(吴茱萸)。

②取本品1 g,研细,加乙醇10 mL,超声处理20 min,放冷,滤过,滤液作为供试品溶液。另取黄连对照药材0.6 g,同法制成对照药材溶液。再取盐酸小檗碱对照品,加乙醇制成每1 mL含0.5 mg的溶液,作为对照品溶液。照薄层色谱法(2015年版《中国药典》四部0502)试验,吸取上述3种溶液各1 μL,分别点于同一硅胶G薄层板上,以苯-异丙醇-乙酸乙酯-甲醇-浓氨试液(12∶3∶6∶3∶1)为展开剂,置氨蒸气预饱和的展开缸内,展开,取出,晾干,置紫外光灯(365 nm)下检视。供试品色谱中,在与对照药材色谱和对照品色谱相应的位置上,显相同颜色的荧光斑点。黄连图谱如图6.2所示。

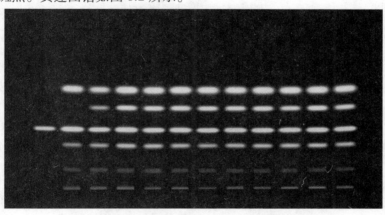

图6.2　黄连图谱(《中国药典中药彩色图谱集》)

③取吴茱萸对照药材0.2 g,加乙醇10 mL,超声处理20 min,滤过,滤液作为对照药材溶液。另取吴茱萸次碱对照品,加乙醇制成每1 mL含0.2 mg的溶液,作为对照品溶液。照薄层色谱法(2015年版《中国药典》四部0502)试验,吸取[鉴别]②项下的供试品溶液5 μL、上述对照药材溶液和对照品溶液各1 μL,分别点于同一硅胶G薄层板上,以环己烷-乙酸乙酯-甲醇(19∶5∶1)为展开剂,展开,取出,晾干,喷以10%硫酸乙醇溶液,在105 ℃加热5 min,置紫外光灯(365 nm)下检视。供试品色谱中,在与对照药材色谱和对照品色谱相应的位置上,显相同颜色的荧光斑点。

**2) 定量鉴别**

应用高效液相色谱法测定其含量(2015年版《中国药典》四部0512)。

①色谱条件与系统适用性试验。以十八烷基硅烷键合硅胶为填充剂;以乙腈-0.05 mol/L磷酸二氢钾溶液(磷酸调pH值至3.0)(25∶5)为流动相;检测波长为350 mL。理论板数按盐酸小檗碱峰计算应不低于3 000。

②对照品溶液的制备。取盐酸小檗碱对照品适量,精密称定,加盐酸-甲醇(1∶100)混合溶液制成每1 mL含50 μg的溶液,即得。

③供试品溶液的制备。取本品粉末约 0.1 g,精密称定,置具塞锥形瓶中,精密加入盐酸-甲醇(1∶100)混合溶液 100 mL,称定质量,冷浸 1 h 后加热回流 1 h,放冷,再称定质量,用盐酸-甲醇(1∶100)混合溶液补足减失的质量,摇匀,滤过,取续滤液,即得。

④测定法。分别精密吸取对照品溶液与供试品溶液各 10 μL,注入液相色谱仪,测定,即得。

本品每 1 g 含黄连以盐酸小檗碱($C_{20}H_{17}NO_4 \cdot HCl$)计,不得少于 31 mg。

# 任务 6.2　黄酮类成分分析

黄酮类化合物(flavonoids)是指两个芳香环并成 $C_6$—$C_3$—$C_6$ 形式连接的一系列化合物,广泛存在于自然界中。多具有颜色,在植物体内大部分与糖结合成苷,一部分以游离形式存在。黄酮在藻类、菌类中很少发现,苔藓植物中大都含有,蕨类植物比较普遍存在,裸子植物中也含有但类型较少,黄酮类化合物最集中的是被子植物,类型最全,结构最复杂,含量也高。含有黄酮类化合物的常用中药有黄芩、葛根、陈皮、银杏叶、山楂、菊花、淫羊藿、射干等。由这些中药参与配伍的中药制剂也较多见。

## 6.2.1　含黄酮类成分的定性鉴别

(1)化学显色反应

①还原反应。盐酸-镁粉反应是检识中药黄酮类成分、中药制剂中黄酮化合物最常用的方法之一。显色反应的机理是黄酮类成分经还原反应后生成花色苷元及其二聚物。

定性鉴别的操作如下:将中药制剂用适当方法提取分离。组分较少的制剂可用有机溶剂提取,常用的溶剂有甲醇、乙醇或乙酸乙酯;取样品液 5~10 mL,加入数滴盐酸,然后加入少许镁粉,如果有黄酮、黄酮醇或其二氢化合物存在,数分钟后则可产生橙色或红色。必要时,需作空白试验。

②与金属盐类试剂的络合反应。黄酮类成分能与金属离子产生络合作用,产生荧光或颜色加深等。如 $Al^{3+}$,$Zr^{4+}$ 等。黄酮类成分需具备 5-羟基(a)、3-羟基(b)或邻二酚羟基(c),(a)、(b)都是羟基与 4 位羰基共同与金属离子形成络合物。

三氯化铝、硝酸铝和二氯氧锆的醇溶液常作为黄酮类成分的重要定性试剂及薄层与纸层析的显色剂。

(2)纸色谱法

黄酮类成分纸色谱的溶剂系统可归纳为酸性溶剂与中性溶剂系统两个方面。

①酸性溶剂系统。是多种不同比例量的混合酸性溶剂,对绝大多数黄酮成分的分离,均能取得适当的 $R_f$ 值,尤以正丁醇-乙酸-水(4∶1∶5)应用最为普遍。此外,适当浓度的稀释乙酸如乙酸-水(6∶4)也能得到较满意的分离。

②中性溶剂系统。是用水和有机溶剂组成的。

（3）薄层色谱法

黄酮类成分的薄层定性，一般采用吸附薄层，常用的吸附剂有硅胶与聚酰胺，也有用纤维素、硅酸镁、氧化镁。展开后的显色反应可采用在紫外光下观察荧光和喷显色剂相配合的方法。

①硅胶薄层色谱。用硅胶分离黄酮成分遵循正相色谱层析规律，化合物极性越强，所需溶剂的极性越大。

常用的溶剂系统有：甲苯-甲酸乙酯-甲酸（5∶4∶1），苯-甲醇（95∶5），分离黄酮苷元；苯-甲醇-乙酸（35∶5∶5），分离黄酮苷；氯仿-甲醇（8∶2），分离黄酮苷元及苷；苯-乙酸乙酯（7.5∶2.5）或苯-丙酮（9∶1），分离黄酮苷元衍生物如甲醚或乙酸酯中性成分；甲苯-甲酸乙酯-甲酸（5∶4∶1），分离双黄酮成分。溶剂系统中各组分的配比可根据薄层色谱的需要加以调整。

②聚酰胺薄层色谱。聚酰胺薄层色谱用于分离含游离酚羟基的黄酮苷与苷元较好。

③纤维素薄层色谱。纤维素薄层色谱可用于分离黄酮苷类较好，原理与纸色谱相同，色谱流动相可套用纸色谱所有的流动相。

## 6.2.2　黄酮类成分定量分析

（1）比色法

最常用的是与铝盐反应，试剂为三氯化铝和硝酸铝。测定总黄酮时常用芦丁作对照品。

实例：降压丸中芦丁的测定——铝盐络合比色法。

①标准曲线制备。精密吸取芦丁液分别置于 25 mL 量瓶中，分别加入 5% 亚硝酸钠 1.0 mL，混匀，放置 6 min，加入 10% 硝酸铝 1.0 mL，混匀，放置 6 min，加入 4% 氢氧化钠溶液 10.0 mL，用水稀释至刻度，混匀，放置 15 min，在 500 nm 处分别测定吸收度。以吸收度为纵坐标，对照品溶液浓度为横坐标绘制标准曲线。

②供试品测定。将丸剂粉碎，精密称取相当于 1.0 g 槐米的细粉，置于索氏提取器中，加入 60 mL 乙醚，回流至无色，放冷，除去乙醚，再加甲醇 60 mL 回流提取至无色，放冷。将甲醇提取液转移至 100 mL 量瓶中，定容。精密吸取 10 mL，置于另一 100 mL 量瓶中，加水稀释至刻度，混匀。精密吸取 3.0 mL 于 25 mL 量瓶中，再按标准曲线项下"加 5% 亚硝酸钠 1.0 mL…"操作，测定吸收度，再从标准曲线中查出相当于芦丁对照品溶液的浓度，计算，即得。

（2）紫外分光光度法

黄酮类由于具有 2-苯基色原酮的基本结构，具有特定的紫外吸收峰，常有两个较强的吸收带，Ⅰ 带在 330~380 nm 范围内，系由 B 环桂皮酰基引起的，Ⅱ 带为 240~280 nm 范围内，系由 A 环上的苯甲酰基引起的。中药制剂的成分复杂，一般需经过适当的提取分离（如正丁醇、乙酸乙酯萃取，聚酰胺柱、C18 柱分离）后，才能进行定量分析。

（3）薄层色谱扫描法

薄层色谱法测定中药制剂中单体黄酮类成分的关键是分离。样品经有机溶剂或水提取后，可用硅胶、纤维素或聚酰胺进行层析，以达到分离的目的。层析后可 TLC-比色法测定；也可以用薄层扫描仪直接测定。

（4）高效液相色谱法

黄酮类成分的 RP-HPLC：大多用 C18 键合相，流动相常用甲醇-水-乙酸（或磷酸缓冲液）

及乙腈-水。

黄酮类成分的 NP-HPLC：无羟基的黄酮类化合物或乙酰化黄酮类化合物，固定相为硅胶，流动相可套用薄层色谱条件，但极性要相对小一点；乙酰化黄酮、有一个羟基的黄酮类成分，采用—CN 键合相色谱，流动相为乙烷-氯仿；含有 2 个以上羟基的黄酮类成分可选用—NH2 键合相，流动相可选用二氧六环-二氯甲烷（1：9）。

（5）应用实例

含葛根中药制剂的分析。

葛根为豆科植物野葛 *Pueraria lobata*（Willd.）Ohwi 的干燥根。具解肌退热、生津、透疹、升阳止泻之功效。含有多种黄酮类化合物，如大豆苷元、大豆苷、葛根素、7-木糖苷葛根素等。

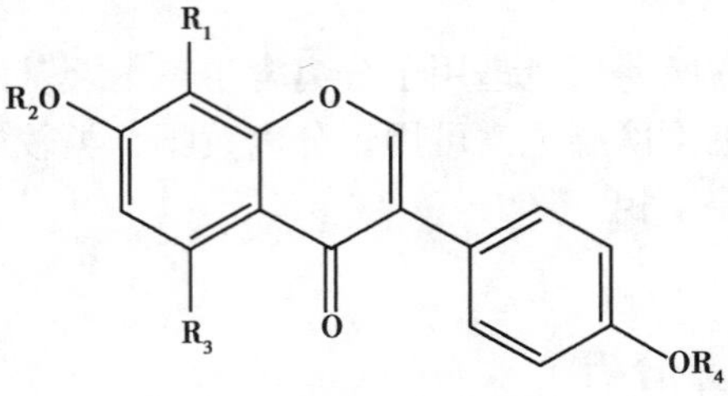

| | R₁ | R₂ | R₃ | R₄ |
|---|---|---|---|---|
| 葛根素 | H | H | Gc | H |
| 大豆苷元 | H | H | H | H |
| 大豆苷 | H | Gc | H | H |

图 6.3　葛根中主要有效成分的结构图

含葛根的中药制剂测定时，被测定黄酮类成分有总黄酮、葛根素、大豆苷元及其他种类的苷，测定方法包括比色法、薄层色谱法、高效液相色谱法等。

愈风宁心片。组成，葛根 1 000 g。

（1）定性鉴别

取本品 2 片，除去包衣，研细，加乙酸乙酯 20 mL，超声处理 20 min，滤过，滤液蒸干，残渣加甲醇 1 mL 使溶解，作为供试品溶液。另取葛根素对照品，加甲醇制成每 1 mL 含 1 mg 的溶液，作为对照品溶液。照薄层色谱法（2015 年版《中国药典》四部 0502）试验，吸取上述两种溶液各 2 μL，分别点于同一硅胶 G 薄层板上，以三氯甲烷-甲醇-水（7：2.5：0.25）为展开剂，展开，取出，晾干，置紫外光灯（365 nm）下检视。供试品色谱中，在与对照品色谱相应的位置上，显相同颜色的荧光斑点。

（2）含量测定

照高效液相色谱法（2015 年版《中国药典》四部 0512）测定。

①色谱条件与系统适应性实验。以十八烷基硅烷键合硅胶为填充剂；以甲醇-水（25：75）为流动相；检测波长为 250 nm。理论板数按葛根素峰计算应不低于 2 000。

②对照品溶液的制备。取葛根素对照品适量，精密称定，加 30%乙醇制成每 1 mL 含 80 μg 的溶液，即得。

③供试品溶液的制备。取本品 10 片，除去包衣，精密称定，研细，取 50 mg，精密称定，置具塞锥形瓶中，精密加入 30%乙醇 50 mL，密塞，称定质量，超声处理（功率 250 W，频率 33 kHz）20 min，放冷，再称定质量，用 30%乙醇补足减失的质量，摇匀，滤过，取续滤液，即得。

④测定法。分别精密吸取对照品溶液与供试品溶液各 10 μL,注入液相色谱仪,测定,即得。本品每片含葛根以葛根素($C_{21}H_{20}O_9$)计,不得少于 13.0 mg。

# 任务 6.3　三萜皂苷类成分分析

皂苷是一类比较复杂的苷类化合物,大多可溶于水,振摇后可生成胶体溶液,并有持久性似肥皂溶液的泡沫,故有皂苷之称;且具有溶血和与胆固醇形成复合物等特征。按照皂苷元结构,可分为甾体皂苷和三萜皂苷。

三萜皂苷在植物界有广泛的分布,其中在双子叶植物中分布较为普遍。含三萜皂苷植物较多的科有五加科、伞形科、夹竹桃科、菊科、葫芦科、豆科等,单子叶植中含三萜皂苷较少,仅有禾本科少数属含有;裸子植物及低等植物中也较少。含三萜皂苷的植物药有人参、三七、甘草、地榆、刺五加、款冬花、柴胡、远志等。

## 6.3.1　三萜皂苷类成分的定性分析

含三萜皂苷类成分中药制剂进行定性鉴别,较常用的方法有泡沫反应、化学显色反应和薄层色谱法。其中薄层色谱法应用广泛,鉴别准确率较高。

### 1) 泡沫反应

泡沫反应为经典方法。多用于检验含有皂苷的原料药。鉴别时取中药材粉末约 1 g,加水 10 mL,煮沸 10 min 后过滤,将滤液于试管内强烈振摇,如产生持久性泡沫(15 min 以上)即为阳性反应。所产生的泡沫多少与 pH 有关,取 2 支试管,一管加入 0.1 mol/L 盐酸液 5 mL,另一管加入 0.1 mol/L 氢氧化钠液 5 mL,再各加入中药水溶液,使酸管的 pH 为 1,碱管 pH 为 13,强烈振摇,如两管所形成的泡沫高度相同,则中药中含三萜皂苷,如碱管泡沫较酸管泡沫高数倍,则中药中含甾体皂苷。

若中药制剂中含有三萜皂苷类成分,如含量较高,也可使用此法,但需要考虑适当的提取方法和其他成分的干扰,并做空白对照,如通关散中含有猪牙皂。定性鉴别时取散剂约 0.5 g,加水适量煮沸,滤过。取滤液放冷,振摇,产生持久性泡沫。

### 2) 显色反应

多用于检验含有皂苷的原料药;由于中药制剂的处方一般较大,干扰组分多,故试剂应用此法鉴定的实例较少,仅在组成药物较少的中药制剂中使用。

①醋酐-浓硫酸反应。取含皂苷样品置试管中,加醋酐 1 mL 溶解后,沿试管壁加入少量浓硫酸,在两液层中间出现色环,甾体皂苷生成蓝色或蓝黑色,而三萜皂苷则出现红、粉红或紫色。

②三氯醋酸反应。取皂苷溶液滴在滤纸条上,滴三氯醋酸试剂,加热到 60 ℃,若斑点生成红色渐变为紫色,则样品为甾体皂苷;若需加热到 100 ℃ 才出现以上颜色变化,则样品为三萜皂苷。

③氯仿-浓硫酸反应。样品溶解于氯仿,沿管壁滴加浓硫酸后,在氯仿层呈现红或蓝色,并

有绿色荧光出现。

④冰醋酸-乙酰氯反应。样品溶于冰醋酸中,加入乙酰氯数滴及氯化锌结晶数粒,稍加热,则呈现淡红色或紫红色。

⑤五氯化锑反应。样品加五氯化锑的氯仿液呈紫蓝色。

### 3)薄层色谱

由于皂苷类成分大多无明显的紫外吸收,故经薄层色谱分离,然后选用适当的显色剂显色反应,是皂苷各组分定性鉴别中常用的方法。

三萜皂苷类成分进行薄层分离时,采用吸附剂常用的是硅胶或氧化铝以及特殊需要的硅藻土。常用的溶剂系统有:氯仿-甲醇-水(13:7:2,下层)、正丁醇-乙酸乙酯-水(4:1:5)等。皂苷元的极性较小,常用的溶剂系统有环己烷-乙酸乙酯(1:1)、苯-乙酸乙酯(1:1)、氯仿-乙酸乙酯(1:1)等。

薄层色谱后,三萜皂苷类化合物常用的显色剂如下所述。

①25%磷钼酸乙醇溶液:喷后置140 ℃加热5~10 min,皂苷元均呈深蓝色,灵敏度高(0.5 μg即能显色),不易褪色。

②三氯化锑的浓盐酸或氯仿溶液:喷后在90 ℃烤10 min,加热后不同的皂苷元在可见光或紫外光下显出不同种颜色,有助于鉴别皂苷元。

③硫酸-甲醇(1:1):喷后加热,显红褐色、紫色、黄色或黑色。

④氯磺酸-乙酸(1:2)溶液:喷后130 ℃加热5 min,各种皂苷元显不同颜色,在紫外光灯下也显不同荧光,比较灵敏,可检出$10^{-1}$~$10^{-3}$ μg,可用于鉴别和定量。

⑤碘蒸气:灵敏度为1~2 μg,碘的优点是易挥发,显色后挥去碘,斑点可作定量分析,常用于确定斑点位置。

实例:人参、三七、西洋参的薄层鉴别。

①供试液制备。取本品粉末1 g,加氯仿40 mL,置水浴回流1 h,弃氯仿液,药渣挥干,加水饱和正丁醇10 mL,超声处理30 min,取上清液,加氨试液3倍量,摇匀,放置分层,取上层正丁醇液蒸干,加甲醇溶解制成1 mL供试液。

②对照液制备。取人参皂苷Rb1,Rb2,Rc,Re,Rd,Rg1,Rf对照品和伪人参皂苷F11对照品,加甲醇制成每1 mL各含2 mg的混合溶液,作为对照品溶液。

③薄层板。硅胶60预制板(Merck)。

④点样。供试液与对照液分别点样1 uL。

⑤展开剂。氯仿-醋酸乙酯-甲醇-水(15:40:22:10)10 ℃以下放置后的下层溶液。

⑥展开方式。展开剂预平衡15 min;上行展开;展距:12~14 cm。

⑦显色。喷以10%硫酸乙醇溶液,105 ℃加热数分钟至斑点显色清晰,置紫外光灯(365 nm)下检视荧光色谱。

⑧色谱识别。a.人参皂苷Rf为人参含有,西洋参不含,可作为人参与西洋参的区别依据之一;b.西洋参含的人参皂苷F11,人参不含,可作为西洋参的鉴别特征;c.生晒参与红参之区别,在于Rg1以上的"微量皂苷",红参较生晒参明显;d.三七色谱较简单,最明显的是Rb1,Re,Rg1这3个主斑。需注意的是Re斑点与三七皂苷R1重叠。

### 6.3.2　皂苷类成分的定量分析

总皂苷的含量测定一般需用适当的溶剂提取,如甲醇(80%～95%)、乙醇等,提取后经分离(如水饱和的正丁醇萃取,大孔吸附树脂经处理后溶剂洗脱)得到总皂苷成分,再根据皂苷类化合物的各自特征来选择含量测定方法。最常用的方法是比色法。

皂苷元的含量测定时可按总皂苷的提取分离方法得到总皂苷,再加酸(如硫酸、盐酸)加热水解,得到皂苷元;也可将样品先行水解,再用有机溶剂从水解后的混合液中提取皂苷元。测定皂苷元含量的方法主要有比色法、薄层色谱法和高效液相色谱法。

单体皂苷的含量测定方法主要为薄层色谱法和高效液相色谱法。

#### 1) 比色法

常利用皂苷能与某些试剂反应后产生颜色,然后进行比色测定。常用的皂苷显色试剂如下所述。

浓硫酸:可以作为测定皂苷元的一种通用试剂,甾体皂苷元与浓硫酸反应常显黄色;高氯酸:用于测定有 $\Delta^5$ 的皂苷元;硫酸-醋酐、硫酸-冰醋酸:用于检测甾体皂苷;芳香醛-硫酸或芳香醛-高氯酸:常用的皂苷类显色剂;对-二甲氨基苯甲醛:主要用于检测三萜皂苷。

#### 2) 薄层色谱法

含有皂苷类成分的中药制剂测定时常用薄层色谱法。定量方法可用斑点面积法、薄层洗脱-比色法或薄层扫描法。如龟龄集中人参总皂苷的测定(薄层色谱-比色法);归脾丸中远志皂苷元的测定(薄层扫描法)。

薄层色谱-比色法的一般步骤:

①供试品的制备:包括样品的提取与预处理。

②对照品溶液的配制。

③薄层板的制备。

④点样。取适量的供试品溶液,用定量毛细管或半自动点样器在薄层板距底边 1～1.5 cm 处点样(斑点状或条带状),同时点上对照品的应用溶液作随行对照。对照品与供试品交叉点样。

⑤展开:包括预平衡与样品展开、展开方式,展开剂,展距。

⑥定位:日光下、紫外灯下观察或碘蒸气定位。

⑦斑点捕集。

⑧洗脱与定量:用合适的溶剂洗脱后加显色剂显色,或加显色剂显色后离心取上清液,以相同大小的固定相为空白同法操作,于合适波长处比色定量。

#### 3) 高效液相色谱法

具有较强紫外吸收的皂苷类成分,可用 HPLC 法分离测定并用紫外检测器(HPLC-UVD);无紫外吸收或紫外吸收较弱的皂苷类成分可用 HPLC 法分离测定并用蒸发光散射检测器(HPLC-ELSD)。

### 6.3.3　应用实例

含甘草中药制剂的分析。

甘草为豆科植物甘草 *Glycyrrhiza uralensis Fisch.*，胀果甘草 *Glycyrrhiza inflata Bat.* 或光果甘草 *Glycyrrhiza glabra* L. 的根及根茎。含三萜皂苷类化合物 20 余种，主要为甘草酸、甘草次酸、甘草甜素等。

中药制剂中甘草的定量分析，绝大多数是测定三萜皂苷类成分甘草酸及其皂苷元甘草次酸，由于甘草在中药制剂中使用频率较高，加上甘草酸和甘草次酸在紫外光区有吸收，故测定方法远多余其他皂苷。主要测定方法有薄层色谱法、高效液相色谱法、紫外分光光度法、亚甲蓝比色法等。

复方甘草片的分析。

组成：甘草浸膏粉（中粉）112.5 g、阿片粉或罂粟果提取物粉 4 g、樟脑 2 g、八角茴香油 2 g、苯甲酸钠（中粉）2 g、制成 1 000 片。

①定性鉴别。a.取本品 2 片，研细，加水约 7 mL 混匀，加 10% 无水碳酸钠水溶液至 pH 值约为 9，用三氯甲烷-异丙醇（3∶1）提取 2 次，每次 20 mL，合并提取液，用少量氨试液洗涤，再用少量水洗，然后浓缩蒸干，加甲醇 0.3 mL 使溶解，作为供试品溶液；另取吗啡对照品适量，加甲醇溶解，制成每 1 mL 中含 2 mg 的溶液，作为对照品溶液。照薄层色谱法（2015 年版药典四部 0502）试验，取上述两种溶液各 10 μL，分别点于同一硅胶 G 薄层板上，以乙酸乙酯-甲醇-浓氨溶液（35∶10∶5）为展开剂，展开，晾干，喷以碘化铋钾试液。供试品溶液应显与吗啡对照品溶液位置和颜色相同的斑点。

②在甘草酸含量测定项下记录的色谱图中，供试品溶液主峰的保留时间应与对照品溶液主峰的保留时间一致。

③定量测定。

吗啡：照高效液相色谱法（2015 年版药典四部 0512）测定。

①色谱条件与系统适用性试验。用辛烷基硅烷键合硅胶为填充剂；以 0.05 mol/L 磷酸二氢钾溶液-0.002 5 mol/L 庚烷磺酸钠水溶液-乙腈（5∶5∶2）为流动相；检测波长为 220 nm。理论板数按吗啡峰计算不低于 1 000。

②固相萃取柱系统适用性试验。用十八烷基硅烷键合硅胶为填充剂；以测定法中相同的处理条件和洗脱条件试验。精密量取浓度为每 1 mL 中含吗啡对照品 0.05 mg 的 5% 醋酸溶液 1 mL，置处理后的固相萃取柱上，同法洗脱，用 5 mL 量瓶收集洗脱液至刻度，摇匀，作为系统适用性试验溶液。精密量取系统适用性试验溶液与含量测定项下的对照品溶液各 10 μL 分别注入液相色谱仪，记录色谱图。按下列公式计算，系统适用性试验结果（$f_s$）应为 0.97~1.03。

$$系统适用性试验结果(f_s) = \frac{A_X/C_X}{A_R/C_R}$$

式中　$A_X$——系统适用性试验溶液吗啡峰面积；

$A_R$——对照品溶液吗啡峰面积；

$C_X$——系统适用性试验溶液浓度；

$C_R$——对照品溶液浓度。

③测定法。取固相萃取柱1支,依次用甲醇-水(3∶1)15 mL与水5 mL冲洗,再用pH值约为9的氨水溶液(取水适量,滴加氨试液至pH值为9)冲洗至流出液pH值约为9,待用。取本品30片,精密称定,研细,精密称取约10片量,置磨口锥形瓶中,精密加水90 mL,超声处理5 min,精密加稀盐酸(6→10)10 mL,摇匀,超声处理20 min使吗啡溶解,取出,放冷,滤过;精密量取续滤液1 mL,置上述固相柱上,滴加氨试液适量使柱内溶液的pH值约为9(上样前另取同体积的续滤液预先调试,以确定滴加氨试液的量),摇匀,待溶剂滴尽后,用水约20 mL冲洗,用含2%甲醇的5%醋酸溶液洗脱,用5 mL量瓶收集洗脱液至刻度,摇匀,精密量取20 μL注入液相色谱仪,记录色谱图;另取吗啡对照品,精密称定,用含2%甲醇的5%醋酸溶液溶解并定量稀释制成每1 mL中约含吗啡0.01 mg的溶液,同法测定。按外标法以峰面积计算,即得。

甘草酸:照高效液相色谱法(2015年版药典四部0512)测定。

①色谱条件与系统适用性试验。用十八烷基硅烷键合硅胶为填充剂,以0.025 mol/L磷酸二氢钾溶液-0.002 5 mol/L庚烷磺酸钠水溶液-乙腈(33∶33∶44)为流动相,检测波长为250 nm。理论板数按甘草酸峰计算不低于2 000,甘草酸与相邻色谱峰的分离度应符合要求。

②测定法。取本品20片,精密称定,研细,精密称取约1片量,置50 mL量瓶中,加甲醇-水(1∶1)适量,超声处理30 min,取出,放冷,用甲醇-水(1∶1)稀释至刻度,摇匀,滤过,精密量取续滤液10 μL注入液相色谱仪,记录色谱图;另取甘草酸铵对照品,精密称定,加甲醇-水(1∶1)溶解并定量稀释制成每1 mL中约含甘草酸铵0.15 mg的溶液,同法测定。按外标法以峰面积计算,计算甘草酸含量时应乘以换算系数0.979 7。

# 任务 6.4　醌类成分分析

中药中存在的蒽醌衍生物多为羟基蒽醌和它们的苷。常用的含蒽醌类化合物的中药,首推大黄,此外还有芦荟、决明子、茜草、虎杖、何首乌、番泻叶、萱草等。含有醌类成分的中成药制剂比较多见,以含大黄、何首乌、紫草、丹参的中药制剂为代表。

## 6.4.1　蒽醌类成分的定性分析

中药制剂中如含有蒽醌类成分,可用多种方法加以鉴别,较常用的方法有化学显色反应、薄层色谱法和分光光度法。对于具有升华性质的蒽醌类化合物也可采用升华后显色反应。

### 1)化学显色反应

①Bornträger反应:羟基蒽醌类化合物遇碱显红-紫红色。

表 6.1　羟基蒽醌类化合物的碱比色法

| 化合物 | 颜　色 | $\lambda_{max}^{EtOH/\,OH^-}$ | 化合物 | 颜　色 | $\lambda_{max}^{EtOH/\,OH^-}$ |
|---|---|---|---|---|---|
| 1-羟基- | 红 | 500 | 1,8-二羟基- | 红 | 513 |
| 2-羟基- | 橙红 | 478 | 1,2,3-三羟基- | 绿 | 668 |
| 1,2-二羟基- | 紫蓝 | 576 | 1,2,4-三羟基- | 紫红 | 544 |
| 1,3-二羟基- | 红 | 485 | 1,2,5-三羟基- | 紫堇 | 561 |
| 1,4-二羟基- | 紫堇 | 560 | 1,4,5,8-四羟基- | 蓝 | 630 |
| 1,5-二羟基- | 红 | 496 | | | |

②有 α-酚羟基或邻二酚羟基结构的蒽醌类化合物可与 $Mg^{2+}$ 形成橙红、紫红、橙黄、蓝紫等颜色的络合物,羟基的位置不同颜色不同。

**2)薄层色谱法**

薄层色谱法是鉴别含蒽醌类成分的中药制剂的最主要的定性方法。吸附剂多用硅胶,氧化铝吸附能力太大,现已很少使用。展开溶剂系统大多采用含有水或甲醇的混合溶剂,乙酸乙酯-甲醇-水(100∶16.5∶13.5 或相近的配比)是用途较为广泛的展开剂。显色方法主要有喷碱性试剂或醋酸镁甲醇液、氨气熏及在紫外灯下观察荧光,也可在可见光下直接观察色斑。

**3)升华法**

游离的蒽醌及其他醌类衍生物多具有升华性。中药制剂中如含有这类成分量较大,可采用升华法得到升华物,可见光下观察或加碱性试液显色定性。

## 6.4.2　蒽醌类成分的定量分析

**1)比色法**

**(1)加碱比色法**

①游离蒽醌的测定。称取中药制剂粉末适量,在索氏提取器中用氯仿回流提取至无色。氯仿提取液移入分液漏斗中,以 5%氢氧化钠-2%氢氧化铵混合碱液分次提取至无色,合并碱液,用少量氯仿洗涤,氯仿弃去,碱液调整至一定体积,若不澄清,可用垂熔漏斗过滤,滤液在沸水浴中加热 4 min,用冷水冷却至室温,30 min 后在 490 nm 处比色,以 1,8-二羟基蒽醌为对照品,计算含量。

②总蒽醌的测定。称取中药制剂粉末适量,先用盐酸或硫酸水解蒽醌苷。然后用非极性溶剂如氯仿提取苷元后同上法测定。

③结合蒽醌的测定。a.结合蒽醌为总蒽醌中去掉游离蒽醌;b.极性溶剂提取蒽醌苷,水解成苷元后,用 A 法测定。

**(2)醋酸镁比色法**

①游离蒽醌的测定。称取中药制剂粉末适量,在索氏提取器中用氯仿回流提取至无色。将氯仿提取液蒸干,残渣加 0.5%醋酸镁甲醇液溶解,并定容。在 498 nm 处比色,以 1,8-二羟

基蒽醌为对照品,计算含量。

②总蒽醌的测定。称取中药制剂粉末适量,先用盐酸或硫酸水解蒽醌苷。然后用非极性溶剂如氯仿提取苷元后同 A 法测定。

**2)薄层色谱法**

薄层色谱法主要用于分离测定单体蒽醌类化合物。薄层色谱条件和显色方法可参考定性分析部分,如当归龙荟丸中大黄素的测定。

**3)高效液相色谱法**

高效液相色谱法也主要用于分离单体蒽醌类化合物。如黄连上清丸中大黄游离蒽醌苷元的测定。

### 6.4.3　应用实例

复方丹参片中丹参酮ⅡA 含量测定——高效液相色谱法。

色谱条件与系统适用性试验:用十八烷基硅烷键合硅胶为填充剂;甲醇-水(73∶27)为流动相;检测波长为 270 nm。

对照品溶液的制备:精密称取丹参酮ⅡA 对照品 10 mg,置 50 mL 棕色量瓶中用甲醇溶解并稀释至刻度,摇匀,精密量取 5 mL,置 25 mL 棕色量瓶中,加甲醇至刻度,摇匀,即得(每 1 mL 中含丹参酮ⅡA 40 μg)。

供试品溶液的制备:取本品 10 片,糖衣片除去糖衣,精密称定,研细,取 1 g,精密称定,精密加入甲醇 25 mL,称定质量,超声处理 15 min,放冷,再称定质量,用甲醇补足减失的质量,摇匀,滤过,取续滤液,即得。

测定法:分别精密吸取对照品溶液与供试品溶液各 10 μL,注入液相色谱仪,测定,即得。

## 任务 6.5　其他常见成分分析

中药的品种繁多,所含的化学成分更是复杂多样。随着提取分离、定性、定量方法的不断进步,新的具有生理活性的有效成分被不断发现。而且,以往认为无效的成分,如蛋白质、多糖等也在不断地被重新认识,活性成分的种类不断壮大。除了上述介绍的 4 类化学成分外,其他类化学成分的研究也在广泛开展,如挥发油、木脂素、香豆素、氨基酸、蛋白质、鞣质、有机酸、多糖、色素等。限于篇幅,以下仅对几类进行介绍。

### 6.5.1　挥发性成分分析

挥发性成分是指中药中一类具有芳香气并易挥发的成分,其化学组成复杂,主要包括挥发油类成分和其他分子量较小、易挥发的化合物。挥发油为易流动的油状液体,具香味和挥发性,可随水蒸气蒸馏。按化学结构分类,可分为萜类化合物,脂肪族化合物及芳香族化合物等。

含挥发油的植物药及挥发油中的主要成分见表6.2。

表 6.2　含挥发油的中药名称及挥发油中主要成分

| 中药名称 | 挥发油中主要成分 | 中药名称 | 挥发油中主要成分 |
|---|---|---|---|
| 厚朴 | β-桉油醇、α-蒎烯、柠檬烯、醋酸龙脑酯 | 羌活 | α-蒎烯、β-蒎烯、柠檬烯、萜品烯醇-4 |
| 辛夷 | 柠檬烯、丁香酚、桉油精、α-蒎烯 | 细辛 | 甲基丁香酚、黄樟醚、细辛醚优香芹酮、α-蒎烯、β-蒎烯 |
| 肉桂 | 桂皮醛、桂皮酸、乙酸苯丙酯 | 豆蔻 | 桉油精、龙脑、樟脑、草烯松油烯、蒎烯 |
| 陈皮 | 柠檬烯、柠檬醛 | 丁香 | 丁香酚、水杨酸甲酯、α-蒎烯、β-蒎烯、乙酰丁香酚 |
| 川芎 | 藁本内酯、3-丁叉苯酞、香桧烯 | 广藿香 | 广藿香醇、苯甲醛、丁香酚、桂皮醛 |
| 薄荷 | 薄荷酮、薄荷脑、乙酸薄荷酯 | | |

**1) 挥发油类成分定性分析**

①显色反应。其主要根据中药制剂中所含挥发油各组分的结构和功能、化学性质进行鉴别。例如挥发油中若含有酚类成分,加入三氯化铁的乙醇溶液,可产生蓝色、蓝紫色或绿色反应;若含有羰基化合物,加入苯肼或苯肼衍生物、羟胺等试剂,可生成结晶性的衍生物;若含有醛类化合物,加入硝酸银氨试液,可发生银镜反应;若含有内酯类化合物,于样品的吡啶溶液中加入亚硝酰铁氰化钠及氢氧化钠溶液,出现红色并逐渐消失;若含有不饱和化合物,于样品中加入溴,红棕色褪去。

②薄层色谱法。常用的吸附剂为硅胶、氧化铝等,其中以硅胶常用。常用展开剂为石油醚或正己烷,可使不含氧的烃类成分展开,而含氧化合物一般留在原点。常用的薄层显色剂与挥发油所含的结构和功能基的化学性质有关。如茴香醛-浓硫酸试剂:与挥发油中各成分产生多种鲜艳的颜色;2%高锰酸钾水溶液:在粉红色背景产生黄色斑点时表明含不饱和化合物;异羟肟酸铁试剂:喷试剂后如产生淡红色斑点表明含有内酯类化合物。

③气相色谱法。气相色谱法是目前挥发油成分微量分离和鉴定的较理想的方法。挥发油的定性分析常用标准品相对保留时间进行对照,也有用加大峰面积的方法作为对已知化合物的定性鉴别。但一般应在两种以上不同极性色谱柱上进行比色,如色谱保留值一致,结果才比较可靠。

**2) 挥发油类成分定量分析**

含量测定可分为总挥发油和单一成分的测定。总挥发油采用挥发油测定器,用蒸馏法测定,可分别测定相对密度在 1.0 以下和 1.0 以上的挥发油含量;单一成分主要采用气相色谱法和薄层色谱法。

**3) 应用实例**

通窍救心油中薄荷脑、樟脑的测定——气相色谱法(2015 版中国药典四部 0521)测定。

①色谱条件与系统适用性试验。以聚乙二醇-20 000 为固定相,涂布浓度为 20%;柱温

185 ℃,进样器和检测器温度 250 ℃;理论板数均应不低于 1 500。

②校正因子测定。取水杨酸甲酯,加醋酸乙酯制成每 1 mL 含 65.0 mg 的溶液,作为内标溶液。另精密称取樟脑对照品约 15 mg,用醋酸乙酯溶解并稀释至 10.0 mL。分别精密称取薄荷脑对照品约 15 mg、冰片对照品约 50 mg,置 10 mL 量瓶中,加入樟脑稀释液及内标溶液各 1.0 mL,混合,加醋酸乙酯至刻度,摇匀。取 1~3 μL,注入气相色谱仪,计算校正因子,即得。

③测定法。取本品约 250 mg,精密称定,置 10 mL 量瓶中,加入内标溶液 1.0 mL,用醋酸乙酯稀释至刻度,摇匀,取 1~3 μL,注入气相色谱仪,测定,计算,即得。本品每 1 g 含冰片($C_{10}H_{18}O$)应为 163.2~220.8 mg,含薄荷脑($C_{10}H_{20}O$)应为 48.45~65.55 mg,含樟脑($C_{10}H_{16}O$)应为 5.1~6.9 mg。

### 6.5.2　木脂素类成分分析

木脂素是一类在生物体内由两分子苯丙素衍生物聚合而成的化合物。常用中药五味子、厚朴、刺五加、细辛都含有木脂素类成分,此外紫杉科紫杉属(Taxus)、小檗科鬼臼属(Podo-phyllum)及八角莲属(Dysosma)植物中均含有木脂素类成分。木脂素在植物体中大多为脂溶性成分,以游离形式存在,少数以苷的形式存在。木脂素的母核常具有醇基、酚羟基、亚甲二氧基、甲氧基、羟基和内酯结构,因此具有这些功能基的化学性质,常利用其亚甲二氧基或酚基进行鉴别。

含木脂素的中药制剂很多,包括生脉散、利肝冲剂、藿香正气水等,其定性定量方法多采用薄层色谱、高效液相色谱法、气相色谱法等。

### 6.5.3　含环烯醚萜类制剂的分析

传统中药栀子、地黄、玄参、龙胆等常作为原料药材,配制成各种制剂应用于临床。如黄连解毒汤、六味地黄口服液、龙胆泻肝丸等。环烯醚萜是一类特殊的单萜,由两个异戊二烯构成,含有 10 个碳原子,其母核都为环状,具有烯键和醚键,常与糖结合成苷。此类化合物大多为无色结晶,味苦,易溶于水、甲醇,可溶于乙醇、丙酮、正丁醇;对酸敏感,成苷后苷键易被酸水解断裂,苷元结构中 $C_1$ 的羟基和 $C_2$ 位的氧是一个半缩醛的结构,化学性质活泼,易发生进一步氧化聚合等反应,尤其在酸碱作用下更易变化。从制剂中分离、分析这类成分难度较大,利用其结构特点和理化性质寻找其定性、定量分析依据。

# • 项目小结 •

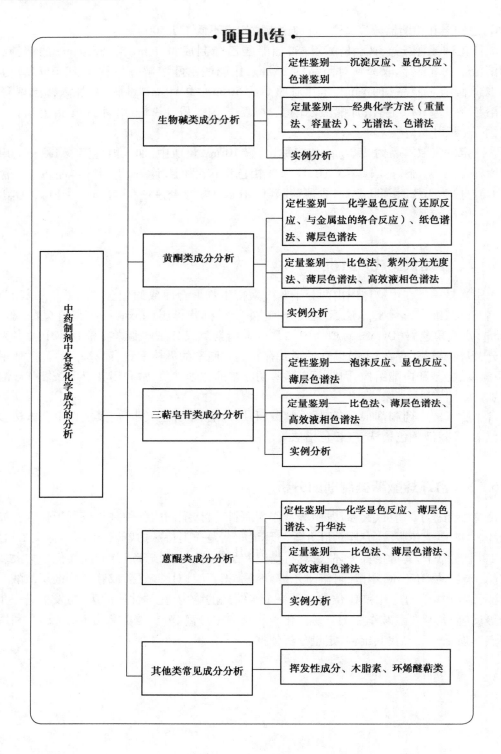

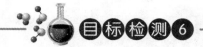

目标检测6

## 一、选择题

（一）A 型题（在每题的 5 个备选答案中，只有一个最佳答案）

1.分析中药制剂中生物碱成分常用于纯化样品的担体是（ ）。

A.中性氧化铝　　　　　　B.凝胶　　　　　　C.硅胶

D.聚酰胺　　　　　　E.硅藻土

2.生物碱成分采用非水溶液酸碱滴定法进行含量测定的主要依据是（ ）。

A.生物碱在水中的溶解度　　　　　　B.生物碱在醇中的溶解度

C.生物碱在低极性有机溶剂中的溶解度　　　　　　D.生物碱在酸中的溶解度

E.生物碱 $pKa$ 的大小

3.使生物碱雷氏盐溶液呈现吸收特征的是（ ）。

A.生物碱盐阳离子　　　　B.雷氏盐部分　　　　C.生物碱与雷氏盐生成的络合物

D.丙酮　　　　　　E.甲醇

4.含有下列药材的中药制剂可用异羟肟酸铁比色法测定总生物碱含量的是（ ）。

A.黄连　　　　　　B.麻黄　　　　　　C.防己

D.附子　　　　　　E.黄柏

5.用 C18 柱进行生物碱 HPLC 测定时，为克服游离硅醇基影响可采用（ ）。

A.调整流速　　　　　　B.调整进样量　　　　　　C.调整检测波长

D.改变流动相离子强度　　　E.改变流动相极性

6.下列中药水溶液能产生泡沫反应是（ ）。

A.金银花　　　　　　B.黄芩　　　　　　C.甘草

D.乌头　　　　　　E.麻黄

（二）X 型题（每题的备选答案中有 2 个或 2 个以上正确答案，少选或多选均不得分）

1.生物碱采用酸性染料比色法测定时主要的影响因素有（ ）。

A.反应时间　　　　　　B.反应介质的 pH 值　　　C.反应温度

D.生物碱与酸性染料结合的能力　　　　　　E.有机溶剂与离子对形成氢键的能力

2.用高效液相色谱法对中药制剂生物碱成分进行含量测定时，可用（ ）。

A.吸附色谱法　　　　　　B.分配色谱法　　　　　　C.离子对色谱法

D.离子交换色谱法　　　E.凝胶色谱法

3.含黄酮中药制剂鉴别可选用（ ）。

A.氢氧化钠溶液显色　　　B.二氯氧锆显色　　　C.盐酸-镁粉显色

D.三氯化铝溶液显色　　　E.泡沫反应

4.皂苷类药物的特点是（ ）。

A.遇碱显红-紫红色　　　B.遇硫酸显色并增强 UV 吸收　　　C.溶血作用和泡沫反应

D.盐酸-镁粉反应　　　E.多无共轭体系，无明显 UV 特征

## 二、简答题

1.当采用硅胶薄层色谱法鉴别生物碱成分时，为什么常有斑点 $R_f$ 值较小或斑点明显拖尾

的现象？可采用哪些方法克服？

2.采用雷氏盐比色法测定生物碱成分时,需注意哪些问题？

3.简述盐酸-镁粉反应鉴别中药制剂中黄酮类化合物的方法和步骤。

### 三、实例分析

简述下面主要操作步骤的依据和目的。

启脾丸中人参皂苷 Re、人参皂苷 Rg1 的鉴别供试品溶液制备方法：取本品 9 g,切碎,加硅藻土 5 g,研匀,加三氯甲烷 40 mL,超声处理 30 min,滤过,药渣备用,挥干溶剂,加甲醇 50 mL,加热回流 1 h,滤过,滤液蒸干,残渣加甲醇 5 mL 使溶解,将甲醇液加在中性氧化铝柱(100 ~ 200 目,15 g,内径 10 ~ 15 mm)上,用 40 % 甲醇 150 mL 洗脱,收集洗脱液,蒸干,残渣加水 30 mL 使溶解,用水饱和的正丁醇振摇提取 2 次,每次 25 mL,合并正丁醇液,用正丁醇饱和的水洗涤 3 次,每次 20 mL,取正丁醇液,蒸干,残渣加甲醇 0.5 mL使溶解,作为供试品溶液。

# 项目 7  生物样品的成分分析

📖 【项目描述】

生物样品的成分分析是随着临床药理学、临床药学的发展和需要而建立起来的一门新兴学科,是研究生物体内药物及其代谢物或内源性物质质与量变化规律的学科。是药物分析的重要分支,对保证临床用药安全、有效、合理等方面有重要作用。

📖 【知识目标】

➤ 掌握生物样品分析的对象和特点,生物样品的制备。
➤ 熟悉中药制剂化学成分在生物样品内的存在状态与生物转化,生物样品中成分的分析方法。

📖 【技能目标】

➤ 能采用基本光谱法进行生物样品中成分分析。
➤ 熟练生物样品的制备方法。

生物样品的成分分析是随着临床药理学、临床药学的发展和需要而建立起来的一门新兴学科。通过本章内容的学习,可以了解中药制剂成分在生物体内的存在状况及其变化,获得中药制剂生物利用度及药代动力学的各种参数,了解中药制剂成分在生物体内的分布、生物转化及代谢等信息,为准确评价中药制剂质量和指导临床合理用药提供依据。

## 任务 7.1  概  述

### 7.1.1  生物样品分析的任务

生物样品成分分析方法的建立是中药制剂血清药物化学、血清药理学、新药评价和开发、中药学、临床中药药理学和中药毒理学赖以建立和发展的重要技术基础。生物样品分析的任务主要涉及生物体内中药制剂成分分析方法学的研究、血清药物浓度监测方法的研究、药代动力学研究、中药制剂成分生物转化研究和中药制剂生物利用度研究等。

### 7.1.2　生物样品分析的对象

生物样品的成分分析的对象较多,如血液、尿液、唾液、胆汁、淋巴液、泪液、脊髓液、汗液、乳汁、羊水、粪便、各种器官、组织以及呼出的气体等生物样品均在分析之列。

生物样品中成分分析的目标,不仅包括母体中药物成分,还将药物在体内的代谢产物也包括在内,因为药物的代谢产物常具有生物活性,弄清它们的种类、结构、数量及分布情况,可了解中药成分在生物体内的变化、消除规律,对安全用药和正确评价中药制剂质量也是十分重要的。

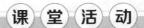

**课　堂　活　动**

生物样品和我们平时研究的样品有何不同? 在进行分析检测的过程中会有哪些异同?

### 7.1.3　生物样品分析的特点

与常规成分分析相比,生物样品分析的特点有干扰杂质多、样品量少等,因此对分析方法的灵敏度和选择性等方面要求较高。

**1) 干扰物质多**

生物样品中的杂质包括蛋白质、脂肪、尿素等有机物和 $Na^+$、$K^+$ 等,它们不仅能与生物样品内成分发生结合,同时也会干扰测定,因此,样品一般均需经过分离、净化后才能进行检测。同时,生物样品中含有多种代谢酶,取样后酶对于待测成分仍有作用,使待测组分稳定性差。

**2) 生物样品量少**

可供生物分析的样品与一般检测的样品不同,数量较少,多数是在特定条件下采集得到,尤其在连续测定过程中,不易重新得到。同时生物样品内含药物浓度往往较低,变化幅度很大,因此,样品在测定前需要采取浓缩、富集等方法以适应分析测定的需要。

**3) 分析方法要求高**

由于生物样品量少、浓度低,故对分析方法的灵敏度及专属性要求较高。为了满足生物样品分析要求,掌握并利用先进分离测定技术与仪器设备,对开展分析工作具有决定性作用。

## 任务 7.2 中药制剂化学成分在生物样品内的存在状态与生物转化

### 7.2.1 中药制剂化学成分在生物样品内的存在状态

药物进入机体后,经过吸收、分布、代谢、排泄等过程,随血液循环到达作用部位、靶器官或受体,达到一定的浓度后才能产生其特征性的药理作用。一部分药物在血浆中与血浆中的蛋白质发生结合,从而导致分子量增大,不能自由通过生物膜,但这种结合是可逆的。药物进一步到达受体,组织后又可以与受体、组织作用结合,也处于可逆的动态平衡。经生物转化后的药物代谢产物也会有发生类似变化,因此生物体内的药物浓度不是恒定在同一数值,而是在一定范围内波动。药物在生物体内的一般过程如图7.1所示。

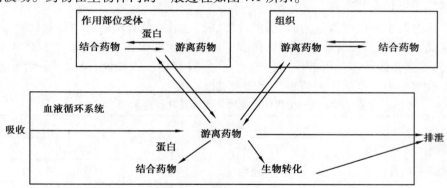

图 7.1 生物样品体内的药物过程示意图

#### 1)中药制剂化学成分与血浆蛋白结合

中药制剂中化学成分进入机体后,经过吸收、分布、代谢、排泄等过程,其中许多成分将生成新的化合物,即代谢物。中药制剂中的化学成分及其代谢物均能与蛋白质分子发生不同程度的结合,因此在组织和体液中,将同时存在游离、结合的药物及其代谢物,分别成为游离型药物和结合型药物。

中药制剂化学成分与血浆蛋白的结合过程为可逆的,一般认为是通过非共价键力相连,即依靠范德华力、氢键、离子间的静电力以及生成电荷转移配合物等,解离速度很快,故存在结合与解离平衡:

$$D+P \rightleftharpoons DP$$

式中　D——中药制剂化学成分;

　　　P——血浆蛋白;

　　　DP——成分-血浆蛋白结合物。

平衡后,血浆中药物总浓度($Ct$)分为两部分,与血浆蛋白结合的药物浓度($Cb$)和游离血药浓度($Cf$),$Cb/Cf$ 为药物的血浆蛋白结合率($PPBR$)。$PPBR$ 范围为 0~1.0,大于 0.9 的为结合率高的药物,小于 0.2 为结合率低的药物。

**2)竞争血浆蛋白结合的中药制剂化学成分间的相互作用**

中药制剂中的成分与血浆蛋白的结合是非特异性的,对于一些性质近似的母体成分或其他代谢物有可能会竞争相同的结合点,将已结合的药物置换出来。这种由于对血浆蛋白结合竞争而产生的药物间相互作用,从而提高被置换出的药物的游离型浓度,进一步增强其药理或毒性效应,还需同时满足被置换出的药物必须具有较高血浆蛋白结合率,即 $PPBR>90\%$,且其亲和力必须低于置换药物。

高蛋白结合率的药物被置换出来后,将导致血中其游离药物浓度成倍增加,而这些游离药物会透过细胞膜屏障,产生药理效应,固置换过程导致的游离药物浓度增加应引起重视。

### 7.2.2 药物代谢

药物代谢,是指药物在酶的作用下,发生的化学结构变化的过程。

**1)药物代谢部位及化学途径**

药物在体内的主要代谢部位为肝脏,另外肺、肠黏膜、血浆、皮肤、脾、肾或其他组织细胞也会产生一定代谢作用,但和肝脏相比要低很多。肝脏的代谢部位主要是肝微粒体中存在的药物代谢酶,另外是在线粒体及可溶性部分的酶,酶主要存在于内质网、微粒体、胞液、溶酶体或位于核膜和胞浆膜中。生物体内药物代谢酶及其反应类别见表 7.1。

表 7.1 生物体内药物代谢酶及其反应类别

| | 类 别 | 存在部位 | 反应类型 |
|---|---|---|---|
| 1 | 细胞色素 P-450 酶 | 肝内质网 | 还原 |
| 2 | 葡萄糖醛酸转化酶 | 肝内质网 | 形成葡萄糖苷酸 |
| 3 | 醇脱氢酶 | 肝细胞胞液 | 醇的氧化 |
| 4 | 单胺氧化酶 | 肝细胞线粒体 | 胺氧化 |
| 5 | 氧化硫还原酶 | 肝和肾细胞的胞液 | 氧化硫还原 |
| 6 | 羧酸酯酶和酰胺酶 | 肝、其他组织及血清的胞液,线粒体和内质网 | 酯、硫酯和酰胺的水解 |
| 7 | 转磺基酶 | 肝细胞胞液 | 形成硫酸酯 |
| 8 | 谷胱甘肽 S-转移酶 | 肝细胞胞液,内质网及线粒体 | 形成硫醚氨酸 |
| 9 | 甲基转移酶 | 肝或其他器官的细胞胞液 | 氧原子或氮原子的甲基化 |
| 10 | 乙基转移酶 | 许多器官的细胞胞液 | 氮原子的乙酰化 |
| 11 | 硫氰酸酶及氰化物结合酶 | 肝线粒体 | 将氰化物转化为硫氰酸盐 |

**2)药物代谢反应的类型**

药物作为外来物在机体内发生的代谢反应类别包括氧化、还原、水解等反应过程。

药物在以细胞色素 P450 为核心的单加氧酶系的作用下,分子结构发生改变,极性增加,水溶性增强,药物的活性发生变化,这个过程称为药物代谢的第一相(Phase Ⅰ)反应。

药物在体内发生代谢的第一相反应,生成的初级代谢产物在二磷酸葡萄糖醛酸基转移酶等催化作用下,与葡萄糖醛酸、硫酸盐等发生结合,转化为水溶性更高的化合物,使其易于从尿中排出,这个过程称为药物代谢的第二相(Phase Ⅱ)反应。但亲脂性药物则易于透过细胞膜堆积在体内,再通过肝脏的一系列代谢反应将其转化为水溶性高的化合物使之易于排出体外。药物经第二相反应后几乎丧失活性。药物代谢的第一相反应包括氧化、还原、水解反应,药物代谢的第二相反应包括结合反应。

(1)氧化

氧化反应在药物代谢反应中是常见且重要的一种反应类别,肝脏微粒体单加氧酶系细胞色素 P450 是催化大多数氧化反应的物质。

(2)还原

还原反应在体内发生的较少。机体中常见的还原代谢反应是硝基化合物还原为羟胺,该反应从高铁血红蛋白形成开始,有时也会同时产生细胞毒性、致突变、致癌等作用,在毒理学研究上有一定意义。能够进行还原反应的基团包括烯基、羰基(醛、酮)、环氧化物、硝基、过氧化物、二硫化物、偶氮基、C-卤素等。

(3)水解

水解反应主要在体内酯酶和酰胺酶的催化下发生。酯酶和酰胺酶分别催化水解外源性和内源性的酯类和酰胺类化合物,它们分布于机体的各器官。酰胺类药物一般半衰期较长,主要是因为水解比较慢的缘故。

(4)结合

具有羟基、羧基、氨基等基团的药物与体内的糖、硫酸盐、氨基酸等结合发生的反应为结合反应。对于不具有羟基、羧基、氨基等基团的药物则需经过氧化、还原、水解等反应转化产生这些官能团,随后与生物体成分发生结合,进而从胆汁或尿液排出体外。

中药中黄酮类分布广泛,多具有酚羟基。成苷硝羟基、羧基、氨基等基团存在的黄酮药物类在口服情况下首先经胃肠道水解,苷元经肝吸收入血转运至肝被氧化代谢或与葡萄糖醛酸结合,从尿中排出,或经肠肝循环后随粪便排泄或从尿中排泄。

# 任务 7.3　生物样品的制备

## 7.3.1　常用生物样品

生物样品是指来源于生物体的各种体液及组织样品,包括血液、尿液、唾液等,也可采用胆汁、汗液、泪液、粪便、乳汁、脊髓液、羊水、精液以及各种组织等。其中常用的是血液、尿液、唾液。

生物样品的选择,一般应遵循以下原则:

①样品应反映出待测成分浓度与药效之间的关系。

②样品应容易获得,易于处理,适于分析。

③样品应具有代表性,保证在整个阶段中进行完整采集,应包括浓度峰值及浓度变化迅速阶段的样品,同时应力求取样条件(如摄取标准膳食、控制饮水量等)"标准化"。

### 1)血样

血液样品包括血浆、血清、全血。血药浓度通常指血浆或血清中药物浓度,而不是全血药物浓度。药物在体内达到稳态血药浓度时,血浆中药物浓度可以反映药物在体内作用部位的状况,因此血浆是进行体内药物分析常用的样品。

(1)血样的采集

动物实验,一般直接从心脏或动脉取血,人体实验则从静脉采血。采血量依据临床或实验动物要求、血中药物浓度和分析方法的灵敏度等,一般每次采 1~5 mL 血量,采血量不宜超过实验动物全身血量的 1/10,采用注射器、负压管、毛细管或特殊微量采血管进行采集。

(2)血样的制备

①血浆的制备:将采集的血液置于含有抗凝剂的试管中,混合后在 2 500~3 000 r/min 离心 10~15 min,使之与血细胞分离,淡黄色上清液即为血浆。常用的抗凝剂为肝素,是一种含有硫酸的粘多糖,常用其钾、钠盐,肝素是人体的正常组分,因而不干扰药物测定。其他抗凝剂还包括 EDTA、枸橼酸盐、氟化钠、草酸盐等,由于有导致被测成分发生变化或干扰测定的可能性,因而不常用。

### 知识链接

#### 什么是肝素?

肝素,首先从肝脏发现而得名,天然存在于肥大细胞,现在主要从牛肺或猪小肠黏膜提取。无论在体内还是体外,肝素的抗凝作用都很强,故临床将其作为抗凝剂广泛使用。除了抗凝血外,肝素还有抑制血小板,增加血管壁的通透性,调控血管新生,调血脂,同时能作用于补体系统的多个环节,以抑制系统过度激活,还具有抗炎、抗过敏等作用。是临床上防治血栓栓塞性疾病、弥散性血管内凝血的早期治疗及体外抗凝的重要药物。

②血清制备:将采集的静脉血液置于试管中,放置 0.5~1 h,此过程会激活一系列凝血因子,血中纤维蛋白原形成纤维蛋白,使血液逐渐凝固。然后用细玻璃棒轻轻剥去凝固在试管壁上的血块,再以 2 500~3 000 r/min 离心 5~10 min,上层澄清淡黄色液体为血清。

血浆与血清的区别在于,血清的分离更慢,制取量为全血的 20%~40%,血浆为全血的 50%~60%,因此多选用血浆进行测定。血浆中比血清多含有一种纤维蛋白原,而其几乎不与药物结合,因此血清与血浆中药物的浓度是相同的。若血浆中的抗凝剂干扰待测成分检测,需选用血清样品。

### 2)尿液

尿液的主要成分是水、含氮化合物(大部分是尿素)及盐类。药物在体内主要以从肾脏排泄的尿液中清除,以原型(母体药物)或代谢物及缀合物等形式排出。尿液中药物浓度较高,收集量大,收集简单,并属于非侵袭性采集,目前在药物代谢动力学的研究多以尿液为研究样本。

尿液样本是自然排出的尿液,包含随时排出的尿液、晨尿、白天尿液及固定时间尿液几种。因尿样浓度变化大,因而要测定一定时间内尿液中药物的总量,如 24 h 内累积量,需同时记录尿液浓度、体积。在代谢动力学中常用代谢笼配套的带有刻度的储尿瓶来测量。

健康人或动物的尿液是淡黄色或黄褐色,pH 值为 4.8~8.0,放置后会析出盐类,并伴随细菌、放置和固体成分的崩解使尿液变浑浊。不能立即测定的尿液,要加防腐剂放入冰箱储存。尽管尿样有易采集,收集量大、简单、受试对象不受损害等特点,但尿液中药物浓度的改变不能直接反应血药浓度,受试者的肾功能正常与否直接影响药物排泄,肾功能不良者不宜采集尿液。婴儿的排尿时间难于掌控,其尿液具有不易采集完全并不易保存等缺点。

### 3)唾液

药物在唾液中的浓度与血浆中药物浓度密切相关,因而,可以用测定唾液药物浓度代替测定血药浓度方法,另外,唾液也可用于代谢动力学研究。

唾液采集应该在外界刺激少的安全状态下进行,一般是漱口后 15 min,用插有漏斗的试管接收口腔内的自然流出或经舌在口内搅动后的混合唾液,采集需 10 min。也可采用物理、化学等方法,使在短时间内得到大量唾液。唾液采集后应立即测量除去泡沫体积,放置后分成泡沫部分、透明部分及乳白色沉淀部分 3 层。之后,以 2 000~3 000 r/min 离心 10~15 min,取上层清液作为待测样品,供直接测定或冷冻保存。离心可除去唾液样本中的黏蛋白,同时也能排除唾液中的残渣及沉淀物对测定结果的影响。

### 4)组织

在研究动物体内药物的吸收、分布,药物过量引起中毒死亡时,可采用组织作为研究对象,提供药物的代谢动力学参数或其他信息。常采用的脏器组织有肝、肺、心、脑、胃、肾、肌肉等,这些脏器在测定前,需先将组织进行匀浆,制成均匀化的水溶液,然后再从中萃取药物进行检测。

## 7.3.2 样品预处理

样品预处理必须综合考虑成分类型、理化性质、存在形式、浓度范围、测定目的、选取的生物样本类型及测定方法等因素。而生物样品的预处理方法选择,需要综合待测成分理化性质、待测成分浓度范围、测定目的、生物样品类型、测定方法等方面的影响因素。

### 1)除去蛋白质

(1)有机溶剂沉淀法

向溶液中加入水溶性有机溶剂,可使蛋白质分子内和分子间氢键发生变化而使蛋白质凝聚,使与蛋白质结合的成分释放出来。应用的有机溶剂有乙腈、甲醇、乙醇、丙醇、丙酮等,常用乙腈及甲醇,与 HPLC 流动相相同,且乙腈沉淀效率比甲醇更高。血清或血浆与溶剂体积比为 1∶1~1∶3,超速离心后可将 90% 以上的蛋白质除去。

(2)盐析法

向溶液中加入无机盐可使溶液中的离子浓度发生变化。中性盐能将与蛋白质结合的水置换出来,从而使蛋白质脱水沉淀。常用饱和硫酸盐、镁盐、磷酸盐及枸橼酸盐等。

（3）酸性试剂沉淀法

当溶液的 pH 在蛋白质的等电点以下时，蛋白质分子以阳离子形式存在，向溶液中加入强酸，可与蛋白质阳离子生成不溶性盐沉淀。常用 10%三氯醋酸、6%高氯酸、硫酸-钨酸混合液及 5%偏磷酸等进行操作。血清与强酸比例一般为 1：0.6，混合后，在 10 000 r/min 转速下离心 1~2 min，可除去 90%以上蛋白质。

（4）酶消化法

在实际工作中，对于一些酸不稳定及与蛋白结合牢固的成分，常采用枯草菌溶素进行酶解。它是一种细菌性碱性蛋白分解酶，既可使组织溶解，又能使待测成分析出。

酶消化法可以避免某些待测成分在酸及高温下降解，对与蛋白质结合紧密的待测成分，又能显著改善回收率，同时可用有机溶剂直接提取酶解液，避免乳化；在采用 HPLC 进行检测时，无需再经过多的净化操作。但该法不适用碱性条件容易水解的成分。

该法先将待测组织加 pH10.5 的 Tris 缓冲液及酶，在 60 ℃ 培养 1 h，之后用玻璃棉滤过，可得溶液。

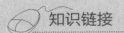知识链接

### 什么是 Tris 缓冲液？

三羟甲基氨基甲烷，简称为 Tris，其分子式为 $(HOCH_2)_3CNH_2$。Tris 被广泛应用于生物化学和分子生物学实验中的缓冲液的制备。Tris 为弱碱，Tris 缓冲液的有效缓冲范围为 pH7.0~9.2。Tris 常配成 pH 值为 6.8、7.4、8.0、8.8 的缓冲液，但其 pH 值随温度变化很大。

Tris 缓冲液不仅被广泛用作核酸和蛋白质的溶剂，还被用于不同 pH 条件下的蛋白质晶体生长。Tris 缓冲液的低离子强度特点可用于线虫核纤层蛋白的中间纤维的形成，也是蛋白质电泳缓冲液的主要成分之一。此外，Tris 还是制备表面活性剂、硫化促进剂和一些药物的中间物。Tris 也被用作滴定标准物。

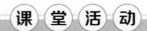课 堂 活 动

为什么采用玻璃棉而不是滤纸进行过滤？

（5）加入含锌盐及铜盐的沉淀剂法

当溶液的 pH 在蛋白质的等电点以上时，蛋白质分子以阴离子形式存在，向溶液中加入含有金属阳离子的沉淀试剂，可与蛋白质带负电的羧基形成不溶性盐。常用 $CuSO_4\text{-}NaWO_4$、$ZnSO_4\text{-}NaOH$ 等沉淀试剂，采用的血清与沉淀剂比例为 1：1~1：3，通过超速离心可除去样品中 90%以上的蛋白质。

（6）加热法

待测成分如对热较稳定，加热可使蛋白产生沉淀，之后离心将蛋白质沉淀除去。加热温度通常为 90 ℃，该法操作简便，但只能除去热变性蛋白。

（7）超滤法

游离血药浓度的测定常采用5万分子量截留值的超滤膜，用加压2 kg/cm²的过滤法或高速离心法将血中游离型药物与大分子量的血浆蛋白及与血浆蛋白结合的药物分离，从超滤液或离心液中得到游离型药物。超滤法不需加热，不另行添加化学试剂，反应条件较温和，同时不稀释样品，也不改变溶液pH，能量消耗少，工艺简单，较适用于酸碱不稳定样品，是在实际工作中血中游离药物分析首选方法。

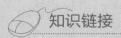

## 知识链接

### 什么是超滤法？

超滤法是以多孔性半透膜作为分离介质的一种膜分离技术。通过选用不同孔径的不对称性微孔膜，按照截留分子量大小，可分离300~1 000 kD的可溶性生物大分子物质。

超滤技术的优点是操作简便，成本低廉，不需增加任何化学试剂，尤其是超滤技术的实验条件温和，与蒸发、冷冻干燥相比没有相的变化，而且不引起温度、pH的变化，因而可以防止生物大分子的变性、失活和自溶。在生物大分子的制备技术中，超滤主要用于生物大分子的脱盐、脱水和浓缩等。超滤法也有一定的局限性，它不能直接得到干粉制剂。对于蛋白质溶液，一般只能得到10%~50%的浓度。超滤技术是一种广泛用于水的净化，溶液分离、浓缩，以及从废水中提取有用物质，废水净化再利用领域的高新技术。

### 2）分离与净化

（1）液-液提取法

液-液提取法的影响因素包括有机试剂的特点、有机相和水相的体积及水相的pH值等。液-液提取法在光谱分析时有很大优势，弊端是容易产生乳化，使药物的量损失，从而使回收率降低。为了减轻乳化程度，可在提取前在水相中加入适量无机盐。如乳化现象较轻微，可采用离心方法，促进两相的分离。但如乳化现象较为严重，则需采用快速冷冻或加热方法，破坏乳化层后再离心分离。

（2）固相萃取法

固相萃取法是将不同填料作为固定相装入微型小柱，当含有待测组分的生物样品通过该柱时，待测成分或杂质被吸附、分配或以其他作用保留在固定相上，再用适当溶剂洗脱待测组分即得。

固相萃取法的基本步骤包括固定相活化、上样、淋洗和洗脱。

为了在与样品溶剂兼容的条件下除去柱内残留的杂质，通常使用两个溶剂进行活化。固定相净化采用第一种溶剂，固相萃取法所采用的固定相都有一定杂质，在经过第一种溶剂洗脱净化后可降低色谱图上的杂质峰概率；固定相的润湿采用第二种溶剂，固相萃取的填料，也就是固定相必须先被润湿才能与溶质产生相互作用，使待测组分被保留，从而保证回收率。

将样品加到固定相上并用溶剂进行冲洗，待测组分及杂质保留在固定相的过程称为上样。

上样量一般为固定相用量的 1%~3%。溶解样品的试剂极性要小，样品在柱上才能得以保留，反之，样品的回收率会大大降低，这一现象称为穿漏。因而，尽可能选择低极性溶剂，使待测组分最大程度被保留，得到最窄谱带。

当组分被保留后，需洗脱保留较弱的干扰组分。淋洗溶剂应选择洗脱力稍大于上样溶剂（第二种溶剂）。每 100 mg 固定相淋洗体积常采用 0.5~0.8 mL。

淋洗后，将待测成分从萃取柱上洗脱下来。洗脱溶剂的极性应慎重选择，极性太强会使部分杂质一同被洗脱，太弱，则耗费大量溶剂和时间。每 100 mg 固定相洗脱溶剂体积常采用 0.5~0.8 mL。

### 3) 富集

在样品分离纯化过程中，不仅纯化了待测成分，而且对待测成分还有初步富集作用，但不足以直接供 GC 或 HPLC 测定用，因为待测成分的浓度仍然很低微，而 GC 和 HPLC 都受进样量的限制。因此需要采用进一步的富集，方法可采用真空蒸发、减压冻干或通入气流吹干，一般通入压缩空气，遇氧不稳定的组分可改用氮气。为了避免待测成分在溶剂挥发的过程中造成损失，可在通气前向提取液中加入少许沸点稍高的溶剂起固定作用，如在乙醚提取液中加入乙醇后再通气流蒸发等方法进行富集。

### 4) 缀合物水解

中药制剂中的待测成分或其代谢物与机体内的内源性物质结合生成的产物称为缀合物。生物体的内源性物质有葡萄糖醛酸、硫酸、甘氨酸、谷胱甘肽和醋酸等，其中以葡萄糖醛酸、硫酸最为重要，它们反应生成的缀合物分别为葡萄糖醛酸苷和硫酸酯。药物在体内经二相代谢后，在血浆及尿中大多以缀合物形式（葡萄糖醛酸苷或硫酸酯）存在。其极性一般均比母体药物大，属亲水性或在生理 pH 值条件下解离的成分，很难被有机溶剂所提取，需要通过水解处理，使缀合物中的成分或代谢物游离出来，再用有机溶剂提取。常用缀合物水解方法如下所述。

（1）酸水解

该法常采用无机酸。反应条件诸如酸的种类、用量、浓度及反应温度等，依据待测成分而定。酸水解法具有简便、快捷的优点，但相对专一性较差，如待测成分在水解过程中发生分解则不适用该法。

（2）酶水解

酶水解法应用于待测组分如为对酸、热不稳定成分。常采用 β-葡萄糖醛酸苷酶或芳基硫酸酯酶，水解葡萄糖醛酸苷或硫酸酯缀合物。在实际应用过程中常使用 β-葡萄糖醛酸苷酶或芳基硫酸酯酶两者的混合酶。如检测尿液中的组分，应先除去尿中抑制酶的阳离子再加入酶试剂。

该法较温和，一般不会引起被测物分解，且专属性强，但耗费时间长，费用大，同时加入酶试剂可能引入黏液蛋白等杂质，是缀合物产生乳化或造成色谱柱阻塞的主要原因。

（3）溶剂解

缀合物往往可随加入的萃取试剂在萃取过程中发生分解，称为溶剂解。如尿中载体硫酸酯在 pH 为 1 时，加乙酸乙酯提取，产生溶剂解。该法的反应条件也比较温和。

# 任务 7.4 生物样品的成分分析

## 7.4.1 方法建立

分析方法需要进行一系列预实验来选择最佳分析方法及条件,并对分析方法加以验证,以确认该分析方法的适用性。

### 1) 空白溶剂测定

取待测药物的非生物基质溶液,按设定的分析方法进行样品预处理,同时测定空白溶剂的响应信号,如 HPLC 峰面积或峰高。空白溶剂数据的高低会影响方法的灵敏度及专属性。空白溶剂数据的响应值应尽量低,并加以有效校正。以色谱法为例,可通过改变反应条件、萃取方法,甚至是检测器的类型,力求降低空白试剂的信号,使其不干扰药物的测定,如两峰的分离度应大于 1.5。

### 2) 空白基质实验

采用空白基质,如空白血清,按既定的分析方法,按照"空白溶剂测定"项下操作。主要用以考察生物基质中内源性物质、对待测组分的干扰,在测定药物、特定的活性代谢产物及内标物质的"信号窗"内不应出现内源性物质的信号。

### 3) 对照品测定

取适量待测药物或特定活性的代谢产物,按照拟定的分析方法进行测定,根据待分析成分的结构,确定最适合的测定浓度、灵敏度及最适的检测条件,如温度、反应时间、溶液的 pH 值等。采用色谱方法时,可通过改变色谱柱、流动相机器流速、检测波长、柱温、进样量等进行调整,从而获得较好的色谱参数。通过选择适当的检测器,以获得良好的方法灵敏度。

### 4) 模拟生物样品测定

取空白生物基质,加入待检测药物制成模拟生物样品,依"空白溶剂测定"项下操作,考察方法的线性范围、精密度、准确度、灵敏度以及药物的回收率等各项指标,同时检验方法的特异性,就是生物基质中内源性物质及共用的其他药物对测定结果的干扰程度。若采用色谱法进行检测,多考虑采用内标法定量,先选择合适的内标物质,再考察待测药物、内标物质与内源性代谢物、其他代谢或其他药物的分离情况。

### 5) 实际生物样品测定

经过"空白基质实验"和"模拟生物样品测定"所确定的分析方法及条件还不能完全确定是否适合样品测定。因为药物在体内是个复杂过程,既可能与诸如蛋白质的内源性物质结合,也可能经过不同代谢过程生成多种代谢产物,而且这些代谢产物还可能进一步生成多种结合物或缀合物,因而设计方法要明确药物的体内过程。在分析方法确定后,还要进行实际生物样品测定,考察代谢产物对药物、内标物的干扰,从而尽量选择干扰小及更适合样品的方法,并进一步验证方法可行性。

### 7.4.2　常用的分析方法

**1)光谱法**

光谱法是生物样品中中药制剂化学成分分析应用较早的一种方法。该法具有操作简便、快速、对仪器要求不高特点,但检测灵敏度低、没有分离功能,选择性较差,同时对样品的预处理要求较高。另外由于代谢物和内源性物质干扰,使本法的应用范围受限。仅适用于少数浓度高,干扰少的生物样品的测定。在色谱法快速发展的当下,已逐渐退出生物样品检测的主导地位。

**2)色谱法**

色谱法是一种高效能的物理分离技术,分离原理是利用待分离的各种物质在固定相和流动相中的分配系数、吸附能力等的差异来进行分离的。

色谱法的类别包括高效液相色谱(HPLC)、气相色谱(GC)、薄层色谱(TLC)、凝胶色谱(Sephadex)等。该法具有分离分析能力强,专属性高、灵敏度好,并可分离结构相似的药物和代谢物等特点,使其在制药领域应用广泛。目前色谱技术与光谱联用、手性色谱技术、毛细管电泳技术、色谱与免疫联用等技术的应用与发展,更为色谱技术在生物样品分析中提供了广泛发展空间。色谱法是目前体内药物分析应用较多的一种方法。

**3)免疫分析法**

免疫分析法是一种利用抗原抗体特异性结合反应检测各种物质(药物、激素、蛋白质、微生物等)的分析方法,包括放射免疫标记技术、酶免疫标记技术、荧光免疫分析、胶体金免疫技术、化学发光免疫技术等。该法具有灵敏度高、专属性强、操作简便、快速等特点,是临床药物监测的常用方法,但需要辅助特殊的试剂盒和设备。

目前免疫分析法的应用主要集中在下述几个方面。

①在实验药物动力学和临床药物学中测定生物利用度和药物代谢动力学参数等生物药剂学中的重要数据,以便了解药物在体内的吸收、分布、代谢和排泄情况。

②在药物的临床检测中,对治疗指数小、超过安全剂量易发生严重不良反应或最佳治疗浓度和毒性反应浓度有交叉的药物血液浓度进行监测。

③在药物生产中从发酵液或细胞培养液中快速测定有效组分的含量,以实现对生产过程的在线监测。

## · 项目小结 ·

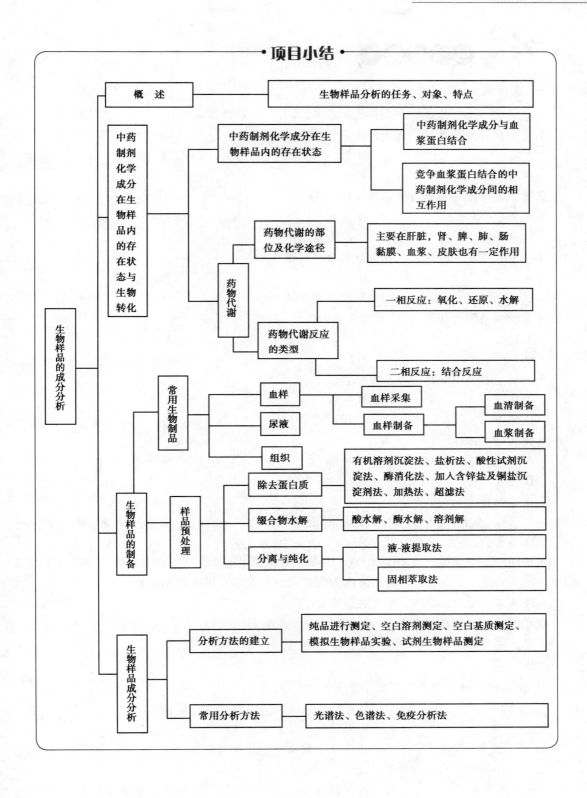

目标检测 7

一、选择题

（一）A 型题（在每题的 5 个备选答案中，只有一个最佳答案）

1.生物样品内药物进行代谢的主要部位是（　　）。

A.心　　　　　　　　　　B.肝　　　　　　　　　　C.脾

D.肺　　　　　　　　　　E.肾

2.唾液药浓度一般比血浆药浓度（　　）。

A.高　　　　　　　　　　B.低　　　　　　　　　　C.相等

D.不一定　　　　　　　　E.以上均不是

3.唾液药浓度一般比血浆药浓度的变化程度（　　）。

A.大　　　　　　　　　　B.小　　　　　　　　　　C.相等

D.不一定　　　　　　　　E.以上均不是

4.生物样品预处理时，提取次数至多为（　　）次。

A.1　　　　　　　　　　B.2　　　　　　　　　　C.3

D.4　　　　　　　　　　E.5

5.一般生物样品分析的萃取率应不低于（　　）。

A.30%　　　　　　　　　B.40%　　　　　　　　　C.50%

D.60%　　　　　　　　　E.70%

6.生物样品除（　　）外均可用。

A.血样　　　　　　　　　B.尿液　　　　　　　　　C.唾液

D.头发　　　　　　　　　E.乳汁

7.血样包括（　　）。

A.血浆、全血、血色素　　B.血浆、血清、全血　　　C.血清、血色素、全血

D.全血、白蛋白、血清　　E.血清、白蛋白、血色素

8.生物样品中内源性成分是指除（　　）以外的所有成分。

A.蛋白质　　　　　　　　B.多肽　　　　　　　　　C.脂肪酸

D.色素　　　　　　　　　E.抗生素

9.生物样品中药物的提取，对于碱性药物的最佳 pH 值应高于其 $pKa$ 值（　　）个单位。

A.2　　　　　　　　　　B.3　　　　　　　　　　C.4

D.2~3　　　　　　　　　E.1~2

10.生物样品分析中绝对回收率应不低于（　　）。

A.50%　　　　　　　　　B.60%　　　　　　　　　C.70%

D.80%　　　　　　　　　E.95%

（二）X 型题（每题的备选答案中有 2 个或 2 个以上正确答案，少选或多选均不得分）

1.生物样品内药物分析的特点是（　　）。

A.干扰杂质多　　　　　　B.样品量少　　　　　　　C.药浓监测需快速提供结果

D.药代动力学需快速提供结果　　　　　　　　　　　E.操作简便

2.生物样品内药物分析的干扰杂质主要有(　　　)。

　　A.内源性物质　　　　　　　　B.药物与内源性物质结合物　　　C.代谢物

　　D.共存药物　　　　　　　　　E.外源性杂质

3.选择体液或组织供生物样品内药物分析的一般原则是(　　　)。

　　A.反映浓度与药效间关系　　B.容易获得　　　　　　　　　C.便于处理

　　D.易于分析　　　　　　　　　E.样品量大

4.最常用的生物样品是(　　　)。

　　A.乳汁　　　　　　　　　　B.唾液　　　　　　　　　　C.尿液

　　D.精液　　　　　　　　　　E.血液

5.血液样品分析主要包括(　　　)。

　　A.全血　　　　　　　　　　B.血浆　　　　　　　　　　C.血清

　　D.红细胞　　　　　　　　　E.白细胞

6.药物在生物体内存在的形式有(　　　)。

　　A.原型药　　　　　　　　　B.结合物　　　　　　　　　C.代谢物

　　D.缀合物　　　　　　　　　E.配离子

7.生物样品的分析方法评价指标有(　　　)。

　　A.准确度　　　　　　　　　B.精密度　　　　　　　　　C.灵敏度

　　D.专属性　　　　　　　　　E.线性范围

8.生物样品分析中与药物提取分离有关的操作步骤包括(　　　)。

　　A.蛋白质处理　　　　　　　B.液-液萃取法　　　　　　　C.缀合物水解

　　D.冷冻干燥　　　　　　　　E.酶水解

## 二、填空题

1.在肝脏中引起药物代谢的细胞部位主要是_____中存在的_____。

2.血样包括_____、_____和_____。

3.血浆的取得是加_____、_____、_____等抗凝剂的全血经离心后分取上层清液而得。

4.血清是在血液中_____等影响下引起_____而析出,离心后取上层清液而得。

5.目前采用血药浓度的测定方法,大都测定_____。

6.生物样品中缀合物(结合物)水解常用的方法有_____、_____、_____。

7.一般生物药物分析的基本要求,萃取率应不低于_____。

8.根据回收率测定方法不同,可分为_____和_____。

9.长期贮存稳定性的贮存时间应超过_____分析所需用的时间周期。

10.较为常用的待测组分富集方法为_____和_____。

11.唾液中药物浓度比血液中药物浓度_____,但存在_____的比例关系。

## 三、简答题

1.简述生物样品内药物分析的对象。

2.生物样品内药物分析的干扰杂质有哪些?

3.生物体内进行药物代谢的主要部位有哪些?

4.简述生物体内药物的代谢反应。

5.简述生物样品中去除蛋白质的处理方法。

6.生物样品中缀合物(结合物)的水解有哪些方法?

## 四、论述题

1.试述生物样品内药物分析的对象与特点。

2.试述生物样品分析方法建立的一般步骤。

3.生物样品分析方法的评价内容有哪些?

4.试述生物样品分析方法的稳定性评价内容。

5.试述生物样品分析的常用测定方法有哪些?

# 项目 8 中药制剂质量标准的制订

【项目描述】
　　中药制剂质量标准是根据药品质量标准的要求所制订的符合中药特点控制中药质量的技术规范。包括中药制剂质量标准的内容、起草说明等。通过学习相关质量标准制订的知识，为今后从事药品质量标准起草工作奠定一定基础。

【知识目标】
➤ 掌握中药制剂质量标准的概念和主要内容。
➤ 熟悉中药制剂稳定性研究意义和内容。
➤ 理解中药制剂质量标准的起草说明。

【技能目标】
➤ 理解中药制剂质量标准中各项的顺序和设置意义。
➤ 会分析中药制剂质量标准实例。

# 任务 8.1 概　述

## 8.1.1　制订质量标准的目的、意义和原则

　　药品质量标准：对药品的质量规格及检测方法所作的技术规定，是药品生产、供应、使用、检验和管理部门必须共同遵循的法定依据，以确保用药的安全有效。

　　中药制剂的质量标准：根据药品质量标准的要求所制订的符合中药特点控制中药质量的技术规范。

　　制订质量标准的意义和原则：质量标准的制订必须坚持质量第一，充分体现"安全有效，技术先进，经济合理"的原则。

新中国成立以来,我国制订了一系列药品质量管理的法规和条例,建立了法定的药品质量监督机构。2001年12月1日,新修订的《中华人民共和国药品管理法》开始实施,从法律上保证了药品质量监督管理的权利。

对全面控制药品质量的科学管理的5个方面规范,即《药材生产质量管理规范》(GAP)、《药品生产质量管理规范》(GMP)、《非临床研究用药质量管理规范》(GLP)、《临床研究用药管理规范》(GCP)和《药品供应质量管理规范》(GSP)。

### 8.1.2　制订质量标准的前提

#### 1) 药物组成固定

处方药味及分量是制订质量标准的依据,直接影响评价指标的选定和限度的制订。因此在制订质量标准之前必须要求获得真实、准确的处方才可开始进行质量标准的研究和实验设计。

#### 2) 原料稳定

中药制剂质量标准制订之前,须制订药材和辅料的质量标准。在临床研究及中试阶段以及后期生产,都要严格按药材质量标准所规定的项目投料。

#### 3) 制备工艺稳定

新药的研制在处方确定以后,结合临床服用要求,确定剂型,进行工艺条件的研究,优选出最佳工艺条件,至少是适合中试生产规模,条件具备后,制备工艺稳定后,才可进行质量标准的实验设计。因为尽管处方相同,而工艺不同,致使所含成分及其量不同,直接影响鉴定、含量测定等项目的建立和限度的规定。

### 8.1.3　质量标准研究程序

#### 1) 依据法规制订方案

总方案的设计应根据国家药品监督管理局颁发的《新药审批办法》对中药制剂质量标准研究的技术要求进行,质量标准拟定的各项内容参照现行版《中国药典》。

#### 2) 查阅有关资料

根据处方组成,查阅组方中药味的主要化学成分及理化性质的文献资料、与功能主治有关的药效学研究及质量控制方面的文献资料,为制订质量标准提供参考和依据。

#### 3) 实验研究

对质量标准中的各项内容进行试验研究,积累原始数据,为质量标准的制订提供依据。

#### 4) 制订质量标准草案

制订标准时,对检测方法的选择应根据"准确、灵敏、简便、快速"的原则,既要结合实际,又要与国际先进水平接轨。限度的制订要以药效学研究和临床应用结合起来进行合理地制订。

# 任务 8.2　中药制剂质量标准的内容

质量标准是新药研究中的重要组成部分。中药制剂的质量标准包括名称、处方、制法、性状、鉴别、检查、浸出物测定、含量测定、功能与主治、用法与用量、注意、规格、贮藏等十余项内容。质量标准的书写具规范的格式,具体要求参照《中华人民共和国药典》(2015 版)。

## 8.2.1　名称

名称包括中文名、汉语拼音。

## 8.2.2　处方

### 1) 成方制剂应列处方

单味制剂为单一药味,故不列处方,而在制法中应说明药味及其分量;制剂中使用的药引、辅料及附加剂一般不列入处方中,在制法中加以说明。

### 2) 处方中的药材名称

凡国家标准已收载的药材,一律采用最新版规定的名称。地方标准收载的品种与国家药品标准名称相同而来源不同的,应另起名称。国家药品标准未收载的药材,应采用地方标准收载的名称,应另加注明。

### 3) 处方药味的排列

根据中医理论,按"君、臣、佐、使"顺序排列,书写从左到右,然后从上到下。

### 4) 处方中的炮制品写法

处方中药材不注明炮制要求的,均指净药材(干品);某些剧毒药材生用时,冠以"生"字,以引起重视;处方中药材属炮制品的,一般用括号注明,与药典方法不同的,应另加注明。

### 5) 处方量

处方中各药材的量一律用法定计量单位,质量以"g"为单位,容量以"mL"为单位,全处方量应以制成 1 000 个制剂单位的成品量为准。

## 8.2.3　制法

①制法项下主要叙述处方中药物共多少味(包括药引、辅料)。各味药处理的简单工艺,对质量有影响的关键工艺,应列出控制的技术条件(如时间、温度、压力、pH 值等)。保密品种制法可略(但申报资料中应有这部分内容)。

②属于常规或《中国药典》已规定的炮制加工品,在制法中不需叙述,特殊的炮制加工可在附注中叙述。

③制法中药材粉末的粉碎度用"粗粉""中粉""细粉""极细粉"等表示,不列筛号。

④一般一个品名收载一个剂型的制法;蜜丸可并列收载水蜜丸、小蜜丸与大蜜丸;制备蜜丸的炼蜜量要考虑各地气候、习惯等不同,应规定一定幅度,但规定幅度不应过大,以免影响用药剂量。

⑤单味制剂如属取原料直接打粉或直接投料,按常规方法制作的,不需经过各种处理的,可不列制法,如珍珠粉胶囊。

### 8.2.4 性状

一种制剂的性状往往与投料的原料质量及工艺有关。原料质量保证,工艺恒定则成品的性状应该是基本一致,故质量标准中规定制剂的性状,能初步反映其质量情况。制剂的性状指成品的颜色、形态、形状、气味等。

①除去包装后的直观情况,按颜色、外形、气味依次描述;片剂、丸剂如有包衣的还应描述除去包衣后的片芯、丸芯的颜色及气味,硬胶囊剂应写明除去胶囊后内容物的色泽;丸剂如用朱砂、滑石粉或煎出液包衣,先描述包衣色,再描述除去包衣后丸芯的颜色及气味。

②制剂色泽如以两种色调组合的,描写时以后者为主,如棕红色,以红色为主,书写时颜色、形态后用分号。色泽避免用各地理解不同的术语,如青黄、土黄色、肉黄色、咖啡色等。

③外用药及剧毒药不描述味。各种剂型描述举例如下所述。

A.丸剂。

a.水丸。沉香化气丸:本品为灰棕色至黄棕色的水丸;气香,味微甜、苦。

b.蜜丸。艾附暖宫丸:本品为深褐色至黑色的小蜜丸或大蜜丸;气微,味甘而后苦、辛。

B.散剂。

玉真散:本品为黄白色至淡黄色的粉末;气香,味麻辣。

C.片剂。牛黄解毒片:本品为素片或包衣片,素片或包衣片除去包衣后显棕黄色;有冰片香气,味微苦、辛。

D.颗粒剂。午时茶颗粒:本品为棕色的颗粒;气微香,味甜、微苦。

E.锭剂。紫金锭:本品为暗棕色至褐色的长方形或棍状的块体;气特异,味辛而苦。

F.煎膏剂。二冬膏:本品为棕黄色稠厚的半流体;味甜微苦。

G.糖浆剂。川贝枇杷糖浆:本品为棕红色的黏稠液体;气香,味甜、微苦、凉。

H.合剂(口服液)。小建中合剂:本品为棕黄色的液体;气微香,味甜、微辛。

中药口服液一般均有颜色,且难以达到澄明,性状描述时应予注意。

I.滴丸剂。满山红油滴丸:本品为黄棕色的滴丸;有特异香气。

J.胶囊剂。龟龄集:本品为胶囊剂,内容物为棕褐色;气香异,味咸。

K.酒剂。舒筋活络酒:本品为棕红色的澄清液体;气香,味微甜,略苦。

L.酊剂。颠茄酊:本品为棕红色或棕绿色的液体;有微臭。

M.流浸膏及浸膏剂。

a.甘草流浸膏:本品为棕色或红褐色的液体;味甜,略苦涩。

b.甘草浸膏：本品为棕褐色固体，有微弱的特殊臭气和持久的特殊甜味；遇热软化易吸潮。

N.膏药。狗皮膏：本品为摊于兽皮或布上的黑膏药。

O.橡胶膏剂。伤湿止痛膏：本品为淡黄绿色至淡黄色的片状橡皮膏；气芳香。

### 8.2.5　鉴别

鉴别方法包括显微鉴别、理化鉴别。编写顺序为：显微鉴别、一般理化鉴别、色谱鉴别。

**1）显微鉴别**

显微鉴别应突出描述易察见的特征。正文写"取本品，置显微镜下观察"，其后描述处方药材鉴别特征，所描述的每味药材鉴别特征都用句号分开，但不需注明是什么药材的特征。

**2）一般理化鉴别**

①一般鉴别反应，在《中国药典》四部中已有规定，按照《中国药典》四部中方法进行操作。

②样品配成供试溶液，分别做两项鉴别试验时，而二者鉴别试验叙述较简短，可写在一项鉴别中；若叙述较长，又再无其他鉴别项，可先写处理方法，然后写"溶液（或滤液）照下述方法试验"；如鉴别不止两项，鉴别试验叙述较长，需分别做鉴别试验时，可分项描述。

③荧光鉴别一般应采用 365 nm 波长的紫外光灯，写为"置紫外光灯（365 nm）下观察"。如用其他波长紫外光灯观察，应在括号内注明。

**3）色谱鉴别**

在复方制剂中较为常用的是薄层色谱鉴别。

①中药制剂中有与《中国药典》收载品种的同一药味，一般尽可能采用与药材相同条件进行薄层色谱鉴别，描述也应统一。有些处方由于某些药味干扰，难以统一或虽无干扰，但在同一薄层板上可实现同时检出几味药以使操作简单，可采用其他条件。

②薄层色谱鉴别中如利用上项鉴别剩余的供试品溶液，可不再重复写其供试品溶液制备方法，可先写对照品（或对照药材）溶液的制备方法，再写"照薄层色谱法（《中国药典》四部××××）"试验之后，写"吸取鉴别（X）项下的供试品溶液与上述对照品（或对照药材）溶液各 X μL"；而用上项鉴别的滤液（溶液）或药渣，在进行处理后才制成供试品溶液的，应首先描述其处理方法。

此外，高效液相色谱很少直接用于中药制剂的鉴别，气相色谱适宜于制剂中含挥发性成分的药材鉴别。

### 8.2.6　检查

①先描述通则规定以外的检查项目，其他应符合××剂型有关规定（《中国药典》四部××××）。

②通则规定的检查项目要列出具体数据的，或通则规定以外的检查项目，其描述次序为相对密度、pH 值、乙醇量、总固体、干燥失重、水中不溶物、酸不溶物、重金属等。

③如对通则中某项检查有特殊规定的，如小金丸可写"除溶散时限不检查外，其他应符合丸剂项有关的各项规定（《中国药典》四部 0108）"。

### 8.2.7 浸出物测定

根据剂型和品种的需要,根据《中国药典》浸出物测定的有关规定,选择适当的溶剂和方法进行测定。并规定限(幅)度指标。

### 8.2.8 含量测定

先写含量测定方法,再另起一行写含量测定限度规定。

### 8.2.9 功能与主治

①功能要以中医术语来描述,力求简明扼要。要突出主要功能,使能指导主治,并应与主治衔接,先写功能,后写主治,中间以句号隔开,并以"用于"二字连接。

②根据临床结果,如有明确的西医病名,一般可写在中医病症之后。

### 8.2.10 用法与用量

①先写用法,后写一次量及一日使用次数;同时可供外用的,则列在服用最后,并用句号隔开。

②用法。如用温开水送服的内服药,则写"口服";如需用其他方法送服的应写明。除特殊需要明确者外,一般不写饭前或饭后服用。

③用量。为常人有效剂量;儿童使用或以儿童使用为主的中药制剂,应注明儿童剂量或不同年龄儿童剂量。剧毒药要注明剂量。

④不同的功能主治,用法用量也不同,须逐一写明。

### 8.2.11 注意

包括各种禁忌,如孕妇及其他疾患和体质方面的禁忌、饮食的禁忌或注明该药为毒剧药等。

### 8.2.12 规格

①规格的写法有以质量计、以装量计、以标量计等。以质量计的,如丸、片剂,注明每丸(或每片)的质量;以装量计的,如散剂、胶囊剂、液体制剂,注明每包(或瓶、粒)的装量;以标示量计的,注明每片的含量。同一品种有多种规格时,量小的在前,依次排列。

②规格单位在 0.1 以下用"mg",以上用"g";液体制剂用"mL"。

③单味制剂有含量限度的,须列规格,是指每片(或丸、粒)中含有主药或成分的量;按处方规定制成多少丸(或片等)以及散装或大包装的以质量(或体积)计算用量的中药制剂均不规定规格。规格最后不列标点符号。

### 8.2.13 贮藏

贮藏是指对中药制剂贮存与保管的基本要求。根据制剂的特性,注明保存的条件和要求。除特殊要求外,一般品种可注明"密封";需在干燥处保存,不怕热的品种,加注"置阴凉干燥处";遇光易变质的品种要加"避光"等。

# 任务 8.3　中药制剂质量标准起草说明

在制订中药制剂的质量标准的同时,应编写起草说明,阐述列入正文内容的理由、研究方法和内容。起草说明是对制订制剂质量标准的详细注释,充分反映质量标准的制订过程,有助于判断所定质量标准的合理性及各种检测方法的可靠性。

### 8.3.1　名称

名称包括中文名、汉语拼音。命名总的要求是明确、简短、科学,不用容易混淆、误解和夸大的名称,不应与已有的药品名称重复。另外,药品应以一方为一名,即使是不同剂型同一处方,应用同名称并加不同剂型命名,如十全大补丸、十全大补酒、十全大补晶、十全大补口服液。

①单味制剂(含提取物),一般采用原料(药材)名与剂型名结合,如三七片、绞股蓝皂苷片。

②复方制剂。

a.采用方内主要药味缩写加剂型,如参芍片、香连丸、银黄口服液。

b.采用方中主要药味缩写加功效加剂型,如龙胆泻肝丸、银翘解毒冲剂、参附强心丸。

c.采用药味数与主要药名或功效加剂型,如六味地黄颗粒、十全大补丸。

d.采用功效加剂型,如补中益气合剂、妇炎康复片、镇脑宁胶囊。

e.采用君药前加复方加剂型,如复方丹参注射液、复方天仙胶囊。

f.采用方内药物剂量比例或服用剂量加剂型,如六一散、七厘散、九分散。

g.采用象形比喻结合剂型,如玉屏风散、泰山磐石散。

h.采用主要药材和药引结合并加剂型,如川芎茶调散,以茶水调服。

i.不宜采用的命名法有:不以主药一味命名,易于单味制剂混淆,如天麻丸为十味药组成;不以人名、地名或代号命名;还应注意剂型名称与实物相符,更不宜以中西不同理论功效混杂命名等。

### 8.3.2　处方

说明该药处方来源与方解(君、臣、佐、使)。处方中如有《中国药典》未收载的炮制品,应详细说明炮制方法及炮制品的质量要求。

如为保密品种,其处方需完整地列在起草说明中。

### 8.3.3 制法

在此说明制备工艺全过程每一步骤的意义,解释关键工艺的各项技术要求的含义及相关半成品的质量标准。列出在工艺研究中各种技术条件及方法的对比数据,确定最终制备工艺及技术条件的理由。

### 8.3.4 性状

叙述在性状描述中需要说明的问题。所描述的样品至少是中试产品,并至少观察 3~5 批样品,有的中药制剂在储藏期间颜色会变深,可根据实际观察情况规定幅度。

### 8.3.5 鉴别

在此说明中药制剂定性鉴别项目选定的原则及方法,以确保中药制剂鉴别项目的规范合理。

1)鉴别项目的选定

可根据处方组成及研究资料确定建立相应的鉴别项目,原则上处方各药味均应进行试验研究,根据试验情况,选择列入标准中。首选君药、贵重药、毒性药。因鉴别特征不明显,或处方中用量较小而不能检出者应予说明,再选其他药材鉴别。也可选用重现性好且能反映组方药味特征的图谱或指纹图谱鉴别。

2)鉴别方法的依据

试验条件的选定如薄层色谱法的吸附剂、展开剂、显色剂的选定等。理化鉴别和色谱鉴别需列阴性对照试验结果,以证明其专属性,并提供有 3 批以上样品的试验结果,以证明其重复性。药典未收载的试液,应注明配制方法及依据。

3)要求随资料附有关的图谱

如显微鉴别的粉末特征墨线图或照片(注明扩大倍数),薄层色谱照片。色谱法的色谱图(包括阴性对照图谱原图复印件)。色谱图及照片均要求清晰、真实。特征图谱或指纹图谱需有足够的实验数据和依据,确认其可重现性。

4)色谱鉴别所利用的对照品及对照药材

现行国家药品标准收载者可直接采用。鉴别用对照品纯度检查可用薄层色谱法,点样量为鉴别常规点样量的 10 倍量,选择两个以上溶剂系统展开,色谱中应不显杂质斑点。对照药材经过准确鉴定并注明药材来源,选定符合国家药品标准规定要求的优质药材。

### 8.3.6 检查

检查主要是指检查制剂中可能引入的杂质或与质量标准有关的项目。

①中药制剂检查项目参照《中国药典》四部各有关制剂通则项下规定的检查项目和必要的其他检查项目进行检查,如与通则中某项检查要求不同的,要说明理由及列出具体数据,如

还有通则以外的检查项目时,要说明理由、方法及数据。药典未收载的剂型可另行制订。

②中药制剂所用药材均应是经检验符合规定的药材,故一般制成制剂后不再作总灰分等检查。但对新药,需作重金属、砷盐等有害物质的考察,要提供所检测的数据。必要时,将重金属、砷盐列入正文检查项目中。一般重金属含量不超过 10 $\mu g/g$,砷盐含量不超过 2 $\mu g/g$,不列入正文检查项目中。此外,内服酒剂、酊剂是否含甲醇,可用气相色谱法进行检测,提供所检测的数据,必要时列入正文检测项下。

③中药制剂凡规定限度指标的品种(指重金属、砷盐或甲醇等)要有足够的数据,至申报试生产用质量标准时,必须积累至少 10 个批次 20 个数据指标,将限度指标列入正文之中。凡未列入正文中的检查项目研究,也应提供方法及检测数据。

④对有毒性的药材,应对其有毒成分制订限度指标。

⑤杂质检查所需对照品含量限度要求基本和含量测定用对照品相同。

## 8.3.7　浸出物测定

中药制剂可测浸出物以控制质量。

①在确定无法建立含量测定时,可暂定浸出物测定作为质量控制项目,但必须具有针对性和控制质量的意义;凡收载含量测定项,可不规定此项。但含量测定限度低于万分之一的,可增加一个浸出物测定。

②说明规定该项目的理由,所采用溶剂和方法的依据,列出实测数据,各种浸出条件,对浸出物量的影响,制订浸出物量限(幅)度的依据和试验数据。

③浸出物测定的建立是以测试 10 个批次样品的 20 个数据为准。

## 8.3.8　含量测定

### 1) 药味的选定

①中药制剂在确定含量测定成分的药味时,要以中医药理论为指导,首选处方中的主药、贵重药、毒剧药制订含量测定项目,以保证临床用药的有效性和安全性。在中药制剂中进行含量测定的药味,原料药必须要有含量限度,以保证成品质量。

②中药制剂处方中有"君、臣、佐、使"之分。君药是针对主病或主证起主要治疗作用的药物,所以应首选其君药建立含量测定项目。

③应对制剂中贵重药物进行含量测定。如牛黄、麝香、西洋参、人参等,要找出相应的定量指标,以便控制其在制剂中的含量,防止在生产过程中,不投料或少投料的现象发生。

④应对中药制剂中有大毒的药味进行定量分析。例如马钱子、生川乌、草乌、斑蝥等,若含量太低无法测定,则应规定限量检查项目。

⑤若上述药味基础研究薄弱或无法进行含量测定时,也可依次选择臣药及其他药味进行测定。

### 2) 测定成分的选定

测定药味选择以后,还应选定某一成分为定量指标,一般应遵循下述几项原则。

（1）测定有效成分

对于有效成分,清楚其药理作用与该味药的主治功能相一致的成分,应作为首选。

（2）测定毒性成分

如乌头中所含多种生物碱,其中酯型生物碱(包括单酯型、双酯型及三酯型)具有毒性,可测定总酯型生物碱的含量,作为质控指标之一,保证中药制剂服用安全有效。

（3）测定总成分

有效部位或指标性成分类别清楚的,可进行总成分的测定,如总黄酮、总皂苷、总生物碱、总有机酸、总挥发油等。

（4）对有效成分不明确的中药制剂可采用的方法：

对有效成分不明确的中药制剂可采用下述几种方法进行测定。

①测定指标性成分,指标性成分专属性要强,其含量高低可代表药材在制剂中的量。

②测定浸出物,溶剂的选择应具针对性,能达到控制质量的目的。一般不采用水和乙醇。因其溶出物量太大,某些原料或工艺的影响难以反映质量的差异。

③以某一物理常数为测定指标。如柴胡注射液(蒸馏液)其有效成分不太清楚,但实验证明,在 276 nm 波长处有最大吸收度,且吸收度的高低与其 1∶1 蒸馏液浓度呈正比,所以可用 276 nm 的吸收度值($A$)来控制其质量。此外,在建立化学成分的含量测定有困难时,也可考虑建立生物测定等其他方法。

（5）测定易损成分

测定在制备、贮存过程中易损失的成分,如冰片易挥发损失,因此在含有冰片的中药制剂中要测定其含量。

（6）测定专属性成分

被测成分应归属于某一药味,若为两味或两味以上药材所共有的成分,则不应选为定量指标。如处方中同时含有黄连、黄柏,最好不选小檗碱作为定量指标。

（7）测定成分应尽量与中医理论相一致,与药理作用和主治功能一致

如山楂在制剂中若以消食健胃为主,则应测定有机酸含量,若以治疗心血管疾病为主则应测定黄酮类成分。又如制何首乌具有补肝肾、益精血、乌须发的功能,若以大黄素为定量指标,就不太适宜。

### 3）含量测定方法的确定

含量测定方法可参考有关质量标准或有关文献,根据处方工艺和剂型的特点以及被测成分的性质、干扰成分的性质等因素进行综合考虑。

对测定方法的选择应根据"准确、灵敏、简便、快速"的原则,同时要考虑方法的专属性、重现性、稳定性等,与国际先进水平接轨,同时强调其方法的适用性。

### 4）方法学考察

（1）提取条件的选定

当被测成分选定后,要选择合适的提取方法将被测成分从样品中提取出来。提取条件的好坏应以能最大限度地提取被测成分、样品含量高、测定结果稳定为标准。提取条件的确定,一般要用不同溶剂、不同提取方法、不同时间、不同温度以及 pH 值等条件比较而定,可参考文

献,重点对比某种条件,也可用正交试验全面优选条件。

（2）净化分离方法的选定

除去对测定有干扰的杂质,又不损失被检物质。结合回收率试验,从而确定净化方法。

（3）测定条件的选择

测定条件的合适与否,对测定结果有直接的影响。对于不同的方法,测定条件的选择也有所不同。要根据仪器性能和测试方法进行选择。选择灵敏度高、相对误差小以及稳定性好的条件为测定条件。

（4）空白试验条件的选择

空白试验是消除测定过程中系统误差的一个重要手段。空白试验是在不加试样的情况下,按照试样的分析步骤和条件而进行分析的试验。

阴性对照样品（空白样品）的制备一般有两种方法:一种是不含被测成分药材的成药;另一种是不含被测成分的成药（用色谱法将被测成分从成药中分离出去）,以前者为常用。分光光度法中的空白包括溶剂空白、试剂空白及阴性对照空白。

（5）线性关系考察

线性考察的目的首先是确定样品浓度与定量信息是否呈线性关系;其次是确定线性范围,即适当的样品量的确定;再就是看直线是否通过原点,以确定用一点法还是两点法去测定并计算。标准曲线相关系数 $r$ 值一般应在 0.999 以上,薄层扫描的 $r$ 值应在 0.995 以上。

（6）测定方法的稳定性试验

测定方法的稳定性试验考察的目的是选定最佳的测定时间,光谱法和色谱法都须测定,即每隔一定时间测定一次,延续几个小时,视其是否稳定,以确定适当的测定时间。

（7）精密度试验

分光光度法及气相、液相色谱法应对同一供试液进行多次测定;薄层扫描法应对同一薄层板及异板多个同量斑点扫描测定,考察其精密度。用相对标准差（$RSD\%$）来表示。

（8）重现性试验

按拟定的含量测定方法,对同一批样品进行多次测定（平行试验至少 5 次以上）,计算相对标准差（$RSD\%$）,一般要求低于 5%。同一人测定多次称重现性,不同人或实验室测定称重现性。

（9）检测灵敏度及最小检出量

分析方法的灵敏度是指单位浓度（或量）与响应值的比值。分析方法的灵敏度中最小检出量是用信号强度为噪声强度两倍时的样品量来表示。用以表示测量方法在实验条件下对样品中供试物的最低浓度。用仪器分析法时,可用标准溶液与空白试验对照,以信噪比（2∶1）来确定检测限的最低水平;也可用多次空白试验,求背景响应的标准差,再乘以 2,作为检测限的估计值,然后依此制备相应检测限浓度的样品。

（10）回收率试验

在含量测定方法的建立过程中,以回收率估计分析方法的误差和操作过程的损失,以评价方法的可靠性。实验方法包括加样回收试验和模拟配方回收试验（阴性空白回收试验）,其中加样回收试验实际工作中应用较多。回收率试验至少需要进行 5（$n=5$）次试验或 3 组平行试验（$n=6$）,在同一批样品中加入相同或不同的纯品量,后者可进一步验证测定方法中取样量多少更为合适。回收率一般要求为 95% ~ 105%，*RSD*% <3%。

**5) 含量限(幅)度指标**

必须强调，含量限度的制订，是在保证药物成分对临床安全和疗效稳定的情况下，有足够的具代表性的样品实验数据为基础，结合药材含量及工艺回收率综合分析制订。

①根据实测数据(临床用样品至少有 3 批、6 个数据，生产用样品至少有 10 批、20 个数据)制订。毒性成分的含量必须规定幅度。

②中药制剂含量限度规定的方式，主要有以下几种：

a.规定一幅度。

b.规定标示量 100±(5% ~ 20%)。

c.规定下限。

**6) 含量测定用对照品**

如为现行国家药品标准收载者可直接采用。但所使用的对照品必须是中国食品药品检定研究院统一下发的。如为现行国家标准以外的品种则应按以下要求制备和提供资料一同上报。

①对照品的来源：由植、动物提取的需要说明原料的科名、拉丁学名和药用部位。若为化学合成物，应注明供应来源。

②确证：确证已知结构的化合物需提供必要的参数及图谱，并应与文献值或图谱一致，如文献无记载，则按未知物要求提供足以确证其结构的参数。

③纯度与含量：纯度检查是指检查对照品以外的杂质有多少，而含量则是指对照品本身的含有数量。

④对照品的含量及杂质测定方法。

⑤对照品的含量：限度要求。合成品原则上要求 99% 以上，天然产物中提取的对照品验证纯度应在 98% 以上，并提供含量测定的方法和测试数据。个别的可在 97% 以上，含量低于 90% 者，一般不可作为定量用对照品。

⑥稳定性考察：对对照品的质量鉴别，应建立复核考察制度，对考察稳定性的检测方法，要根据物质的性质或情况而定。

### 8.3.9　功能与主治

说明药理试验及临床试验研究的结果；制订功能与主治项的理由。

### 8.3.10　用法与用量

说明制订用法与用量项的理由。

### 8.3.11　注意

说明制订注意项的理由。

### 8.3.12  规格

规格要考虑与常用剂量相衔接,方便临床的使用。

### 8.3.13  贮藏

说明贮存理由;需特殊贮存条件的也应说明理由。

# 任务 8.4  实例分析(复方丹参片)

以复方丹参片为例,阐述中药制剂质量标准需起草的文件。

### 8.4.1  药品原料(药材)的质量标准草案

①丹参:本品为唇形科植物丹参 *Salvia miltiorrhiza* Bge.的干燥根和根茎。全国大部分地区均产,栽培品主产四川。本品应符合《中国药典》(2015 年版)一部丹参项下有关规定。

②三七:本品为五加科植物三七 *Panax notoginseng* (Burk.)F.H.Chen 的干燥根和根茎。主产于云南、广西。本品应符合《中国药典》(2015 年版)一部三七项下有关规定。

③冰片:本品为樟脑、松节油等经化学方法合成加工的制成品。本品应符合《中国药典》(2015 年版)一部冰片项下有关规定。

### 8.4.2  药品成品的质量标准

**复方丹参片** Fufang Danshen Pian

【处方】   丹参 450 g、三七 141 g、冰片 8 g。

【制法】   以上三味,丹参提取 3 次,第一次加乙醇回流 1.5 h,滤过,滤液回收乙醇,浓缩至相对密度 1.30(55~60 ℃);第二次加 50%乙醇回流 1.5 h,滤过;第三次加水回流 2 h,滤过,合并第二、三次滤液,回收乙醇,浓缩至相对密度 1.40(55~60 ℃),与第一次的浓缩液合并,混匀,制成相对密度为 1.35~1.39(55 ℃)的清膏。将三七粉碎成细粉,与丹参清膏拌匀,干燥,制成颗粒。将冰片研细,与上述颗粒混匀,压制成 1 000 片,包糖衣即得。

【性状】   本品为糖衣片,除去包衣后显棕色至棕褐色;气芳香,味微苦。

【鉴别】   (1)取本品 5 片,除去糖衣,研细,加乙醚 10 mL,超声处理 5 min,滤过,药渣备用,滤液挥干,残渣加乙酸乙酯 2 mL 使溶解,作为供试品溶液。另取丹参酮ⅡA、冰片对照品,分别加乙酸乙酯制成每 1 mL 含 0.5 mg 的溶液,作为对照品溶液。照薄层色谱法(《中国药典》四部 0502)试验,吸取上述 3 种溶液各 4 μL,分别点于同一硅胶 G 薄层板上,以苯-乙酸乙酯

（19∶1）为展开剂，展开，取出，晾干。供试品色谱中，在与丹参酮ⅡA对照品色谱相应的位置上，显相同颜色斑点；喷以1%香草醛硫酸溶液，在110℃加热数分钟，在与冰片对照品色谱相应的位置上，显相同颜色斑点。

（2）取鉴别（1）项下的药渣，加甲醇25 mL，加热回流15 min，放冷，滤液蒸干，残渣加水25 mL，微热使溶解，加水饱和的正丁醇25 mL，振摇提取，取正丁醇提取液，用氨试液25 mL洗涤，弃去氨溶液，再用正丁醇饱和的水洗涤2次，每次25 mL，正丁醇液浓缩至干，残渣加甲醇1 mL使溶解，作为供试品溶液。另取三七皂苷R1对照品及人参皂苷Rb1、Rg1对照品，分别加甲醇制成每1 mL含1 mg的溶液，作为对照品溶液。照薄层色谱法（《中国药典》四部0502）试验，吸取上述4种溶液各1 μL，分别点于同一硅胶G薄层板上，以三氯甲烷-甲醇-水（13∶7∶2）10℃以下放置分层的下层溶液为展开剂，展开，取出，晾干，喷以硫酸乙醇溶液（1→10），立即于110~120℃加热至斑点显色清晰。供试品色谱中，在与对照品色谱相应的位置上，显相同颜色的斑点。

【检查】 应符合片剂项下有关的各项规定《中国药典》四部通则0101。

【含量测定】 照高效液相色谱法测定。

①色谱条件与系统适用性试验。用十八烷基硅烷键合硅胶为填充剂；甲醇-水（73∶27）为流动相；检测波长270 nm。理论塔板数按丹参酮ⅡA峰计算应不低于2 000。

②对照品溶液的制备。取丹参酮ⅡA对照品适量，精密称定，置棕色量瓶中，加甲醇制成每1 mL含40 μg的溶液，即得。

③供试品溶液的制备。取本品10片，除去糖衣，精密称定，研细，取1 g，精密称定，置具塞锥形瓶中，精密加入甲醇25 mL，密塞，称定质量，超声处理（功率250 W，频率33 kHz）15 min，放冷，再称定质量，用甲醇补足减失的质量，摇匀，滤过，取续滤液，即得。

④测定法。分别精密吸取对照品溶液与供试品溶液各10 μL，注入液相色谱仪，测定，即得。

本品每片含丹参酮ⅡA（$C_{18}H_{18}O_3$）计，不得少于0.20 mg。

【功能主治】 活血化瘀，理气止痛。用于胸闷，心绞痛。

【用法与用量】 口服，一次3片，一日3次。

【注意】 孕妇慎用。

【储藏】 密封。

### 8.4.3 质量标准起草说明

【名称】 复方丹参片。

本片由丹参、三七、冰片三味理气活血、芳香开窍药组成，主治冠心病心机不畅，心血瘀滞等症。丹参有改善循环障碍、活血化瘀、抑制体外血栓形成等作用，是本方中的主药，故此药命名采用主药药味加剂型名，并在前面加"复方"两字的原则命名。

【处方】 本方来源于上海医科大学附属华山医院临床经验方，由丹参、三七、冰片组成。丹参活血祛瘀，三七散瘀定痛，冰片开窍散瘀，重用丹参活血祛瘀以治本，是君药，配以三七既能活血行瘀，以增丹参之效，又具祛瘀止痛作用，可以缓解瘀痛；气为血之帅，气行则血活，故又用冰片辛散通行以理气，芳香开痹以宽胸，诸药合用，使气行血畅，瘀滞消散，而痹痛得止，用于胸中憋闷，心绞痛。

**【制法】** 丹参清膏的制备:丹参的有效成分可分为脂溶性和水溶性两部分,丹参清膏的制备以95%乙醇溶液和50%乙醇溶液2次回流提取后,再以水回流提取1次,回收乙醇,浓缩成清膏。这样丹参中脂溶性成分和水溶性成分均可获得。

冰片在制粒后加入,防止在干燥时受热损失,包糖衣有利于防止储藏期间冰片的析出和逸出。

丹参清膏以相对密度来控制质量,大约1g清膏相当3g原药材。

性状按实样进行描述,除去糖衣后,片芯呈褐色,气芳香,味微苦。

**【鉴别】** 鉴别(1)是丹参和冰片的薄层色谱鉴别,丹参参照《中国药典》(2015年版)一部丹参的TLC鉴别,以中国食品药品检定研究院提供的丹参酮ⅡA为对照品对照,以苯-乙酸乙酯(19∶1)为展开剂,能得到较好的分离效果,缺丹参的阴性样品无干扰,证明此方法具专属性与可行性。喷以1%香草醛硫酸溶液,在110℃加热数分钟,在与冰片对照品色谱相应的位置上,显两个相同颜色斑点(龙脑、异龙脑)。经阴性对照,阴性样品对实验无干扰。在同一薄层上,同时鉴别了两种药材。

鉴别(2)是三七的薄层色谱鉴别,利用皂苷的溶解特性,不溶于乙醚,溶于醇的特性,用甲醇提取,用水饱和的正丁醇净化。以中国食品药品检定研究院提供的三七皂苷R1对照品及人参皂苷Rb1、Rg1为对照品,参照《中国药典》(2015年版)一部三七鉴别项下的色谱条件进行鉴别,供试品色谱中,在与对照品色谱相应的位置上,显相同的紫红色斑点,放置后斑点渐变紫色,经阴性对照,阴性样品对实验无干扰。

**【检查】** 检查按《中国药典》(2015年版)一部片剂项下规定,对本品3批样品的崩解时限进行了检查,结果均符合规定;对本品的重金属、砷盐做过检查,结果均低于百万分之二,故不列入正文。

**【含量测定】** 丹参的有效成分包含脂溶性的菲酮类成分和水溶性的酚酸类成分。菲酮类成分包括丹参酮ⅡA、丹参酮ⅡB、隐丹参酮、丹参酮Ⅰ等10余种成分,其中以丹参酮ⅡA含量较高。丹参酮ⅡA易发生化学变化,对其进行含量测定能够控制本品的质量。对已报道的薄层扫描法,本标准参考有关文献,建立高效液相色谱法测定本品中丹参酮ⅡA含量的方法,具有分离效果好、灵敏度高、准确度高等优点。

①仪器、试剂:LC-10A高效液相色谱仪(日本岛津)。丹参酮ⅡA对照品(中国食品药品检定研究院),试剂为分析纯、色谱纯。

②方法与结果。

a.色谱条件:色谱柱:CLC-ODS,15 cm×6.0 mm(日本岛津);流动相:甲醇-水(73∶27);检测波长:270 nm;流速:1.0 mL/min;进样量:10 μL;柱温:室温。在此色谱条件下,丹参酮ⅡA和样品中其他组分色谱峰基线分离,丹参酮ⅡA与其相邻色谱峰的分离度大于1.5;以丹参酮ⅡA峰计算的理论塔板数为4 000以上;拖尾因子为1.04;同时取阴性供试品溶液进样,结果表明,阴性供试品丹参酮ⅡA色谱峰位置处无响应峰出现。

b.标准曲线制备:对照品溶液制备同正文。精密吸取对照品溶液2.5 μL、5 μL、10 μL、15 μL、20 μL注入色谱仪,以峰面积平均值对进样量进行回归分析得到回归方程:$y = 1.1339×10^{-8}x+4.162\ 5$,$r=0.999\ 9$,在0.1~0.8 μg范围内,呈良好的线性关系。

c.精密度和重现性实验:取对照品溶液10 μL,按上述色谱条件重复进样测定6次,以丹参酮ⅡA色谱峰峰面积积分值计算,$RSD$为1.2%,另取同一批样品制备的供试品溶液,每隔3小时测定1次,24 h内$RSD$为1.42%($n=4$),日内$RSD$为2.4%($n=3$)。48 h以后含量明显下降,表面样品中丹参酮ⅡA应在当天完成所有的样品测定。

d.回收率试验:取同一批复方丹参片,研细,精密称取6份,其中5份分别精密加入丹参酮ⅡA对照品适量,另外1份做空白对照,按供试品处理方法制备后,取10 μL测定,每份样品测定3次,用平均值计算回收率,平均回收率为100.81%,*RSD*为0.51%(*n*=5)。

e.样品测定:取复方丹参片3批样品,依法测定,得丹参酮ⅡA平均含量分别为0.30、0.32、0.31 mg/片。

f.含量限度的制订:对3批样品进行测定,暂定本品每片不得少于0.25 mg。待生产中积累数据再作结论。

【功能主治】 活血化瘀,理气止痛。用于胸闷,心绞痛。

【用法与用量】 口服,一次3片,一日三次。

【注意】 孕妇慎用。

【储藏】 密封。

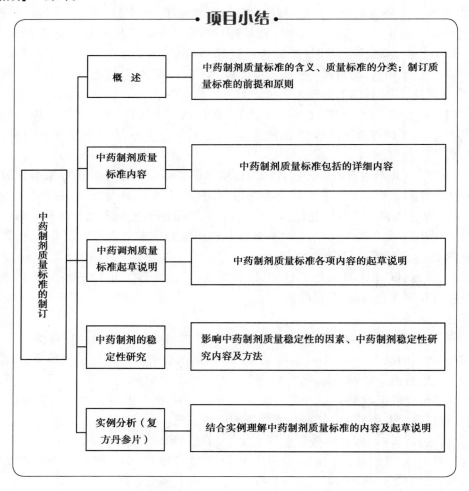

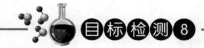目标检测 8

**简答题**

1.写出中药制剂质量标准制订程序与原则。

2.制订中药制剂质量标准的前提是什么?

3.详细列举中药制剂质量标准的内容。

4.详述如何选定中药制剂含量测定的指标成分?

5.中药制剂稳定性考察的方法有哪些? 设置稳定性考察的意义何在?

# 附　录

--------

## 常用试液及其配制

乙醇制氢氧化钾试液　可取用乙醇制氢氧化钾滴定液(0.5 mol/L)。

乙醇制氨试液　取无水乙醇,加浓氨溶液使每 100 mL 中含 NH$_3$9～11 g,即得。本液应置橡皮塞瓶中保存。

乙醇制硝酸银试液　取硝酸银 4 g,加水 10 mL 溶解后,加乙醇至 100 mL,即得。

乙醇制对二甲氨基苯甲醛试液　取对二甲氨基苯甲醛 1 g,加乙醇 9.0 mL 与盐酸 2.3 mL 使溶解,再加乙醇至 100 mL,即得。

二硝基苯试液　取间二硝基苯 2 g,加乙醇使溶解成 100 mL,即得。

二硝基苯甲酸试液　取 3,5-二硝基苯甲酸 1 g,加乙醇使溶解成 100 mL,即得。

二硝基苯肼试液　取 2,4-二硝基苯肼 1.5 g,加硫酸溶液(1→2)20 mL,溶解后,加水使成 100 mL,滤过,即得。

二乙基二硫代氨基甲酸银试液　取二乙基二硫代氨基甲酸银 0.25 g,加氯仿适量与三乙胺 1.8 mL,加氯仿至 100 mL,搅拌使溶解,放置过夜,用脱脂棉滤过,即得。本液应置棕色玻璃瓶中,密塞,置阴凉处保存。

二苯胺试液　取二苯胺 1 g,加硫酸 100 mL 使溶解,即得。

三硝基苯酚试液　本液为三硝基苯酚的饱和水溶液。

三氯醋酸试液　取三氯醋酸 6 g,加氯仿 25 mL 溶解后,加 30%过氧化氢溶液 0.5 mL,摇匀,即得。

水合氯醛试液　取水合氯醛 50 g,加水 15 mL 与甘油 10 mL 使溶解,即得。

对二甲氨基苯甲醛试液　取对二甲氨基苯甲醛 0.125 g,加无氮硫酸 65 mL 与水 35 mL 的冷混合液溶解后,加三氯化铁试液 0.05 mL,摇匀,即得。本液配制后 7 日即不适用。

亚硫酸氢钠试液　取亚硫酸氢钠 10 g,加水使溶解成 30 mL,即得。本液应临用新制。

亚硫酸钠试液　取无水亚硫酸钠 20 g,加水 100 mL 使溶解,即得。本液应临用新制。

亚硝酸钠试液　取亚硝酸钠 1 g,加水使溶解成 100 mL,即得。

过氧化氢试液　取浓过氧化氢溶液(30%),加水稀释成 3%的溶液,即得。

茚三酮试液　取茚三酮 2 g,加乙醇使溶解成 100 mL,即得。

呫吨氢醇甲醇试液　可取用 85%呫吨氢醇的甲醇溶液。

草酸试液　取草酸 6.3 g,加水使溶解成 100 mL,即得。草酸铵试液取草酸铵 3.5 g,加水使溶解成 100 mL,即得。

氢氧化钙试液　取氢氧化钙 3 g,置玻璃瓶内,加水 1 000 mL,密塞,时时猛力振摇,放置 1 小时,即得。用时倾取上层的清液。

氢氧化钠试液　取氢氧化钠 4.3 g,加水使溶解成 100 mL,即得。

氢氧化钡试液　取氢氧化钡,加新沸过的冷水使成饱和的溶液,即得。本液应临用新制。

氢氧化钾试液　取氢氧化钾 6.5 g,加水使溶解成 100 mL,即得。

香草醛试液　取香草醛 0.1 g,加盐酸 10 mL 使溶解,即得。

重铬酸钾试液　取重铬酸钾 7.5 g,加水使溶解成 100 mL,即得。

盐酸羟胺试液　取盐酸羟胺 3.5 g,加 60%乙醇使溶解成 100 mL,即得。

铁氰化钾试液　取铁氰化钾 1 g,加水 10 mL 使溶解,即得。本液应临用新制。

氨试液　取浓氨溶液 400 mL,加水使成 1 000 mL,即得。

氨制硝酸银试液　取硝酸银 1 g,加水 20 mL 溶解后,滴加氨试液,随加随搅拌,至初起的沉淀将近全溶,滤过,即得。本液应置棕色瓶内,在暗处保存。

高锰酸钾试液　可取用高锰酸钾滴定液(0.02 mol/L)。

硫化氢试液　本液为硫化氢的饱和水溶液。本液应置棕色瓶内,在暗处保存。本液如无明显的硫化氢臭,或与等容的三氯化铁试液混合时不能生成大量的硫沉淀,即不适用。

硫化钠试液　取硫化钠 1 g,加水使溶解成 10 mL,即得。本液应临用新制。

硫代乙酰胺试液　取硫代乙酰胺 4 g,加水使溶解成 100 mL,置冰箱中保存。临用前取混合液(由 1 mol/L 氢氧化钠溶液 15 mL、水 5.0 mL 及甘油 20 mL 组成 5.0),加上述硫代乙酰胺溶液 1.0 mL,置水浴上加热 20 秒钟,冷却,立即使用。

硫代硫酸钠试液　可取用硫代硫酸钠滴定液(0.1 mol/L)。

硫氰酸铬铵试液　取硫氰酸铬铵 0.5 g,加水 20 mL,振摇 1 h 后,滤过,即得。本液应临用新制。配成后 48 小时即不适用。

硫酸亚铁试液　取硫酸亚铁结晶 8 g,加新沸过的冷水 100 mL 使溶解,即得。本液应临用新制。

硫酸铜铵试液　取硫酸铜试液适量,缓缓滴加氨试液,至初生的沉淀将近完全溶解,静置,倾取上层的清液,即得。本液应临用新制。

硫酸镁试液　取未风化的硫酸镁结晶 12 g,加水使溶解成 100 mL,即得。

稀硫酸镁试液　取硫酸镁 2.3 g,加水使溶解成 100 mL,即得。

氰化钾试液　取氰化钾 10 g,加水使溶解成 100 mL,即得。

氯试液　本液为氯的饱和水溶液。本液应临用新制。

稀盐酸　取盐酸 234 mL,加水稀释至 1 000 mL,即得。本液含 HCl 应为 9.5%~10.5%。

稀硫酸　取硫酸 57 mL,加水稀释至 1 000 mL,即得。本液含 $H_2SO_4$ 应为 9.5%~10.5%。

稀硝酸　取硝酸 105 mL,加水稀释至 1 000 mL,即得。本液含 $HNO_3$ 应为 9.5%~10.5%。

稀醋酸　取冰醋酸 60 mL,加水稀释至 1 000 mL,即得。

碘试液　可取用碘滴定液(0.1 mol/L)。

碘化汞钾试液　取二氯化汞 1.36 g,加水 60 mL 使溶解,另取碘化钾 5 g,加水 10 mL 使溶解,将两液混合,加水稀释至 100 mL,即得。

碘化铋钾试液　取次硝酸铋 0.85 g,加冰醋酸 10 mL 与水 40 mL 溶解后,加碘化钾溶液 (4→10)20 mL,摇匀,即得。

稀碘化铋钾试液　取次硝酸铋 0.85 g,加冰醋酸 10 mL 与水 40 mL 溶解后,即得。临用前取 5 mL,加碘化钾溶液(4→10)5 mL,再加冰醋酸 20 mL,加水稀释至 100 mL,即得。

碘化钾试液　取碘化钾 16.5 g,加水使溶解成 100 mL,即得。本液应临用新制。

稀碱式醋酸铅试液　取碱式醋酸铅试液 4 mL,加新沸过的冷水使成 100 mL,即得。碱性三硝基苯酚试液取 1% 三硝基苯酚溶液 20 mL,加 5% 氢氧化钠溶液 10 mL,加水稀释至 100 mL,即得。本液应临用新制。

碳酸氢钠试液　取碳酸氢钠 5 g,加水使溶解成 100 mL,即得。

碳酸钠试液　取一水合碳酸钠 12.5 g 或无水碳酸钠 10.5 g,加水使溶解成 100 mL,即得。

醋酸钠试液　取醋酸钠结晶 13.6 g,加水使溶解成 100 mL,即得。

醋酸铅试液　取醋酸铅 10 g,加新沸过的冷水溶解后,滴加醋酸使溶液澄清,再加新沸过的冷水使成 100 mL,即得。

醋酸铵试液　取醋酸铵 10 g,加水使溶解成 100 mL,即得。

磷酸氢二钠试液　取磷酸氢二钠结晶 12 g,加水使溶解成 100 mL,即得。

鞣酸试液　取鞣酸 1 g,加乙醇 1 mL,加水溶解并稀释至 100 mL,即得。本液应临用时新制。

# 常用缓冲液及其配制

枸橼酸-磷酸氢二钠缓冲液(pH4.0)　甲液:取枸橼酸 21 g 或无水枸橼酸 19.2 g,加水使溶解成 1 000 mL,置冰箱内保存。乙液:取磷酸氢二钠 71.63 g,加水使溶解成 1 000 mL。取上述甲液 61.45 mL 与乙液 38.55 mL 混合,摇匀。

氨-氯化铵缓冲液(pH8.0)　取氯化铵 1.07 g,加水使溶解成 100 mL,再加稀氨溶液(1→30)调节 pH 值至 8.0。

氨-氯化铵缓冲液(pH10.0)　取氯化铵 5.4 g,加水 20 mL 溶解后,加浓氨溶液 35 mL,再加水稀释至 100 mL。

醋酸盐缓冲液(pH3.5)　取醋酸铵 25 g,加水 25 mL 溶解后,加 7 mol/L 盐酸溶液 38 mL,用 2 mol/L 盐酸溶液或 5 mol/L 氨溶液准确调节 pH 值至 3.5(电位法指示),用水稀释至 100 mL,即得。

醋酸-醋酸钠缓冲液(pH4.5)　取醋酸钠 18 g,加冰醋酸 9.8 mL,再加水稀释至 1 000 mL。

醋酸-醋酸钠缓冲液(pH6.0)　取醋酸钠 54.6 g,加 1 mol/L 醋酸溶液 20 mL 溶解后,加水稀释至 500 mL。

醋酸-醋酸铵缓冲液(pH4.5)　取醋酸铵 7.7 g,加水 50 mL 溶解后,加冰醋酸 6 mL 与适量的水使成 100 mL。

醋酸-醋酸铵缓冲液（pH6.0）　取醋酸铵 100 g,加水 300 mL 使溶解,加冰醋酸 7 mL,摇匀。

磷酸盐缓冲液（含胰酶）（pH6.8）　取磷酸二氢钾 6.8 g,加水 500 mL 使溶解,用 0.1 mol/L 氢氧化钠溶液调节 pH 值至 6.8;另取胰酶 10 g,加水适量使溶解,将两液混合后,加水稀释至 1 000 mL。

磷酸盐缓冲液（pH6.8）　取 0.2 mol/L 磷酸二氢钾溶液 250 mL,加 0.2 mol/L 氢氧化钠溶液 118 mL,用水稀释至 1 000 mL,摇匀。

磷酸盐缓冲液（pH7.6）　取磷酸二氢钾 27.22 g,加水使溶解成 1 000 mL,取 50 mL,加 0.2 mol/L 氢氧化钠溶液 42.4 mL,再加水稀释至 200 mL。

## 常用试纸及其制备

二氯化汞试纸　取滤纸条浸入二氯化汞的饱和溶液中,1 h 后取出,在暗处以 60 ℃ 干燥,即得。

红色石蕊试纸　取滤纸条浸入石蕊指示液中,加极少量的盐酸使成红色,取出,干燥,即得。

【检查】　灵敏度　取 0.1 mol/L 氢氧化钠溶液 0.5 mL,置烧杯中,加新沸过的冷水 100 mL 混合后,投入 10~12 mm 宽的红色石蕊试纸一条,不断搅拌,30 s 内,试纸应即变色。

蓝色石蕊试纸　取滤纸条浸入石蕊指示液中,湿透后,取出,干燥,即得。

【检查】　灵敏度　取 0.1 mol/L 盐酸溶液 0.5 mL,置烧杯中,加新沸过的冷水 100 mL,混合后,投入 10~12 mm 宽的蓝色石蕊试纸一条,不断搅拌,45 s 内,试纸应即变色。

碘化钾淀粉试纸　取滤纸条浸入含有碘化钾 0.5 g 的新制的淀粉指示液 100 mL 中,湿透后,取出干燥,即得。

溴化汞试纸　取滤纸条浸入乙醇制溴化汞试液中,1 h 后取出,在暗处干燥,即得。

醋酸铅试纸　取滤纸条浸入醋酸铅试液中,湿透后,取出,在 100 ℃ 干燥,即得。

## 常用指示液及其配制

二苯胺磺酸钠指示液　取二苯胺磺酸钠 0.2 g, 加水 100 mL 使溶解,即得。

二苯偕肼指示液　取二苯偕肼 1 g , 加乙醇 100 mL 使溶解,即得。

儿茶酚紫指示液　取儿茶酚紫 0.1 g,加水 100 mL 使溶解,即得。

变色范围　pH6.0~7.0~9.0　（黄→紫→紫红）。

双硫腙指示液　取双硫腙 50 mg,加乙醇 100 mL 使溶解,即得。

石蕊指示液　取石蕊粉末 10 g,加乙醇 40 mL,回流煮沸 1 h,静置,倾去上清液,再用同一方法处理 2 次,每次用乙醇 30 mL,残渣用水 10 mL 洗涤,倾去洗液,再加水 50 mL 煮沸,放冷,滤过,即得。

变色范围  pH4.5~8.0 (红→蓝)。

甲酚红指示液  取甲酚红 0.1 g,加 0.05 mol/L 氢氧化钠溶液 5.3 mL 使溶解,再加水稀释至 100 mL,即得。

变色范围  pH7.2~8.8(黄→红)。

甲酚红-麝香草酚蓝混合指示液  取甲酚红指示液 1 份与 0.1%麝香草酚蓝溶液 3 份,混合,即得。

甲基红指示液  取甲基红 0.1 g,加 0.05 mol/L 氢氧化钠溶液 7.4 mL 使溶解,再加水稀释至 200 mL, 即得。

变色范围  pH4.2~6.3 (红→黄)。

甲基红-亚甲蓝混合指示液  取 0.1%甲基红的乙醇溶液 20 mL,加 0.2%亚甲蓝溶液8 mL,摇匀,即得。

甲基红-溴甲酚绿混合指示液  取 0.1%甲基红的乙醇溶液 20 mL,加 0.2%溴甲酚绿的乙醇溶液 30 mL,摇匀,即得。

甲基橙指示液  取甲基橙 0.1 g,加水 100 mL 使溶解,即得。

变色范围  pH3.2~4.4(红→黄)。

甲基橙-二甲苯蓝 FF 混合指示液  取甲基橙与二甲苯蓝 FF 各 0.1 g,加乙醇 100 mL 使溶解,即得。

甲基橙-亚甲蓝混合指示液  取甲基橙指示液 20 mL,加 0.2%亚甲蓝溶液 8 mL,摇匀,即得。

亚甲蓝指示液  取亚甲蓝 0.5 g,加水使溶解成 100 mL,即得。

结晶紫指示液  取结晶紫 0.5 g,加冰醋酸 100 mL 使溶解,即得。

酚酞指示液  取酚酞 1 g,加乙醇 100 mL 使溶解,即得。

变色范围  pH8.3~10.0(无色→红)。

铬黑 T 指示剂  取铬黑 T 0.1 g , 加氯化钠 10 g,研磨均匀,即得。

淀粉指示液  取可溶性淀粉 0.5 g,加水 5 mL 搅匀后,缓缓倾入 100 mL 沸水中,随加随搅拌,继续煮沸 2 min,放冷,倾取上层清液,即得。本液应临用新制。

溴甲酚绿指示液  取溴甲酚绿 0.1 g,加 0.05 mol/L 氢氧化钠溶液 2.8 mL 使溶解,再加水稀释至 200 mL,即得。

变色范围  pH3.6~5.2 (黄→蓝)。

溴酚蓝指示液  取溴酚蓝 0.1 g,加 0.05 mol/L 氢氧化钠溶液 3.0 mL 使溶解,再加水稀释至 200 mL,即得。

变色范围  pH2.8~4.6 (黄→蓝绿)。

溴麝香草酚蓝指示液取溴麝香草酚蓝 0.1 g,加 0.05 mol/L 氢氧化钠溶液 3.2 mL 使溶解,再加水稀释至 200 mL, 即得。

变色范围  pH6.0~7.6 (黄→蓝)。

# 常用滴定液及其配制

1.氢氧化钠滴定液（1 mol/L、0.5 mol/L 或 0.1 mol/L）

NaOH = 40.00　　　　40.00 g→1 000 mL;　20.00 g→1 000 mL;4.000 g→1 000 mL

【配制】　取氢氧化钠适量,加水振摇使溶解成饱和溶液,冷却后,置聚乙烯塑料瓶中,静置数日,澄清后备用。

氢氧化钠滴定液（1 mol/L）　取澄清的氢氧化钠饱和溶液 56 mL,加新沸过的冷水使成1 000 mL,摇匀。

氢氧化钠滴定液（0.5 mol/L ）取澄清的氢氧化钠饱和溶液 28 mL,加新沸过的冷水使成1 000 mL,摇匀。

氢氧化钠滴定液（0.1 mol/L）　取澄清的氢氧化钠饱和溶液 5.6 mL,加新沸过的冷水使成1 000 mL,摇匀。

【标定】　氢氧化钠滴定液（1 mol/L）　取在 105 ℃干燥至恒重的基准邻苯二甲酸氢钾约6 g,精密称定,加新沸过的冷水 50 mL,振摇,使其尽量溶解;加酚酞指示液 2 滴,用本液滴定;在接近终点时,应使邻苯二甲酸氢钾完全溶解,滴定至溶液显粉红色。每 1 mL 氢氧化钠滴定液（1 mol/L)相当于 204.2 mg 的邻苯二甲酸氢钾。根据本液的消耗量与邻苯二甲酸氢钾的取用量,算出本液的浓度,即得。

氢氧化钠滴定液（0.5 mol/L）　取在 105 ℃干燥至恒重的基准邻苯二甲酸氢钾约 3 g,照上法标定。每 1 mL 氢氧化钠滴定液（0.5 mol/L)相当于 102.1 mg 的邻苯二甲酸氢钾。

氢氧化钠滴定液（0.1 mol/L）　取在 105 ℃干燥至恒重的基准邻苯二甲酸氢钾约 0.6 g,照上法标定。每 1 mL 氢氧化钠滴定液（0.1 mol/L)相当于 20.42 mg 的邻苯二甲酸氢钾。

如需用氢氧化钠滴定液（0.05 mol/L、0.02 mol/L 或 0.01 mol/L）时,可取氢氧化钠滴定液（0.1 mol/L)加新沸过的冷水稀释制成。必要时,可用盐酸滴定液（0.05 mol/L、0.02 mol/L 或0.01 mol/L)标定浓度。

【贮藏】　置聚乙烯塑料瓶中,密封保存;塞中有 2 孔,孔内各插入玻璃管 1 支,一管与钠石灰管相连,一管供吸出本液使用。

2.高锰酸钾滴定液（0.02 mol/L)

KMnO₄ = 158.03　　　　　　　　3.161 g→1 000 mL

【配制】　取高锰酸钾 3.2 g,加水 1 000 mL,煮沸 15 min,密塞,静置 2 日以上,用垂熔玻璃滤器滤过,摇匀。

【标定】　取在 105 ℃干燥至恒重的基准草酸钠约 0.2 g,精密称定,加新沸过的冷水250 mL 与硫酸 10 mL,搅拌使溶解,自滴定管中迅速加入本液约 25 mL(边加边振摇,以避免产生沉淀),待褪色后,加热至 65 ℃,继续滴定至溶液显微红色并保持 30 s 不褪;当滴定终了时,溶液温度应不低于 55 ℃,每 1 mL 高锰酸钾滴定液（0.02 mol/L)相当于 6.70 mg 的草酸钠。根据本液的消耗量与草酸钠的取用量,算出本液的浓度,即得。

如需用高锰酸钾滴定液（0.002 mol/L)时,可取高锰酸钾滴定液（0.02 mol/L)加水稀释,煮沸,放冷,必要时滤过,再标定其浓度。

【贮藏】 置玻璃塞的棕色玻瓶中,密闭保存。

3.硝酸银滴定液(0.1 mol/L)

$AgNO_3 = 169.87$                                          16.99 g→1 000 mL

【配制】 取硝酸银17.5 g,加水适量使溶解成1 000 mL,摇匀。

【标定】 取在110 ℃干燥至恒重的基准氯化钠约0.2 g,精密称定,加水50 mL使溶解,再加糊精溶液(1→50)5 mL、碳酸钙0.1 g与荧光黄指示液8滴,用本液滴定至浑浊液由黄绿色变为微红色。每1 mL硝酸银滴定液(0.1 mol/L)相当于5.844 mg的氯化钠。根据本液的消耗量与氯化钠的取用量,算出本液的浓度,即得。

如需用硝酸银滴定液(0.01 mol/L)时,可取硝酸银滴定液(0.1 mol/L)在临用前加水稀释制成。

【贮藏】 置玻璃塞的棕色玻瓶中,密闭保存。

盐酸滴定液(1 mol/L、0.5 mol/L、0.2 mol/L 或 0.1 mol/L))

$HCl = 36.46$                       36.46 g→1 000 mL;18.23 g→1 000 mL;

                                    7.292 g→1 000mU;3.646 g→1 000 mL

【配制】 盐酸滴定液(1 mol/L))取盐酸90 mL,加水适量使成1 000 mL,摇匀。

盐酸滴定液(0.5 mol/L、0.2 mol/L 或 0.1 mol/L)照上述方法配制,但盐酸的取用量分别为45 mL、18 mL 或 9.0 mL。

【标定】 盐酸滴定液(1 mol/L)取在270~300 ℃干燥至恒重的基准无水碳酸钠约1.5 g,精密称定,加水50 mL使溶解,加甲基红-溴甲酚绿混合指示液10滴,用本液滴定至溶液由绿色转变为紫红色时,煮沸2 min,冷却至室温,继续滴定至瘠液由绿色变为暗紫色。每1 mL盐酸滴定液(1 mol/L)相当于53.00 mg的无水碳酸钠。根据本液的消耗量与无水碳酸钠的取用量,算出本液的浓度,即得。

盐酸滴定液(0.5 mol/L)照上法标定,但基准无水碳酸钠的取用量改为约0.8 g。每1 mL盐酸滴定液(0.5 mol/L)相当于26.50 mg的无水碳酸钠。

盐酸滴定液(0.2 mol/L)照上法标定,但基准无水碳酸钠的取用量改为约0.3 g。每1 mL盐酸滴定液(0.2 mol/L)相当于10.60 mg的无水碳酸钠。

盐酸滴定液(0.1 mol/L)照上法标定,但基准无水碳酸钠的取用量改为约0.15 g。每1 mL盐酸滴定液(0.1 mol/L)相当于5.30 mg的无水碳酸钠。

如需用盐酸滴定液(0.05 mol/L、0.02 mol/L 或 0.01 mol/L)时,可取盐酸滴定液(1 mol/L或0.1 mol/L)加水稀释制成。必要时标定浓度。

5.硫酸滴定液(0.5 mol/L、0.25 mol/L、0.1 mol/L 或 0.05 mol/L)

$H_2SO_4 = 98.08$                    49.04 g→1 000 mL;24.52 g→1 000 mL;

                                    9.81 g→1 000 mL;4.904 g→1 000 mL

【配制】 硫酸滴定液(0.5 mol/L)取硫酸30 mL,缓缓注入适量水中,冷却至室温,加水稀释至1 000 mL,摇匀。

硫酸滴定液(0.25 mol/L、0.1 mol/L 或 0.05 mol/L)照上法配制,但硫酸的取用量分别为15 mL、6.0 mL 或 3.0 mL。

【标定】 照盐酸滴定液(1 mol/L、0.5 mol/L、0.2 mol/L 或 0.1 mol/L)项下的方法标定,即得。

如需用硫酸滴定液(0.0L mol/L)时,可取硫酸滴定液(0.5 mol/L、0.1 mol/L 或 0.05 mol/L)加水稀释制成,必要时标定浓度。

6.碘滴定液(0.05 mol/L)

$I_2 = 253.81$  12.69 g→1 000 mL

【配制】 取碘 13.0 g,加碘化钾 36 g 与水 50 mL 溶解后,加盐酸 3 滴与水适量使成 1 000 mL,摇匀,用垂熔玻璃滤器滤过。

【标定】 精密量取本液 25 mL,置碘瓶中,加水 100 mL 与盐酸溶液(9→100)1 mL,轻摇混匀,用硫代硫酸钠滴定液(0.1 mol/L)滴定至近终点时,加淀粉指示液 2 mL,继续滴定至蓝色消失。根据硫代硫酸钠滴定液(0.1 mol/L)的消耗量,算出本液的浓度,即得。

如需用碘滴定液(0.025 mol/L)时,可取碘滴定液(0.05 mol/L)加水稀释制成。

【贮藏】 置玻璃塞的棕色玻瓶中,密闭,在阴凉处保存。

## 乙醇相对密度表

| 相对密度/(20℃·20⁻¹℃⁻¹) | 浓度%/(mL·mL⁻¹) | 相对密度/(20℃·20⁻¹℃⁻¹) | 浓度%/(mL·mL⁻¹) | 相对密度/(20℃·20⁻¹℃⁻¹) | 浓度%/(mL·mL⁻¹) | 相对密度/(20℃·20⁻¹℃⁻¹) | 浓度%/(mL·mL⁻¹) |
|---|---|---|---|---|---|---|---|
| 0.999 2 | 0.5 | 0.992 2 | 5.5 | 0.986 5 | 10.0 | 0.980 7 | 15.0 |
| 85 | 1.0 | 15 | 6.0 | 59 | 10.5 | 2 | 15.5 |
| 78 | 1.5 | 8 | 6.5 | 53 | 11.0 | | |
| 70 | 2.0 | 2 | 7.0 | 47 | 11.5 | 0.979 6 | 16.0 |
| 68 | 2.5 | | | 41 | 12.0 | 90 | 16.5 |
| 56 | 3.0 | 0.989 6 | 7.5 | 35 | 12.5 | 85 | 17.0 |
| 49 | 3.5 | 89 | 8.0 | 30 | 13.0 | 80 | 17.5 |
| 42 | 4.0 | 83 | 8.5 | 24 | 13.5 | 74 | 18.0 |
| 35 | 4.5 | 77 | 9.0 | 18 | 14.0 | 69 | 18.5 |
| 28 | 5.0 | 71 | 9.5 | 13 | 14.5 | 64 | 19.0 |
| 0.975 8 | 19.5 | 0.967 0 | 27.5 | 0.956 6 | 35.5 | 0.943 9 | 43.5 |
| 53 | 20.0 | 64 | 28.0 | 58 | 36.0 | 30 | 44.0 |
| 48 | 20.5 | 58 | 28.5 | 51 | 36.5 | 21 | 44.5 |

续表

| 相对密度/(20℃·20⁻¹℃⁻¹) | 浓度%/(mL·mL⁻¹) | 相对密度/(20℃·20⁻¹℃⁻¹) | 浓度%/(mL·mL⁻¹) | 相对密度/(20℃·20⁻¹℃⁻¹) | 浓度%/(mL·mL⁻¹) | 相对密度/(20℃·20⁻¹℃⁻¹) | 浓度%/(mL·mL⁻¹) |
|---|---|---|---|---|---|---|---|
| 43 | 21.0 | 52 | 29.0 | 44 | 37.0 | 12 | 45.0 |
| 37 | 21.5 | 46 | 29.5 | 36 | 37.5 | 3 | 45.5 |
| 32 | 22.0 | 40 | 30.0 | 29 | 38.0 | | |
| 26 | 22.5 | 33 | 30.5 | 21 | 38.5 | 0.939 4 | 46.0 |
| 21 | 23.0 | 27 | 31.0 | 13 | 39.0 | 85 | 46.5 |
| 15 | 23.5 | 21 | 31.5 | 5 | 39.5 | 76 | 47.0 |
| 10 | 24.0 | 14 | 32.0 | | | 66 | 47.5 |
| 4 | 24.5 | 8 | 32.5 | 0.949 7 | 40.0 | 57 | 48.0 |
| | | 1 | 33.0 | 89 | 40.5 | 47 | 48.5 |
| 0.969 8 | 25.0 | | | 81 | 41.0 | 38 | 49.0 |
| 0.969 3 | 25.5 | 0.959 4 | 33.5 | 73 | 41.5 | 28 | 49.5 |
| 87 | 26.0 | 87 | 34.0 | 65 | 42.0 | 18 | 50.0 |
| 81 | 26.5 | 80 | 34.5 | 56 | 42.5 | | |
| 75 | 27.0 | 73 | 35.0 | 47 | 43.0 | | |

# 目标检测参考答案

**目标检测1**

**一、选择题**

（一）A 型题

1.D　2.C　3.B　4.E　5.D　6.B　7.C　8.A　9.C　10.B

（二）B 型题

1.A　2.C　3.D　4.E　5.B　6.C　7.A　8.B　9.C

（三）X 型题

1.ABCDE　2.ACDE　3.ABCE　4.ABCD　5.ABCD　6.ABCDE

**二、填空题**

1.取样;制备供试品;鉴别;检查;含量测定

2.萃取法;冷浸法;回流提取法;超声提取法

3.中华人民共和国药典;局颁药品标准

4.凡例;正文;附录;索引

5.5

6.科学性;真实性;代表性

**三、简答题**

略

**四、论述题**

略

**五、案例题**

1.9.5～10.5 g;0.1 g

2.量筒或量杯

3.溶剂提取法;液-液萃取法

**目标检测2**

**一、选择题**

（一）A 型题

1.C　2.D　3.C　4.A　5.A　6.C

（二）B 型题

1.C  2.E  3.A  4.D  5.B  6.C  7.D  8.A  9.E  10.B

（三）X 型题

1.ABC  2.ABCD  3.ABCD  4.ABCE  5.ABCD  6.ABC

## 二、填空题

1.大黄  2.硅胶 G  3.含有挥发性

## 三、简答题

略

# 目标检测 3

## 一、选择题

（一）A 型题

1.B  2.B  3.C  4.C  5.C  6.C  7.A  8.B

（二）X 型题

1.ABCE  2.BCE  3.ABCDE

## 二、填空题

1.麝香酮  2.均匀度  3.不含或少含有挥发性成分；含有挥发性成分的非贵重

4.药材原粉

## 三、简答题

略

## 四、计算题

略

# 目标检测 4

## 一、选择题

（一）A 型题

1.B  2.A  3.C  4.B  5.B  6.B  7.C  8.C  9.A  10.B  11.C

12.A

（二）X 型题

1.ABCDE  2.ABC  3.ABCDE  4.ABC  5.BD  6.BE  7.AC  8.AD  9.BCE  10.ACDE

## 二、简答题

略

## 三、实例分析

（1）因为制备样品砷斑时，加入氢氧化钙 1 g，故制备标准砷斑时也应加入等量的氢氧化钙,以消除测量误差。

(2)醋酸铅棉花的作用是吸收硫化氢气体。

(3)主要使样品中的五价砷还原为三价砷,加快生成砷化氢的反应速度。

(4)砷盐限量为百万分之二。

## 目标检测 5

### 一、选择题

(一)A 型题

1.A　2.D　3.C　4.C　5.C　6.C　7.D　8.A　9.B　10.D

(二)X 型题

1.BCD　2.ABD　3.AB　4.ABCD

### 二、填空题

1.分离效能高;灵敏度高;选择性好;分析速度快;适用范围广

2.外标一点法;外标二点法

3.保留时间;色谱峰面积

4.高压输液系统;进样系统;色谱分离系统;检测器;数据处理系统

5.标准曲线法;芦丁

### 三、计算题

1.每丸含黄芩苷 21.48 mg。

2.薄荷脑含量为 0.302 mg/mL。

3.回收率分别为:101.9%、100.7%、97.5%、97.4%、97.9%、100.2%;平均回收率为 99.3%。符合规定。

## 目标检测 6

### 一、选择题

(一)A 型题

1.A　2.E　3.B　4.D　5.B　6.C

(二)X 型题

1.BE　2.ABCD　3.BCD　4.BCE

### 二、简答题

略

### 三、实例分析

本品为丸剂,含蜂蜜等辅料,加硅藻土作分散剂研匀有利于溶剂的提取;加三氯甲烷将制剂中非极性干扰成分提取并弃去;加甲醇将制剂中皂苷等极性较大的成分提取,上氧化铝柱纯化,洗脱液蒸干后加水溶解,再用水饱和正丁醇提取,得皂苷提取部位,作皂苷鉴别用供试品溶液。

**目标检测 7**

**一、选择题**

（一）A 型题

1.B　2.B　3.A　4.B　5.C　6.D　7.B　8.E　9.D　10.A

（二）X 型题

1.ABC　2.ABCDE　3.ABCD　4.BCE　5.ABC　6.ABCD　7.ABCDE　8.ABCDE

**二.填空题**

1.肝微粒体;药物代谢酶

2.血浆;血清;全血

3.肝素;草酸盐;枸橼酸

4.纤维蛋白元;血块凝结

5.原型药物总量

6.酸水解;酶水解;溶剂解

7.50%

8.绝对回收率;方法回收率

9.收集第一个样品至最后一个样品

10.真空蒸发;直接通入气流

11.低;恒定

**三、简答题**

略

**四、论述题**

略

**目标检测 8**

**简答题**

略

# 参考文献

［1］国家药典委员会.中华人民共和国药典（2015 年版,一部）［S］.北京:中国医药科技出版社,2015.

［2］国家药典委员会.中华人民共和国药典（2015 年版,四部）［S］.北京:中国医药科技出版社,2015.

［3］中国药品生物制品检定所.中国药品检验标准操作规范（2010 年版）［S］.北京:中国医药科技出版社,2010.

［4］梁延寿.中药制剂检测技术［M］.北京:人民卫生出版社,2009.

［5］梁生旺.中药制剂分析［M］.北京:中国中医药出版社,2003.

［6］卓菊,宋金玉.中药制剂检测技术［M］.北京:中国医药科技出版社,2013.

［7］中国食品药品检定研究所,马双成.药品检测新技术从 HPLC 到 UHPLC［M］.北京:人民卫生出版社,2012.

［8］张钦德.中药制剂检测技术［M］.2 版.北京:人民卫生出版社,2013.

［9］蔡宝昌.中药分析学［M］.北京:人民卫生出版社,2012.

［10］魏璐雪.中药制剂分析［M］.5 版.上海:上海科学技术出版社,2005.

［11］刘斌.中药制剂分析［M］.北京:科学出版社,2005.

［12］张伟,兰奋,等.2015 年版《中国药典》编制概况［J］.中国药学杂志,2015,50（20）.